José María Arribas Blanco

Cirugía Menor

José María Arribas Blanco

Cirugía Menor

y Procedimientos en Medicina de Familia
Volumen 1

Editorial Académica Española

Imprint

Any brand names and product names mentioned in this book are subject to trademark, brand or patent protection and are trademarks or registered trademarks of their respective holders. The use of brand names, product names, common names, trade names, product descriptions etc. even without a particular marking in this work is in no way to be construed to mean that such names may be regarded as unrestricted in respect of trademark and brand protection legislation and could thus be used by anyone.

Cover image: Que ha proveído el autor

Publisher:
Editorial Académica Española
is a trademark of
International Book Market Service Ltd., member of OmniScriptum Publishing Group
17 Meldrum Street, Beau Bassin 71504, Mauritius
Printed at: see last page
ISBN: 978-620-0-37705-0

Zugl. / Aprobado por: Reimpresión de la edición de 2006

CIRUGÍA MENOR

y Procedimientos en Medicina de Familia

2ª edición

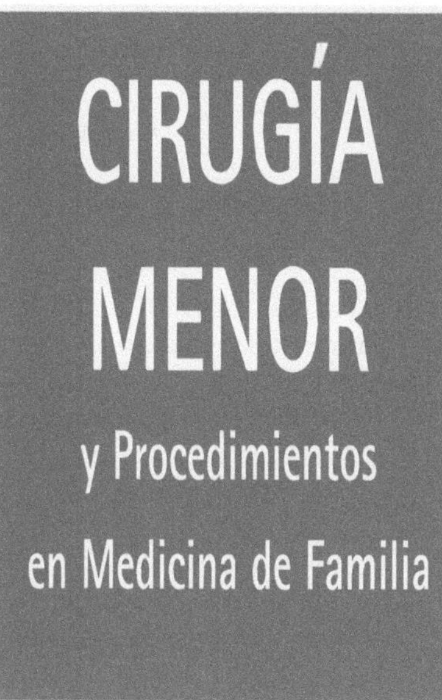

JOSÉ Mª ARRIBAS BLANCO

José Ramón Castelló Fortet, Nuria Rodríguez Pata,
Fernando Santonja Medina, Natividad Plazas Andreu

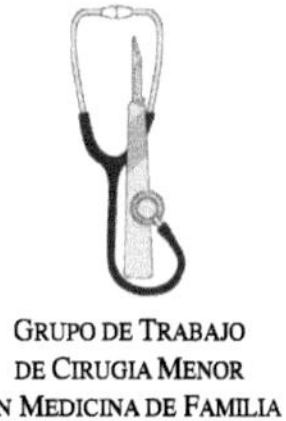

GRUPO DE TRABAJO
DE CIRUGIA MENOR
EN MEDICINA DE FAMILIA

VOLUMEN 1

Cirugía Menor y Procedimientos en Medicina de Familia

(VOLUMEN 1)

DIRECCIÓN Y COORDINACIÓN

JMª Arribas Blanco

Especialista en Medicina de Familia. Profesor Honorario de Medicina de la Universidad Autónoma de Madrid. Centro de Salud Universitario "Cerro del Aire". Majadahonda. Unidad Docente de Medicina de Familia. Madrid. Coordinador del Grupo de Trabajo de Cirugía Menor en Medicina de Familia.

COMITÉ EDITORIAL

José Ramón Castelló Fortet

Especialista en Cirugía Plástica y Reparadora. Doctor en Medicina y Cirugía.
Institute of Reconstructive Plastic Surgery, New York University. Medical Center. New York. EE.UU.
Servicio de Cirugía Plástica y Reparadora. Hospital Universitario "Clinica Puerta de Hierro". Madrid.

Nuria Rodríguez Pata

Especialista en Medicina de Familia. Centro de Salud Universitario "Cerro del Aire". Majadahonda. Unidad Docente de Medicina de Familia. Madrid.

Fernando Santonja Medina

Especialista en Cirugía Ortopédica y Traumatología.
Especialista en Medicina de la Educación Física y el Deporte.
Doctor en Medicina y Cirugía por la Universidad de Murcia
Director del Grupo de Investigación: Aparato locomotor, deporte y fisioterapia.

Natividad Plazas Andreu

Especialista en Medicina de Familia. Centro de Salud Universitario "Cerro del Aire". Majadahonda. Unidad Docente de Medicina de Familia. Madrid.

GRUPO DE TRABAJO DE CIRUGÍA MENOR EN MEDICINA DE FAMILIA

Índice

Sección 1

Instrumental básico, materiales e infraestructura para la cirugía menor en un Centro de Salud

Sección 2

Habilidades quirúrgicas elementales

Sección 3

Preparación del quirófano y del cirujano

Sección 4

Preparación y seguimiento del paciente
en la cirugía menor

Sección 5

Fármacos de uso en diferentes procedimientos

Sección 6

Aspectos médico-legales y de buena práctica

Sección 7

Anestesias local y regional

Abreu Galán, Miguel Angel

Especialista en Medicina de Familia.
Área de Urgencias Fundación Hospital de Alcorcón.
Madrid.

Angulo Morales, Francisco

Especialista en Cirugía General y Aparato Digestivo.
Servicio de Cirugía General y Aparato Digestivo, Hospital Universitario de Getafe.
Madrid.

Arribas Blanco, José María

Especialista en Medicina de Familia. Profesor Honorario de Medicina de la Universidad
Autónoma de Madrid. Centro de Salud Universitario "Cerro del Aire". Majadahonda.
Unidad Docente de Medicina de Familia.
Madrid.

Artuñedo Pé Pedro

Especialista en Cirugía General y Aparato Digestivo.
Servicio de Cirugía General y Aparato Digestivo. Fundación Hospital de Fuenlabarada
Madrid

Baos Vicente, Vicente

Especialista en Medicina de Familia. Centro de Salud de Villalba.
Unidad Docente de Medicina de Familia.
Madrid.

Beltrán Martín, María

Especialista en de Anestesia y Reanimación.
Servicio de Anestesia y Reanimación Hospital Universitario "Ramón y Cajal".
Madrid

Bonaplata Revilla, Ana

Especialista en Medicina de Familia. Centro de Salud "Cáceres". Madrid.

Castelló Fortet, José Ramón

Especialista en Cirugía Plástica y Reparadora. Doctor en Medicina y Cirugía.
Reseach Fellow Institute of Reconstructive Plastic Surgery, New York University.

Medical Center. New York. EE.UU.

Servicio de Cirugía Plástica y Reparadora. Hospital Universitario "Ramón y Cajal".
Madrid.

Cerdán Gómez, Almudena

Residente de Medicina de Familia. Centro de Salud Universitario "Cerro del Aire".
Majadahonda. Unidad Docente de Medicina de Familia.
Madrid.

De Castro Lorenzo, Alicia

Residente de Medicina de Familia. Centro de Salud Universitario "Cerro del Aire".
Majadahonda. Unidad Docente de Medicina de Familia.
Madrid.

De Vicente Aymat, Luis

Especialista en Medicina de Familia. Centro de Salud Universitario "Cerro del Aire".
Majadahonda. Unidad Docente de Medicina de Familia.
Madrid.

Del Cura González, Isabel

Especialista en Medicina de Familia. Centro de Salud "Mendiguchía Carriche".
Leganés. Unidad Docente de Medicina de Familia.
Madrid.

Esteve Arrola, Belén

Especialista en Anestesia y Reanimación.
Servicio de Anestesia y Reanimación Hospital Universitario "Príncipe de Asturias".
Alcalá de Henares. Madrid.

Farias Huanqui, Paula

Especialista en Medicina de Familia. Diploma in Tropical Medicine (DTM&H),
London School of Tropical Medicina & Hygiene (LSHTM). London, RU.
Colaborante en Greenpeace y Médicos sin Fronteras-España.

Fernandez-Cañadas, Serafín

Especialista en Dermatología. Servicio de Dermatología,
Hospital Clínico Universitario "San Carlos".
Madrid.

García Ochoa, Idoya

Residente de Medicina de Familia. Centro de Salud Universitario "Cerro del Aire".
Majadahonda. Unidad Docente de Medicina de Familia.

Madrid.

Garro Guerrero, Lorenzo

Especialista en Cirugía Plástica y Reparadora.

Servicio de Cirugía Plástica y Reparadora.

Hospital Universitario "Clínica Puerta de Hierro".

Madrid.

Gil Sanz, María Esther

Especialista en Medicina de Familia. Centro de Salud "Buenos Aires".

Unidad Docente de Medicina de Familia.

Madrid.

López García-Franco, Alberto

Especialista en Medicina de Familia.

Director de programas y protocolos del Área 9.

Leganés, Madrid.

López Gil, Aurora

Especialista en Medicina de Familia. Centro de Salud Universitario "Cerro del Aire".

Majadahonda. Unidad Docente de Medicina de Familia.

Madrid.

Mínguez Perez, Concepción

Especialista en Cirugía Plástica y Reparadora. Jefa del Servicio de Cirugía Plástica y

Reparadora. Hospital Universitario "Clínica Puerta de Hierro".

Madrid.

Morell Sixto, María Elisa

Especialista en Medicina de Familia. Centro de Salud "Las Margaritas". Getafe,

Madrid.

Muñoz-Quirós Aliaga, Sagrario

Especialista en Medicina de Familia. Centro de Salud Monovar.

Unidad Docente de Medicina de Familia.

Madrid.

Pascual Arribas, Mercedes

Especialista en Medicina del Trabajo. Instituto Nacional de la Seguridad Social.

Madrid.

Pérez Sánchez. José

Especialista en Medicina de Familia. Colaborador de la Cátedra de Dermatología

del Hospital Clínico Universitario "San Carlos", Madrid.
Centro de Salud P Loranca. Unidad Docente de Medicina de Familia.
Madrid.

Plazas Andreu, Natividad

Especialista en Medicina de Familia. Centro de Salud Universitario "Cerro del Aire".
Majadahonda. Unidad Docente de Medicina de Familia.
Madrid.

Quintana Gómez, José Luis

Especialista en Medicina de Familia. Centro de Salud "El Greco". Getafe.
Unidad Docente de Medicina de Familia.
Madrid.

Rodríguez Pata, Nuria

Especialista en Medicina de Familia. Centro de Salud Universitario "Cerro del Aire".
Majadahonda. Unidad Docente de Medicina de Familia.
Madrid.

Sánchez Olaso, Alberto

Especialista en Cirugía Plástica y Reparadora. Doctor en Medicina.
Servicio de Cirugía Plástica y Reparadora. Hospital Universitario "Ramón y Cajal".
Madrid.

Tejerina González, Eva

Especialista en Anatomía Patológica. Servicio de Anatomía Patológica.
Hospital Universitario "Clínica Puerta de Hierro".
Madrid.

Vallés Vila, Ricardo

Especialista en Medicina de Familia. Centro de Salud Universitario "Cerro del Aire".
Majadahonda. Unidad Docente de Medicina de Familia.
Madrid.

A los pacientes que han creído y se han beneficiado de la cirugía menor de calidad en medicina de familia.

A los colegas de otras especialidades que también han contribuido a la anterior premisa.

A los que, con su inversión y su patrocinio, permiten que este libro salga adelante y llegue a los profesionales que realmente les es útil.

La primavera de 2005 se llevó a Anastasio, mi padre, y el otoño nos trajo un regalo, Chemita, mi hijo.

A ellos y a Nuria, mi mujer y a María, mi madre, está dedicado con ternura este libro.

Uno de los fenómenos sociales de nuestro tiempo ha sido el de la extensión y calidad de la asistencia médica en nuestro país. La modernización de los hospitales, producida en las últimas décadas, ha ido cambiando la idea peyorativa del hospital por un concepto nuevo de confianza en sus actividades, de tal modo que el hospitalocentrismo ha ido dominando la asistencia médica de nuestro país.

Han sido muchos los factores que han intervenido en este cambio como son los avances científicos y tecnológicos de la medicina, la colectivización de la asistencia dentro del derecho a los cuidados de la salud, la mayor confianza de la sociedad en la Medicina y su mayor cultura, la transición demográfica, los cambios en la morbilidad y mortalidad inducidos por la transición epidemiológica, etc. Esta gran demanda de asistencia hospitalaria hubiera sido a la larga perjudicial si nuestro país no hubiera introducido con fuerza y eficacia la especialidad de Medicina de Familia y Comunitaria que se estableció por Real Decreto en 1978 y que desde entonces, no sin trabajo, se ha venido extendiendo y consolidando.

La atención primaria desarrollada por la Medicina de Familia y Comunitaria va teniendo una gran calidad como se pone de manifiesto constantemente en las reuniones, simposios, congresos, etc. y en las publicaciones que, como el libro **"Cirugía Menor y Procedimientos en Medicina de Familia"** que ustedes editan en su **segunda edición,** muestran claramente la imaginación y eficacia de sus actividades.

La instauración en España de la especialidad de Medicina de Familia y Comunitaria, se adelantó a las directivas europeas que exigían un período de entrenamiento, de al menos dos años, a los licenciados en medicina antes de poder ejercer en entidades públicas.

Nuestra consideración de la Medicina de Familia como una especialidad post graduada, de una duración, ahora de cuatro años, supera a esta directiva con una percepción y realismo mayores de las necesidades presentes en la atención primaria. Creo que las actividades de cirugía menor que ustedes tratan en su libro se encuadran dentro de estas exigencias.

El hospitalocentrismo, consecuencia lógica de la modernización de la medicina española, tiene que equilibrarse con éste desarrollo que se está consiguiendo de la Medicina de Familia y Comunitaria en nuestro país.

Todos somos conscientes de la necesidad de mantener nuestra calidad asistencial ante los desafíos económicos, sociales, culturales, científicos y técnicos de la Medicina en continuo movimiento y de una sociedad como la española, que esta demostrando tan notable desarrollo.

De nuevo les felicito por esta nueva edición de su interesante libro.

Prof. JMª Segovia de Arana
Fundador de la Especialidad de Medicina de Familia en España

Dentro de los múltiples contenidos que abarca la Medicina de Familia se encuentra la Cirugía Menor. La formación en cirugía menor es un elemento de primordial importancia para la formación completa del médico de familia al adecuar su perfil profesional a las necesidades que se plantean diariamente en la consulta de Atención Primaria.

Nuestro Grupo de Trabajo desde el año 1995 ha liderado, junto con otros profesionales de toda España, la firmeza intelectual por que las habilidades quirúrgicas estén dentro de la práctica profesional del médico de familia.

El factor limitante para la realización de estas habilidades, con excelencia clínica, es la capacitación técnica del médico de familia que las realiza. La mejor manera de aprender el manejo del instrumental y las maniobras quirúrgicas es el entrenamiento en hábitos correctos, y entender que la aproximación diagnóstica razonable y los principios de buena práctica son ineludibles para la consecución de dicho objetivo.

Nuestra contribución al logro de ese objetivo, se ha plasmado a través de materiales bibliográficos de referencia, como fue la primera edición de este libro: "Cirugía menor y Procedimientos en Medicina de Familia", junto a la impartición de cursos talleres presenciales (que ya han llegado a más de 10.000 alumnos en todo España) y la aplicación de las nuevas tecnologías multimedia para la enseñanza de la cirugía menor; sin olvidar los estudios de evaluación de resultados de la realización de la cirugía menor en el ámbito de la Atención Primaria.

Muchas de las consecuencias de ese trabajo de tantos años, han quedado plenamente explicitados dentro de los contenidos que definen las competencias del médico de familia, en el nuevo **Programa de Medicina Familiar y Comunitaria** (aprobado en 2004 por la Comisión de Recursos Humanos de los Ministerios de Sanidad y de Educación de España). Así la Cirugía Menor se implanta dentro de las premisas formativas que están justificadas en dicho Programa de la Especialidad de Medicina de Familia.

Los valores profesionales del Médico de Familia, que define el nuevo Programa son sobradamente cumplidos en lo que a la cirugía menor se refiere:

- *"Compromiso con las personas".* La cirugía menor en atención primaria, evita traslados, ahorra tiempo y el paciente se muestra satisfecho de que sea realizada por su médico de familia.

- *"Compromiso social".* La cirugía menor en atención primaria, es coste-efectiva.

- *"Compromiso con la mejora continua".* La cirugía menor en atención primaria, se basa en la formación excelente del médico en las técnicas quirúrgicas básicas. La cirugía menor en atención primaria es fuente de satisfacción profesional; si bien no monetario (algún día llegará...).

- *"Compromiso con la formación".* La cirugía menor en atención primaria, es uno de los atractivos para los residentes de medicina de familia.

- *"Compromiso ético".* La cirugía menor en atención primaria, se basa en hacer sólo aquello de lo que se tiene seguridad de su resultado satisfactorio demostrado en estudios de eficacia y eficiencia.

Todos estos valores los resumía, en el prólogo de nuestro primer libro publicado en 1992, **Jay Siwek,** editor de la revista **American Family Physician** con esta frase que, a nuestro entender, aún no ha sido mejorada: *"...la cirugía menor es buena para el paciente, para el médico y para el sistema sanitario y además es gratificante y divertido..."*.

Dicha filosofía iniciada entonces, ha sido siempre nuestro pensamiento y nuestro estímulo.

En este sentido, hemos creído trascendente publicar la **segunda edición** de nuestro texto referente: **"Cirugía Menor y Procedimientos en Medicina de Familia",** con el objetivo de mejorar los contenidos ya desarrollados y también de ampliar, con capítulos nuevos, la enseñanza de nuevas técnicas, de nuevos materiales o de nuevos procedimientos de utilidad para la Medicina de Familia del siglo XXI.

Esperamos que esta segunda edición os sea tan útil, como a nosotros nos ha deleitado su elaboración.

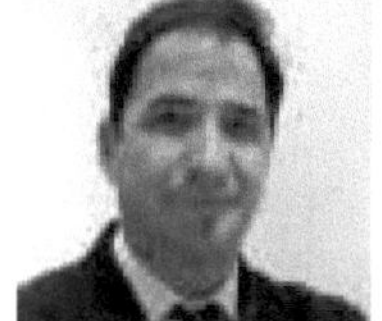

José María Arribas

Instrumental básico, materiales e infraestructura para la cirugía menor en un Centro de Salud

Instrumental básico de cirugía menor

J.R. Castelló, J.M. Arribas, A. Cerdán

El médico de familia que realiza cirugía menor debe tener un conocimiento profundo sobre el instrumental quirúrgico, su manejo y su mantenimiento. La calidad y el estado de dichos materiales, junto con la correcta elección de los mismos, pueden afectar al resultado de una técnica. Es por tanto indispensable disponer del instrumental quirúrgico idóneo, para poder realizar con corrección y precisión los distintos procedimientos.

A continuación describiremos las características del instrumental quirúrgico básico y las recomendaciones que consideramos esenciales para su uso en la cirugía menor.

El manejo correcto de cada uno de dichos materiales se detallará en el capítulo 10 de la sección 2.

Bisturí

El bisturí es el instrumento quirúrgico que consta de una hoja cortante con un mango de sujeción; se emplea para cortar y disecar tejidos. Puede ser **desechable** (con hoja y mango fijos de un solo uso) o **de hoja intercambiable**, en cuyo caso posee un mango esterilizable y una hoja desechable (fig. 1).

Mangos de bisturí

- Los más empleados son los de tipo *Bard-Parker* (BP) planos.
- El mango del **número 3** es el estándar para cirugía menor. Se utiliza con hojas de los números 10 al 15.
- El mango del número 4 se usa con hojas de bisturí más grandes (números 18 al 25), empleadas en cirugía mayor.

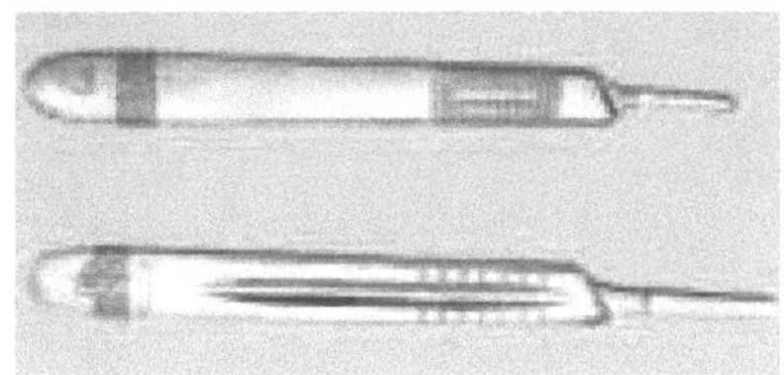

Figura 1. Mango de bisturí del número 3 (arriba) y del número 4 (abajo) (Bard-Parker) (obsérvese el tamaño diferente de la guía de cada uno).

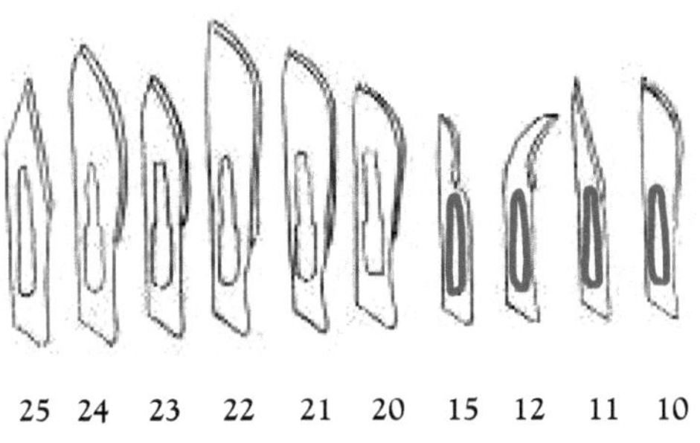

25 24 23 22 21 20 15 12 11 10

Figura 2. Tipos de hojas de bisturí *(Bard-Parker)* con su numeración (obsérvese la ranura de acoplamiento a la guía del mango más pequeña en la 10 al 15).

Hojas de bisturí (para mangos tipo *Bard-Parker*) (fig. 2)

- La hoja de bisturí del **número 15** es la más empleada en cirugía menor, tanto para cortar la piel como para disecar tejidos.
- La hoja del **número 11** es alargada y estrecha y posee una punta aguda. Se usa para drenar abscesos y para retirar puntos.
- La hoja del **número 10** es similar a la del número 15, pero más grande. Es útil para realizar incisiones en áreas de piel gruesa, como la espalda y el cuero cabelludo.

- Las hojas del número 18 en adelante se emplean en cirugía mayor.

La hoja del bisturí se debe montar y desmontar (fig. 3a y b) del mango mediante un mosquito o un porta-agujas. Hay que evitar manipular la hoja con los dedos para no cortarse.

Para cirugía menor se recomienda disponer de un mango plano del número 3 con hojas de bisturí de los números 15 y 11.

Tijeras

Instrumento quirúrgico empleado para disecar y cortar tejidos, suturas u otros materia-

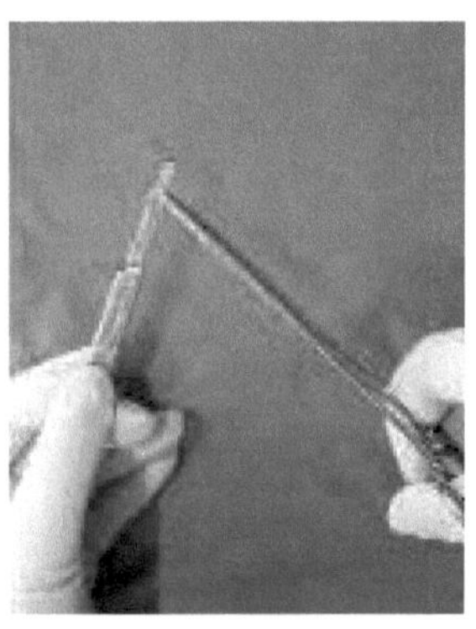

a

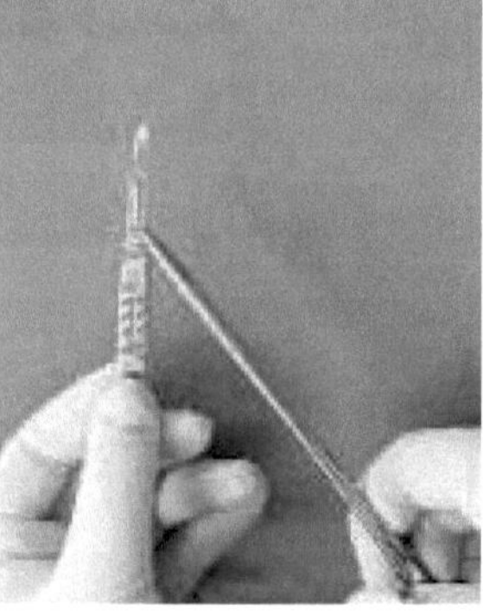

b

Figura 3.

a) Montaje del bisturí: la hoja se sujeta por su parte más distal mediante un mosquito o porta-agujas y se introduce en la guía del mango.

b) Desmontaje del bisturí: la hoja se sujeta por su parte más proximal mediante un mosquito o porta-agujas, se levanta ligeramente y se desplaza hacia fuera.

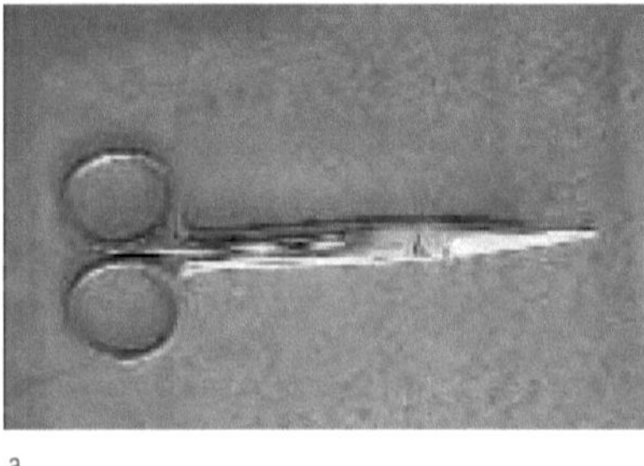

a

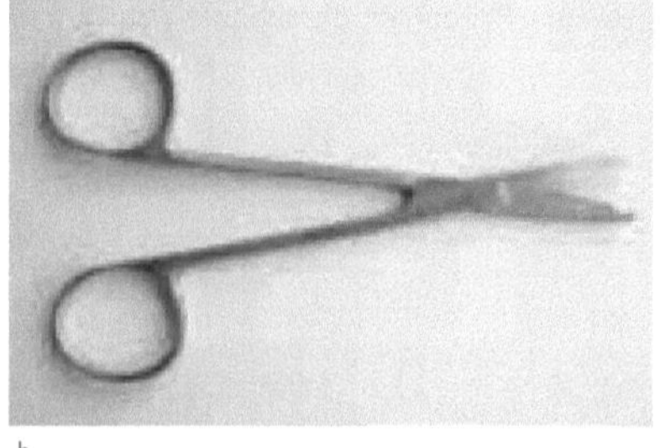

b

Figura 4.

a) Tijeras de Mayo curvas de 14 cm, con puntas romas, apropiadas para cortar suturas y otros materiales.

b) Tijera de Spencer, útil para retirar suturas de hilo.

les. Según la forma de sus palas, las tijeras pueden ser **curvas** (más apropiadas para disección y corte de tejidos) o **rectas**. La punta de las palas puede ser roma, en punta o una combinación de ambas.

Los tipos de tijeras más empleados en cirugía menor son:

- **Tijeras de material:** se utilizan para cortar materiales (hilos de sutura, apósitos o vendas). Las más usadas son las tijeras de *Mayo* curvas de 14 cm (fig. 4a); una variante de tijeras para rtetirar suturas es la de Spencer (fig. 4b). Existen otras tijeras para aplicaciones más particulares, como las tijeras de vendas (fig. 5) o las tijeras de yeso.

- **Tijeras de disección:** son más delicadas que las tijeras de material y tienen las hojas más afiladas. Las más empleadas son las de *Metzembaum* curvas de 14 cm (fig. 6), para cortar tejidos y efectuar disecciones romas. Las tijeras de **tenotomía** *(Ragnell, Kilner, Potts)* poseen unas puntas especialmente planas y finas para preparar los tejidos subcutáneos (fig. 7). Las tijeras de **Iris** cuentan con unas puntas finas, rectas y agudas, permitiendo disecciones muy precisas.

Para cirugía menor hay que disponer de unas *tijeras de Mayo* curvas o rectas de punta roma, de 14 cm de largo, y de unas tijeras de *Metzembaum* curvas de punta roma, de 14 cm de largo. En ningún caso se emplearán las tijeras de disección para cortar materiales, y viceversa.

Porta-agujas

Instrumento quirúrgico usado para sostener las agujas curvas y realizar las suturas. Aunque su aspecto es similar al de las pinzas de hemostasia, la diferencia estriba en sus ramas, pues el porta-agujas tiene ramas cortas y firmes para sujetar la aguja y el material de sutura sin dañarlo (fig. 8).

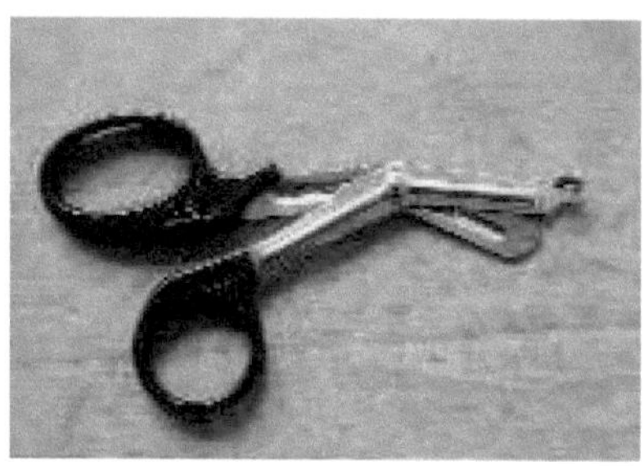

Figura 5. Tijeras de vendajes, para corte de vendas y férulas.

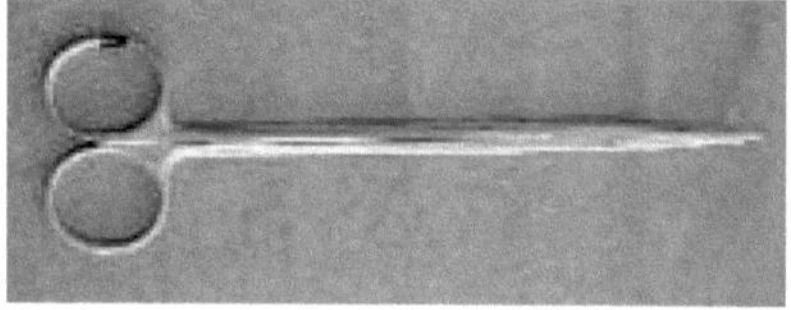

Figura 6. Tijeras de Metzembaum rectas de 14 cm, con puntas romas, para disección y corte de tejidos.

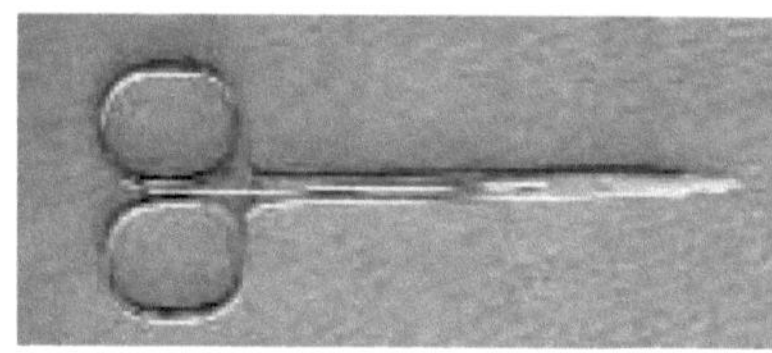

Figura 7. Tijeras de tenotomía de Kilner de 12 cm, con puntas romas, para disección y corte delicado de tejidos.

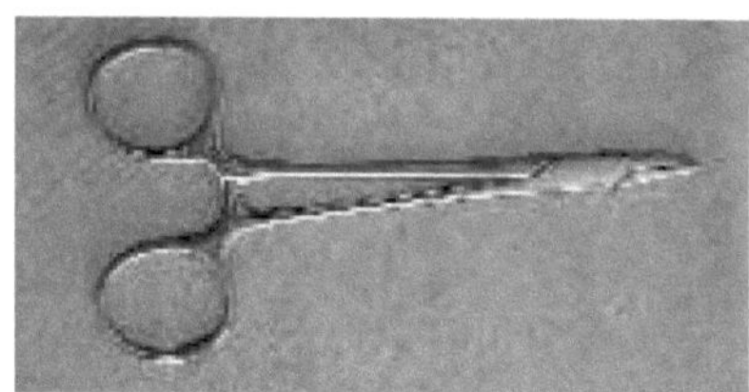

Figura 8. Porta-agujas de Webster de 13 cm, adecuado para manejar agujas pequeñas.

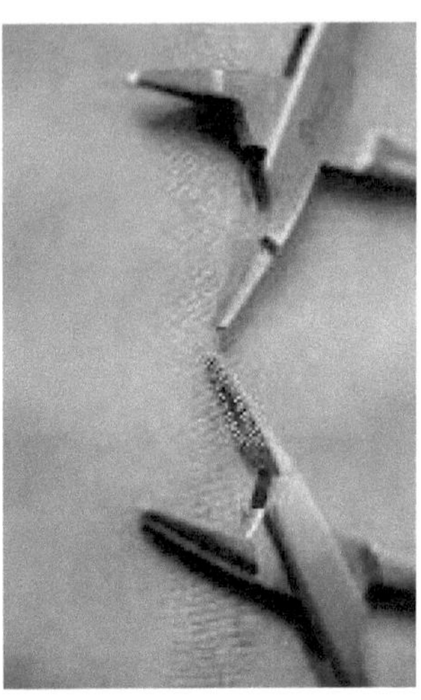

Figura 9. Superficie interna de las ramas de los portas: acabado en carburo de tugsteno (arriba), para manejar agujas delicadas con mayor precisión; y acabado en acero inoxidable (abajo), para agujas de tamaño intermedio.

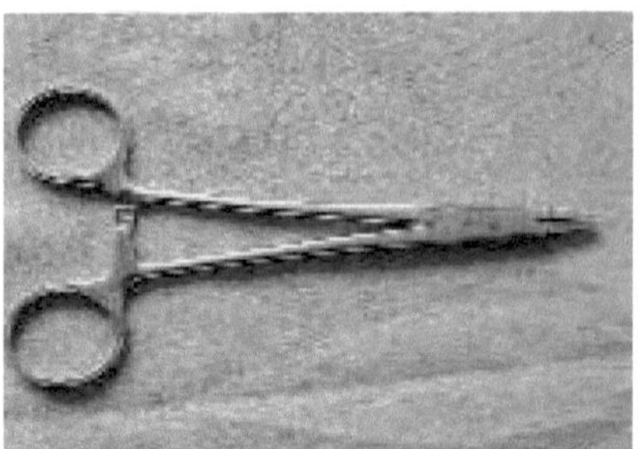

Figura 10. Porta-agujas de 14 cm con ramas de carburo de tungsteno. Nótese el blindado dorado de las anillas.

El tamaño del porta-agujas debe ser proporcional al de las agujas utilizadas y no se ha de emplear para manipular otro tipo de materiales.

La superficie interna de las ramas del porta (fig. 9) puede ser de distintos materiales para aumentar su precisión, como las ramas de **carburo de tungsteno** con dientes de precisión con corte de diamante, que evitan la rotación o el giro de la aguja en el porta-agujas; estos portas se identifican por el blindado dorado (fig. 10) de los mangos y por su precio, que es considerablemente mayor.

Tipos de porta-agujas

- **Estándar** *(Webster, Crile-Wood, Hegar)*: dispone de un mecanismo de cremallera que mantiene el instrumento cerrado. Hay de distintos tamaños y con diferentes acabados en la punta, según el tamaño de suturas que se manejen (figs. 8, 9 y 10).
- **Con tijeras** *(Gillies, Olsen-Hegar)*: las ramas del instrumento incluyen, además de las plataformas destinadas a sujetar la aguja, unas palas cortantes a modo de tijeras; estos porta-agujas exigen más destreza para su manejo.
- **Sin anillas:** porta de *Mathieu*, porta de *Castroviejo*.

Para cirugía menor se recomienda el empleo de un porta-agujas tipo estándar, de 14 a 16 cm, con un acabado de la punta que permita manejar agujas de hasta 4/0. No son aceptables los porta-agujas largos usados en cirugía mayor, que no permiten manejar agujas pequeñas ni realizar con precisión suturas superficiales.

Pinzas de disección

Instrumento quirúrgico que hace presa mientras se mantiene la presión sobre sus brazos y sirve para sujetar tejidos o materiales.

Se distinguen dos tipos de pinzas de disección, en función de la forma de su extremo distal:
- Pinzas de disección **sin dientes o lisas:** poseen estrías (muescas) en la punta y permiten manejar estructuras delicadas

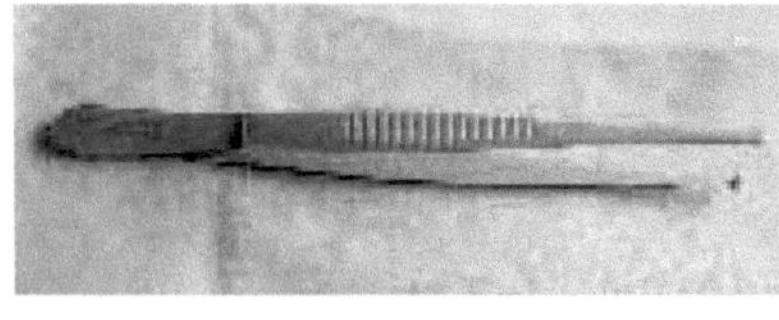

a

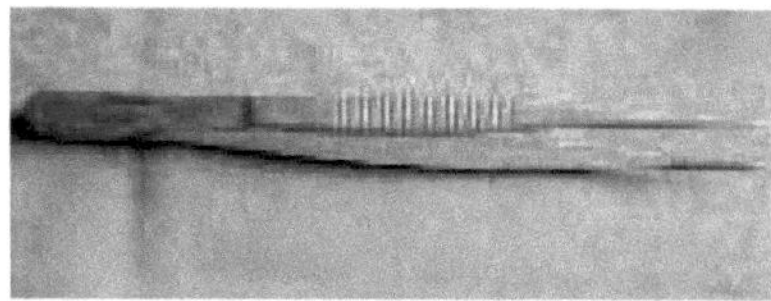

b

Figura 11.

a) Pinzas de disección estándar con dientes, de 13 cm. Se emplean para manejar la piel y otros tejidos y materiales.

b) Pinzas de disección estándar sin dientes, finas, de 13 cm. Se emplean para manejar tejidos delicados (no la piel), realizar hemostasia o retirar puntos.

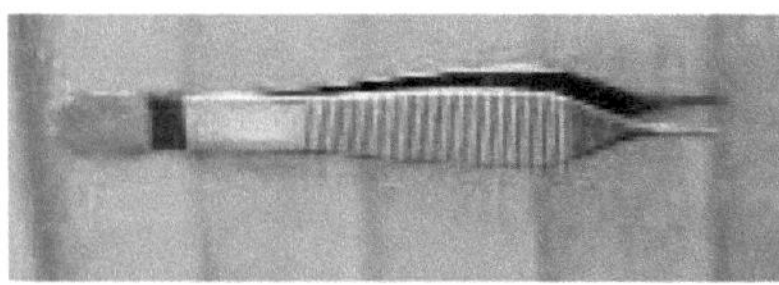

Figura 12. Pinzas de disección de Adson con dientes (1 x 2), de 12 cm. Proporcionan mayor delicadeza y precisión que las pinzas estándar.

sin dañarlas; en cirugía menor se emplean para retirar puntos y para hacer hemostasia con el bisturí eléctrico. No deben utilizarse para manipular la piel.

- Pinzas de disección **con dientes**: en lugar de estrías, tienen un diente en un lado que encaja en los dos dientes del lado contrario (1 x 2 dientes). Permiten manejar firmemente tejidos duros como la piel.

Los tipos de pinzas de disección más comunes son:

- **Estándar** (estándar, *Gillies*, *McIndoe*): para manipular todo tipo de tejidos y materiales y para hacer curas. Disponibles en distintas longitudes (fig. 11a y b).
- De *Adson*: de 12 cm de longitud, para manipular tejidos delicados, **muy apropiadas para técnicas de cirugía menor** (fig. 12).
- Pinzas **en bayoneta** o anguladas.

Pinzas de hemostasia

Instrumento quirúrgico que permite mantener una tracción continua mediante el cierre de un mecanismo de cremallera. Se emplean para traccionar tejidos, para clampar vasos sanguíneos y efectuar hemostasia y para manejar drenajes y otro tipo de materiales. Las pinzas de hemostasia pueden emplearse también para realizar disección roma en sustitución de las tijeras.

Pueden ser rectas o curvas y presentar o no dientes en sus extremos. Las características de la pinza determinan su uso: las puntas finas, curvas y sin dientes se necesitan para vasos y estructuras pequeñas, mientras que

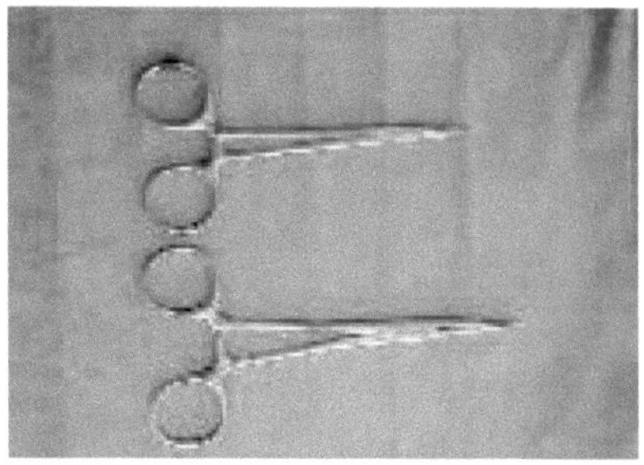

Figura 13. Pinzas de hemostasia: pinzas de Mosquito curvas de 12,5 cm, sin dientes (arriba); pinzas de Crile curvas, de 16 cm (abajo).

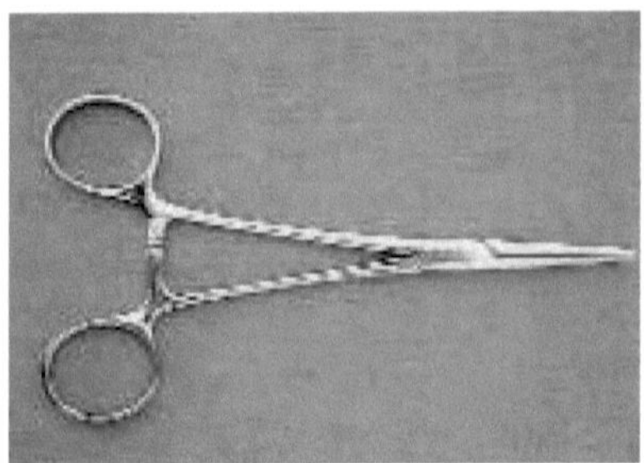

Figura 14. Pinzas de Pean rectas de 16 cm.

las que tienen ramas más largas y fuertes son para estructuras densas y tejidos gruesos.

Los tipos de pinzas hemostáticas más comunes son:

- Pinzas de *Mosquito (Halstead-Mosquito)*: de 12 cm de longitud. No deben emplearse para sujetar torundas o paños quirúrgicos por el riesgo de inutilizarlos. **Para realizar técnicas de cirugía menor se debe disponer de, al menos, dos o tres pinzas de Mosquito curvas sin dientes (fig. 13).**
- Pinzas de *Crile* (fig. 13): similares a las de *Mosquito*, pero más grandes (14-16 cm).
- Pinzas de *Kocher*: más grandes, fuertes y gruesas que las de *Mosquito* y con dientes; para cirugía mayor y como sustitutivo

de las pinzas de campo (para sujetar los paños quirúrgicos).

- Pinzas de *Pean* (fig. 14): similares a las de *Kocher*, pero sin dientes. Se utilizan para sujetar torundas o gasas y pincelar el campo quirúrgico y para cirugía mayor. En cirugía menor se puede pincelar el campo quirúrgico con una gasa sujeta con la mano, evitando acumular demasiado instrumental quirúrgico.

Separadores

Instrumentos quirúrgicos empleados para mejorar la exposición del campo quirúrgico traccionando o retrayendo los tejidos. Existen modelos de muy distintas formas, según el tipo de cirugía y la profundidad del campo sobre el que se actúe.

Tipos

- **Erina** o gancho simple (fig. 15): consiste en un gancho único acoplado a un mango; es extremadamente delicado para su uso rutinario en cirugía menor. También hay ganchos dobles.
- Separador de **doble uso** *(Senn-Mueller)* (fig. 16): dispone por un extremo de un rastrillo, y por el otro, de una pala; es el

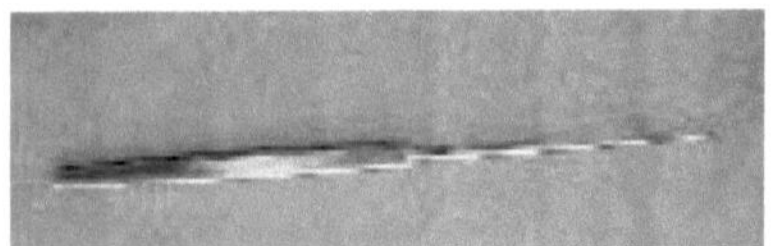

Figura 15. Separador tipo erina o gancho simple. Se emplea para separar tejidos delicados.

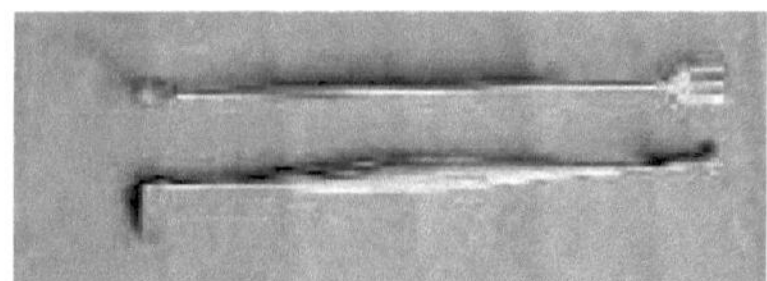

Figura 16. Separador de doble uso de Senn-Mueller.

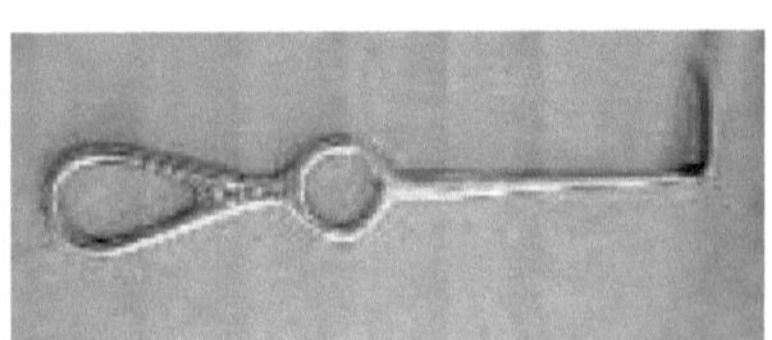

Figura 17. Separador de Langenbeck.

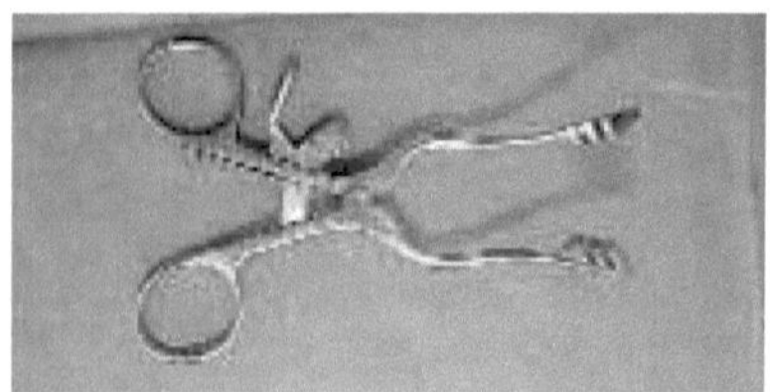

Figura 18. Separador automático de Weitlaner.

más útil para cirugía menor y cirugías superficiales.

- Separador de *Farabeuf*: cuenta con dos palas planas, una a cada lado, de distinta longitud; se usa para cirugías de profundidad intermedia.
- Separador de *Langenbeck* (fig. 17): consiste en una pala única acoplada a un mango; es útil para cirugía de profundidad intermedia.
- Separadores **automáticos** (fig. 18) o autorretentivos *(Adson, Weitlaner):* disponen de una cremallera que mantiene el campo separado por dos lados sin necesidad de mantener la tracción; son excesivamente caros para ser empleados en cirugía menor y poco adaptables a campos quirúrgicos distintos.

Para efectuar técnicas quirúrgicas menores es aconsejable contar con un separador por lo menos, idealmente del tipo de doble uso. Una alternativa consiste en doblar la punta de una aguja intramuscular (21 G) con un mosquito, como si fuese un gancho simple.

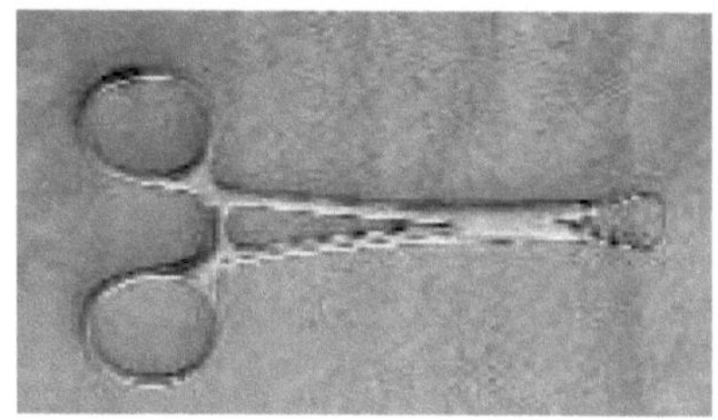

Figura 19. Pinza de cangrejo. Se emplea para sujetar los paños quirúrgicos.

Otros instrumentos quirúrgicos

- Pinzas de campo o **cangrejos** *(Backhaus, Schaedel)* (fig. 19): pinzas con extremos en garfio, con o sin cremallera de cierre, que permiten fijar entre sí los paños estériles de campo. En cirugía menor se puede evitar el uso de pinzas de campo empleando paños fenestrados. Así se eliminan instrumentos quirúrgicos menos necesarios.

Material adicional de cirugía menor

J.M. Arribas, R. Vallés, A. de Castro

En el capítulo anterior hemos descrito los diferentes instrumentos quirúrgicos básicos necesarios para cualquier intervención de cirugía menor. Sin embargo, dichas intervenciones precisan a veces de materiales adicionales que, o bien son complementarios de los anteriores en el acto quirúrgico ortodoxo, o bien son herramientas específicas para un determinado procedimiento.

A todos ellos nos vamos a referir en este capítulo.

Equipo de criocirugía

Nos referiremos a ello de manera monográfica en el cap 8 de esta seccion.

Bisturí eléctrico

Nos referiremos a ello de manera monográfica en el cap 7 de esta seccion.

Punch biopsia

Instrumento que consta de mango y un extremo de corte circular (trépano), de 2-8 mm de diámetro (fig 1). Existen en el mercado *biopsy-punch* esterilizables y desechables de varios diámetros (Biopsy Punch Stiefel® y otras marcas).

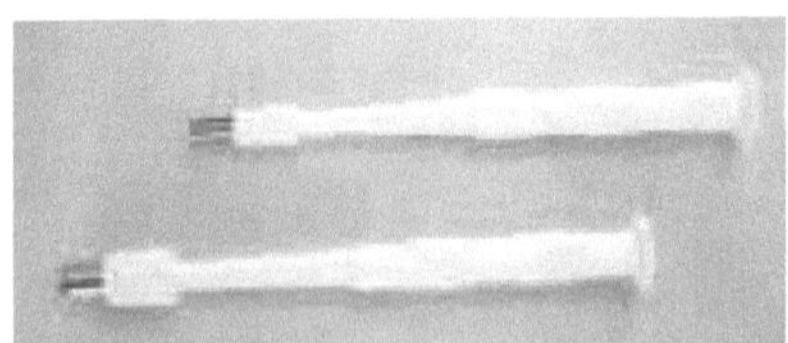

Figura 1.

Curetas

Instrumento para raspar o legrar. Existen curetas desechables estériles (Curete Stiefel®) con anillos de un borde cortante de acero; de calibres de 4 y 7 mm de diámetro (fig 2) y cucharillas reutilizables de acero (fig 3) que deben afilarse periódicamente para su uso óptimo.

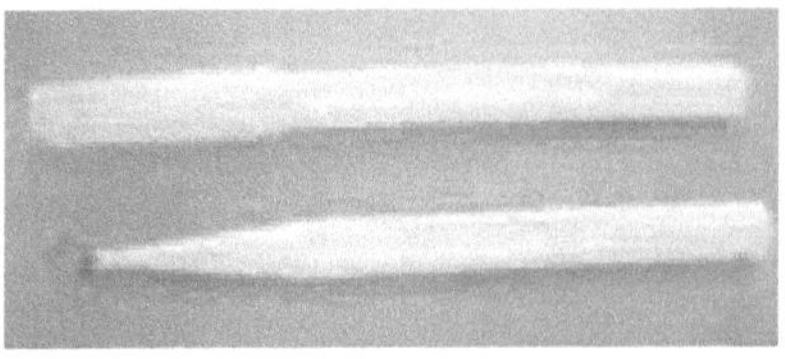

Figura 2.

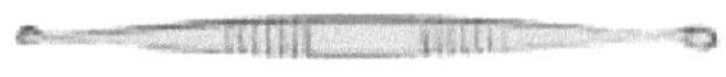

Figura 3.

Batea

Recipiente esterilizable para contener líquidos (antiséptico, suero, anestésico, etc). Es muy útil para realizar la mezcla de anestésico con vasoconstrictor (véase más adelante en la sección 7, anestesia), aunque en su lugar se puede utilizar en bote estéril de plástico de los de recogida de orina (fig 4).

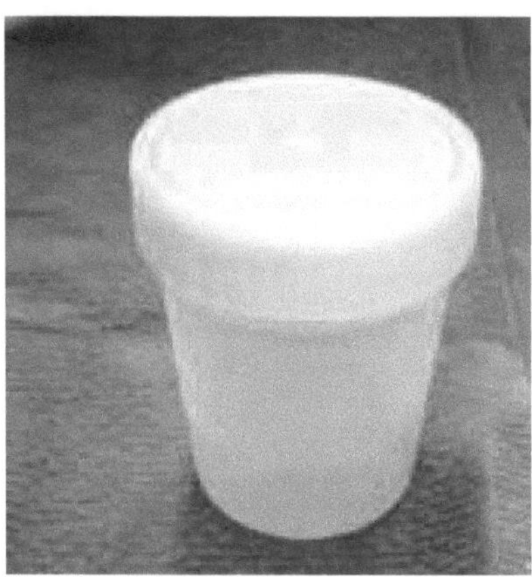

Figura 4.

Variantes del instrumental

Al bisturí eléctrico podemos acoplarle, además de sus terminales estanadarizados, variantes del instrumental de cirugía menor. Así, en el vástago que incluye el terminal activo, se puede acoplar la parte del mango del bisturí del nº 3 y de esa manera utilizar bisturí desechable (fig. 5 a y b) para realizar cortes muy precisos que, a la vez, se cauterizan (afeitado de fibromas péndulos, fig. 6).

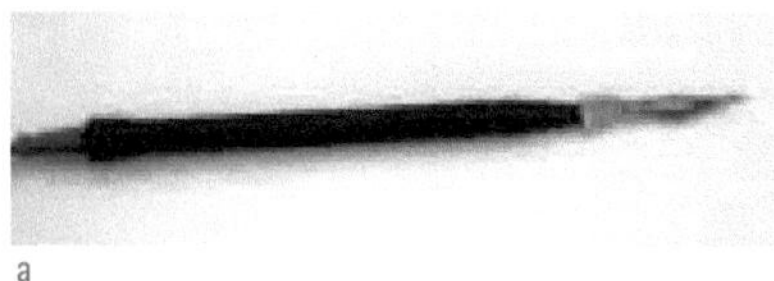

a

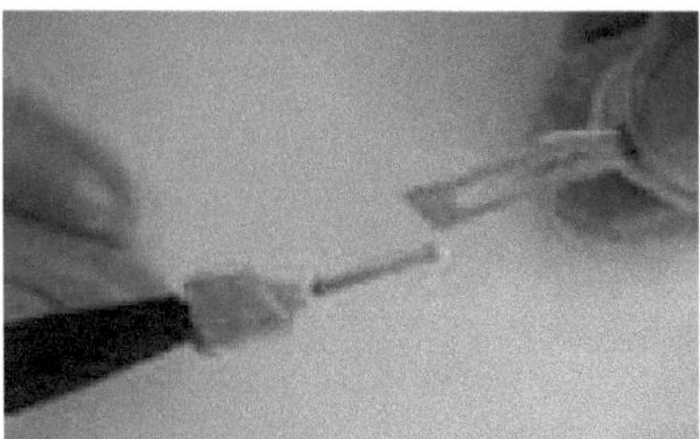

b

Figura 5.

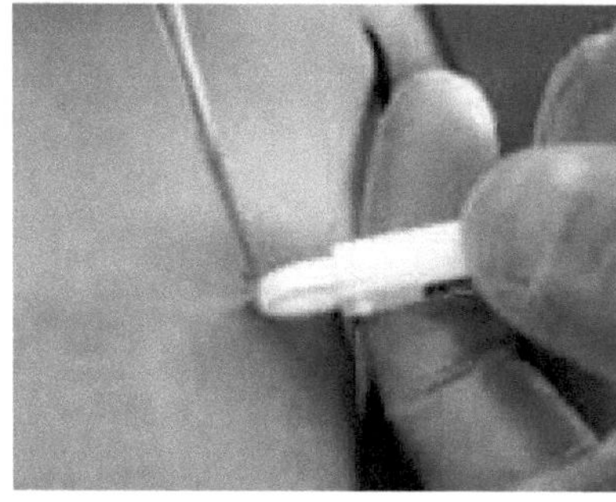

Figura 6.

Agujas, catéteres y trocares

La numeración del calibre de este grupo de materiales (número G) decrece al aumentar dicho calibre.

Agujas

De menor a mayor calibre (fig. 7).

- Subcutáneas

-- Calibre 29 G (13 x 0,33 mm), de insulina atraumática.

-- Calibre 27 G (13 x 0,36 mm), de insulina.

-- Calibre 25 G (16 x 0,50 mm), naranja.

- Intramusculares

-- Calibre 23 G (25 x 0,60 mm), azul, para niños.

-- Calibre 21 G (40 x 0,80 mm), verde, para adultos.

- Intravenosas

-- Calibre 20 G (25 x 0,90 mm), amarilla.

-- Aguja de palomilla: es una aguja de longitud y calibre variables (de 23 G a 17 G) que está unida a una lámina de plástico en forma de alas de mariposa, lo que per-

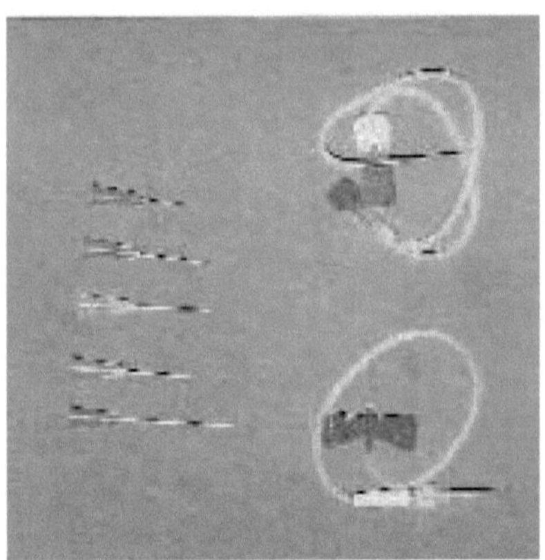

Figura 7. Agujas.

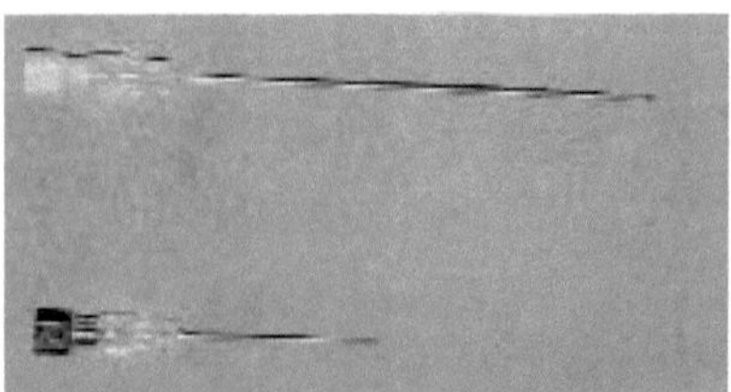

Figura 8. Trocares.

mite un manejo más preciso de ella; se une a un tubo de plástico flexible que puede conectarse a una jeringa u otros sistemas. Las agujas de palomilla que se utilizan en atención primaria para acceso a las vías venosas periféricas son de calibre 21 G (19 x 0,8 mm) para adultos (palomilla verde) y 23 G (19 x 0,6 mm) para niños (palomilla azul).

Trocares

Son agujas rígidas, generalmente largas, con un fiador interno que tapona su luz y refuerza su estructura; de calibre variable (14 G-26 G), los más utilizados son el 20 G y el 22 G (fig. 8).

Se utilizan para punciones profundas: punción lumbar, algunas infiltraciones del aparato locomotor, etc. Tras su correcta inserción, la retirada del fiador permite evacuar líquidos o inyectar fármacos.

Catéteres intravenosos

Son agujas cubiertas por un tubo de plástico flexible excepto en su punta; al introducirlo en la vena elegida, puede retirarse la aguja y dejar el catéter de plástico atrau-

mático dentro del vaso. Al catéter puede adaptarse un sistema de fluidoterapia.

Se utilizan para vías venosas que se van a mantener, por ejemplo, para sueroterapia o medicación intravenosa continua.

La longitud y el calibre son variables; en atención primaria se utilizarán catéteres de calibre 16-20 G y longitud de 35-51 mm para acceder a las venas periféricas (los hay más largos y gruesos para venas centrales) (fig. 9).

Llave de tres pasos

Se trata de un sistema de conexión de tres vías que permite interrumpir alguno de los accesos o conectar los tres a la vez (fig. 9).

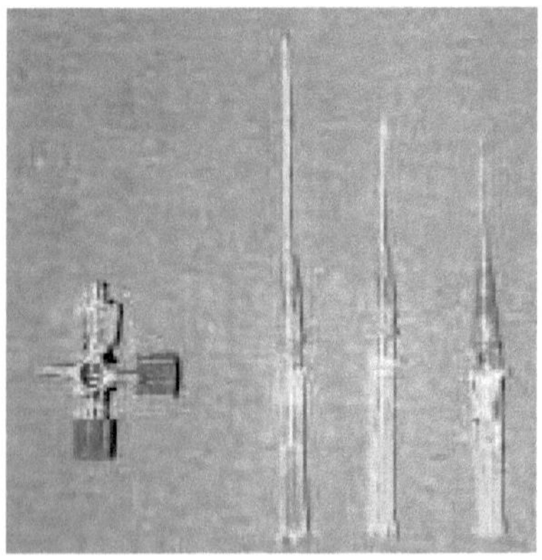

Figura 9. Catéteres intravenosos (derecha) y llave de tres pasos (izquierda).

Se pueden conectar agujas, sistemas de fluidoterapia, catéteres, jeringas, etcétera.

Tiene múltiples usos: administración de fármacos a pacientes con catéter, interrupción de flujo para la sustitución de una jeringa llena en una toracocentesis, etcétera.

Jeringas

Son desechables y de distintas capacidades: 1, 2, 5, 10, 20 y 50 ml (fig. 10).

Apósitos y otros complementos de cirugía menor

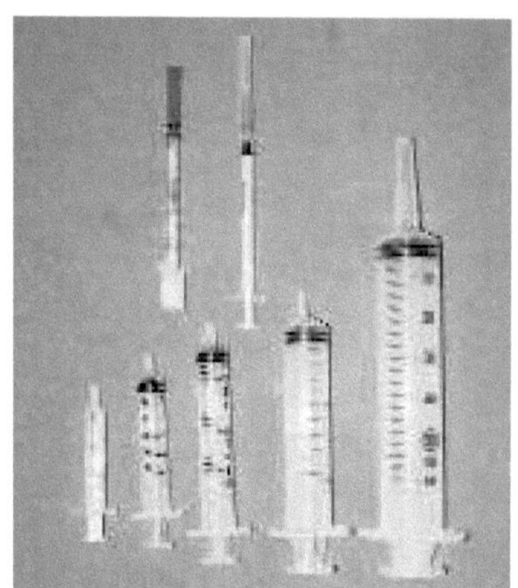

Figura 10. Jeringas.

Gasas (fig. 11)

Gasas de 20 x 20 en paquetes pequeños (dos o tres unidades) y grandes (diez) esterilizados en autoclave. Gasas de 50 x 50 en paquetes de una o dos unidades para curas de heridas grandes.

Apósitos autoadhesivos

Son de múltiples tamaños. Cubren y aíslan fácilmente las heridas. Tienen una zona central seca en contacto con la herida y una periférica adhesiva (Primapore®, etcétera).

Otros apósitos para usos específicos

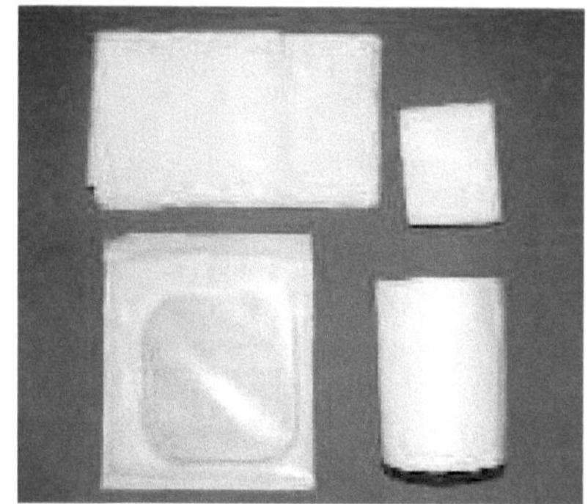

Figura 11. Gasas y apósitos.

Hidrocoloides, Tull graso (se describen en la sección 5 y en la sección 9).

Vendas (fig. 12)

-- Venda de gasa: 5-10 cm de ancho.

-- Venda elástica de crepé: 5 y 10 cm de ancho.

-- Venda de algodón: 5 y 10 cm de ancho.

-- Venda elástica adhesiva: 5, 7,5 y 10 cm de ancho (Tensoplast®, Rapidex®, etcétera).

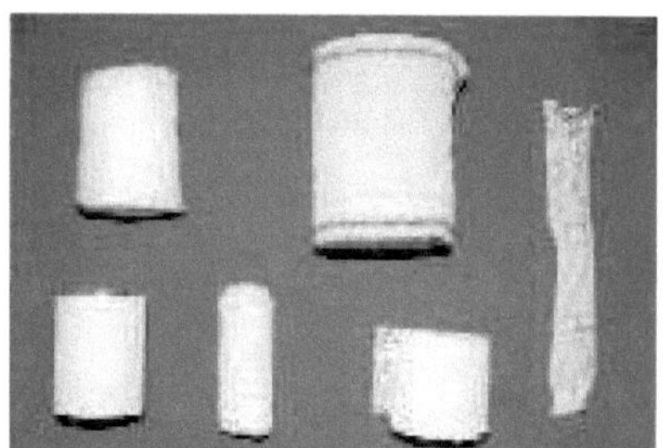

Figura 12. Vendas.

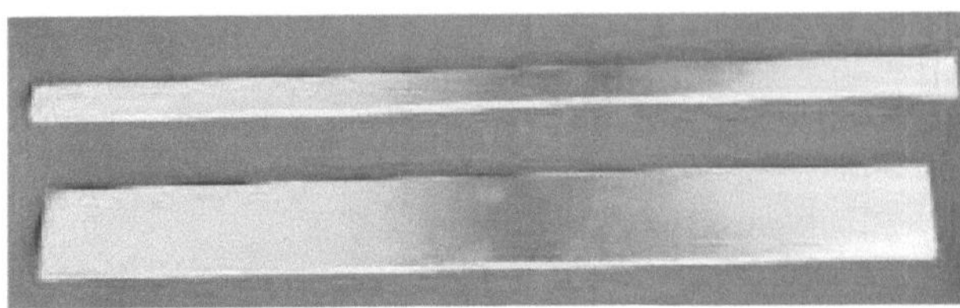

Figura 13. Férula digital de aluminio.

-- Venda tubular extensible: de muchos calibres, desde digital hasta para un miembro (Tubiton®, etcétera).

-- Vendas de escayola: 5, 10, 15 y 20 cm de ancho.

Malla tubular de sujeción de vendajes

Hay de diferentes medidas para cualquier parte del cuerpo (Retelast®, nᵒˢ1-6). Sirven para sujetar apósitos en lugar de las vendas de gasa habituales.

Férula digital de aluminio (fig. 13)

Se trata de una placa metálica dúctil de aluminio de dos o más centímetros de ancho y varios largos, con la cara de contacto con la piel almohadillada con gomaespuma; son moldeables y se cortan fácilmente a la longitud deseada para inmovilizar los dedos de la mano (tras suturas, traumatismos, etcétera).

Esparadrapo (fig. 14)

Esparadrapo de tela (muy resistente): sujeción intensa de vendajes, algunas inmovilizaciones en traumatología, etcétera.

De ambos tipos, existen diversos tamaños, de 1 a 10 cm.

Paños de campo estériles sencillos o fenestrados (fig. 15 a y b)

Hay paños fenestrados en los que el contorno del agujero es adhesivo. Se fijan con

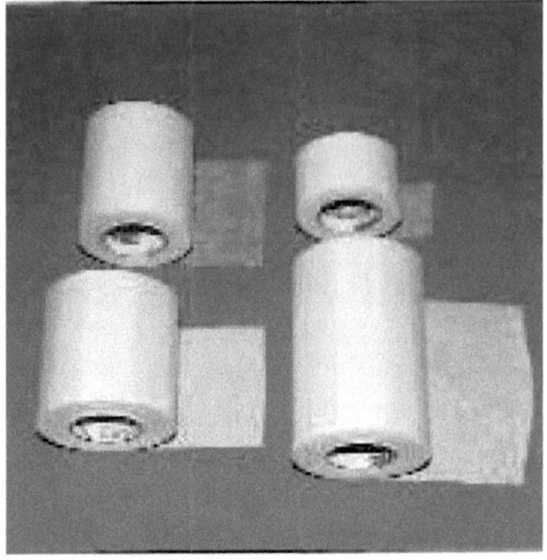

Figura 14. Esparadrapo.

gran facilidad y no se desplazan, facilitando el desarrollo de diversos procedimientos de cirugía menor.

Soluciones de limpieza y antisépticos

Suero fisiológico, povidona yodada (Betadine®), digluconato de clorhexidina (Hibiscrub®) (véase la secc. 5).

Recipientes estériles de plástico y específicos para objetos punzantes biocontaminados (fig. 16)

Para envío de muestras a anatomía patológica u otros laboratorios y para eliminar los materiales fungibles cortantes y punzantes biocontaminados (véase la secc. 3).

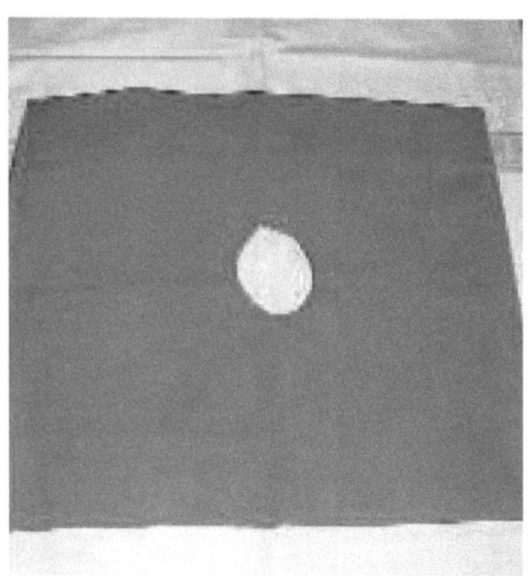

Figura 15 a. **Paño fenestrado.**

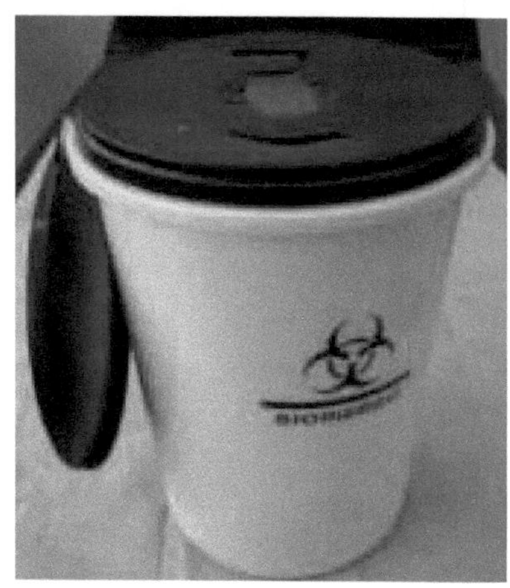

Figura 16.

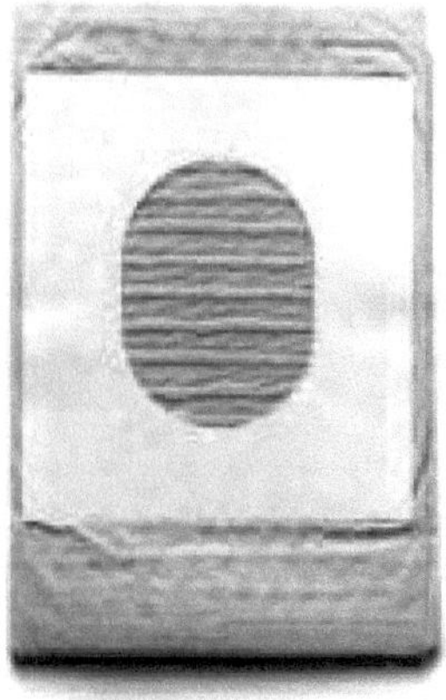

Figura 15 b. **Autopegables de papel.**

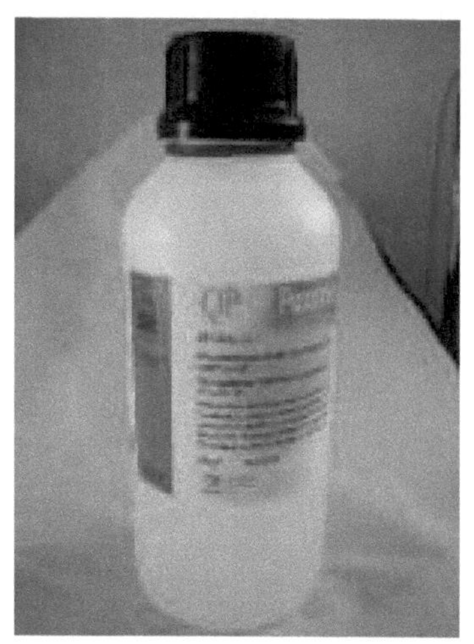

Figura 17. **Formaldehido.**

Formol (fig. 17)

Formaldehido en solución al 40%. Se utiliza para la conservación de determinadas muestras hasta su llegada a anatomía patológica para estudio. Se debe diluir hasta el 10% para el envío de las muestras.

Guantes de látex: estériles y no estériles

Véase el capítulo de colocación de guantes (secc. 3) (fig. 18).

Gafas protectoras

(Véase la secc. 3)(fig. 19).

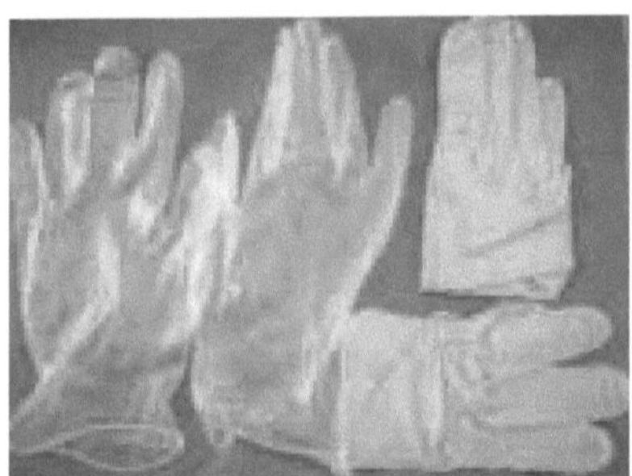

Figura 18.

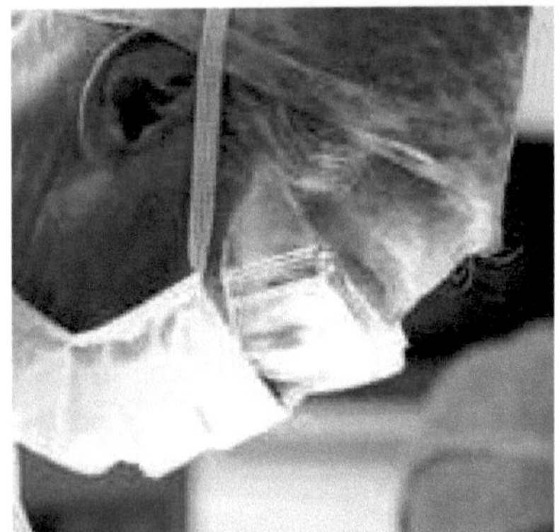

Figura 19.

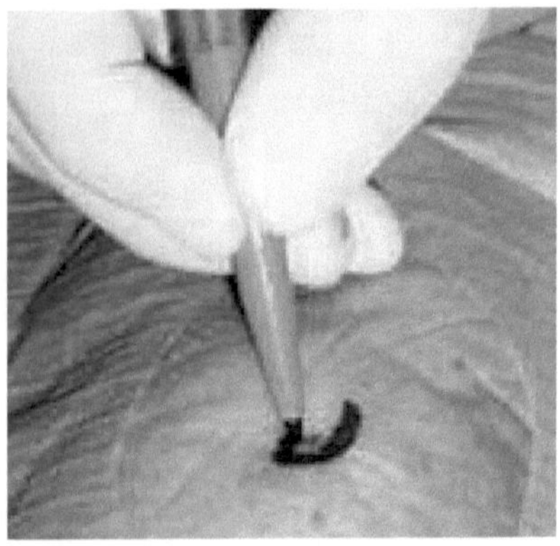

Figura 20.

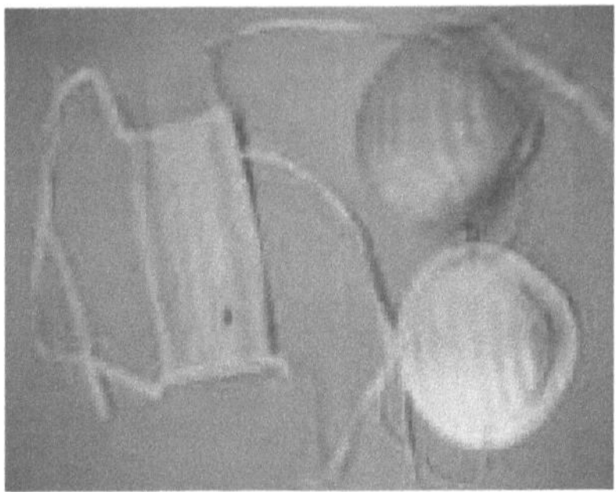

Figura 21.

Rotulador

Estéril es más recomendable (fig. 20). Pueden utilizarse no estériles antes de la asepsia.

Rasuradora

De un solo uso.

Banda de goma para isquemia

Similar a la utilizada para las extracciones sanguíneas.

Mascarillas (fig. 21)

Es recomendable su uso rutinario en cirugía menor.

Suturas: hilos y agujas, grapas y suturas adhesivas

J.R. Castelló, J.M. Arribas, L. de Vicente

Disponemos de diferentes tipos de suturas: hilos, grapas, suturas adhesivas y adhesivos tisulares (pegamentos). El empleo de un determinado material de sutura o de un tipo de aguja puede determinar diferencias en el resultado quirúrgico. Su elección debe estar fundamentada en criterios científicos y matizada por la buena práctica.

Ventajas e inconvenientes de cada técnica de sutura (tabla I)

Las suturas proporcionan un cierre seguro y garantizan la mayor fuerza de soporte de la herida y la mínima tasa de dehiscencia en comparación con otros tipos de cierre. Las desventajas son obvias: requieren la utilización de anestesia, el tiempo de intervención es mayor, traumatizan el tejido, añaden cuerpos extraños en la herida y aumentan el riesgo de transmisión de enfermedades por inoculación accidental.

La alternativa a las suturas convencionales está en las suturas mecánicas y en las cintas adhesivas, que proporcionan menor reactividad y menos incidencia de infecciones ya referidas previamente. Los pegamentos o adhesivos tisulares surgen en este contexto como una alternativa a los procedimientos habituales.

En el presente capítulo vamos a describir las características e indicaciones para cirugía menor de cada tipo de sutura (salvo los pegamentos que merecerán, por su novedad, capítulo aparte).

Hilos de sutura (tabla II)

Aunque la mayoría de los centros de salud, en España, disponen de los materiales de sutura más clásicos, como la seda, los materiales de sutura mejores y más apropiados, como el *nylon* u otras suturas sintéticas, deberán sustituir a aquélla por su mayor idoneidad y sus mejores resultados.

Según la zona anatómica y las características de la herida quirúrgica y del paciente emplearemos un grosor y un hilo de sutura determinado, por ello debemos conocer los diferentes tipos y las propiedades de cada uno de los hilos de sutura.

Tipos de hilos de sutura

Según su origen

-- **Naturales:** seda, catgut (ya retirado): son más económicos pero peor tolerados por el organismo.

-- **Sintéticos:** polímeros sintéticos, más caros pero mejor tolerados (menor reacción tisular).

Según su configuración física

-- **Multifilamentos** (trenzados o enrollados): su estructura microscópica consiste en varios hilos trenzados; son más fáciles de manejar y rasgan menos los tejidos. La retirada de puntos es más dolorosa que con los monofilamentos debido a la interposición de tejido cicatricial en la estructura trenzada. Pueden estar revestidos (*coated*) para propor-

Tabla I • Ventajas e inconvenientes de cada técnica de sutura

Técnica de cierre	Ventajas	Inconvenientes
Suturas de hilo	Cierre meticuloso Máxima tensión de soporte	Requiere anestesia Mayor reactividad tisular Requiere retirar los puntos Más tiempo de intervención Coste elevado Riesgo de punción accidental
Grapas	Rapidez Escasa reactividad tisular	Cierre menos meticuloso
Sutura adhesiva (strips, esparadrapo)	Escasa reactividad Rapidez Comodidad del paciente Sin riesgo de punción Coste escaso	Escasa tensión de soporte No utilizable en áreas pilosas Requiere adyuvantes tóxicos No puede humedecerse
Adhesivos tisulares (pegamentos)	Rapidez Comodidad del paciente Tasa baja de infección Relación coste-efectividad No hay riesgo de punción	Menor tensión que las suturas Dehiscencia en áreas de tensión No en heridas profundas No en heridas contaminadas o sucias

cionar una superficie más suave y disminuir su capilaridad.

–– **Monofilamentos**: su estructura es un hilo único; son más difíciles de manejar por su rigidez y su memoria (vuelve rápidamente a su forma original), precisando más nudos que los multifilamentos para que no se deshaga la sutura. También son más caros. Sin embargo, son mejor tolerados por el organismo y resultan menos propensos a que la herida se infecte.

Según su calibre

–– El grosor (diámetro) del hilo de sutura se mide en ceros (sistema USP): a más ceros, menor calibre (4/0 es más fino que 2/0); los calibres más empleados en cirugía menor van del 2/0 al 4/0 ó 5/0. Los calibres más finos suelen llevar agujas más pequeñas y exigen el uso de porta-agujas más precisos.

Suturas irreabsorbibles

No son degradadas por el organismo (o lo son muy lentamente). Se utilizan en suturas cutáneas que vayan a ser retiradas o para estructuras internas que deben mantener una tensión constante (tendones, ligamentos).

Tabla II • Características e indicaciones de los materiales de sutura más empleados

Material de sutura	*Tipo*	*Configuración*	*Indicaciones en cirugía menor*
Seda Seda®, Mersilk®	irreabsorbible	multifilamento	suturas cutáneas y extraíbles en general (incluyendo mucosa si se va a retirar)
Nylon Ethilon®, Dermalon®, Nylon®	irreabsorbible	monofilamento	suturas cutáneas precisas, sutura tendinosa
Nylon Supramid®, Terilene®	irreabsorbible	multifilamento	iguales indicaciones que la seda, aunque es mejor tolerado
Polipropileno Prolene®, Surgilene®	irreabsorbible	monofilamento	sutura intradérmica
Poliglactín Vicryl®	reabsorbible (60 días)	multifilamento	sutura subcutánea, ligaduras
Ácido poliglicólico Dexon®	reabsorbible (120 días)	multifilamento	igual que el poliglactín
Polidioxanona PDS II®	reabsorbible (180 días)	monofilamento	sutura subcutánea, especialmente si hay tensión

Seda

–– Composición: material natural trenzado (Seda®, Mersilk®) (fig. 1).

–– Indicaciones: para suturas cutáneas y extraíbles en general.

–– Observaciones: tiene excelente manejabilidad y es barata, sin embargo provoca reacción tisular importante; si hay sospecha de infección o si se va a mantener durante mucho tiempo, es preferible emplear *nylon*.

Nylon

–– Composición: material sintético (poliamida) monofilamento (Ethilon® [fig. 2],

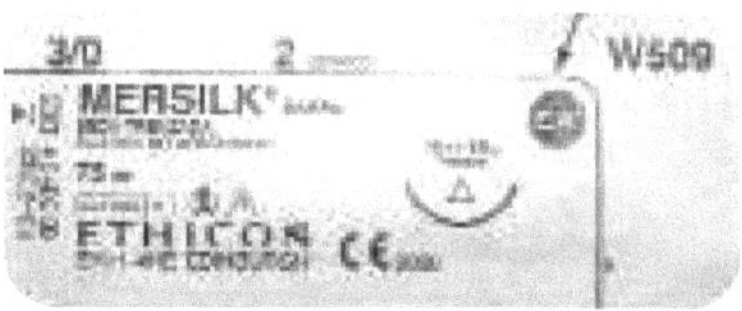

Figura 1. Sutura de seda (Mersilk®) 3/0 con aguja curva (3/8 de círculo) de sección triangular.

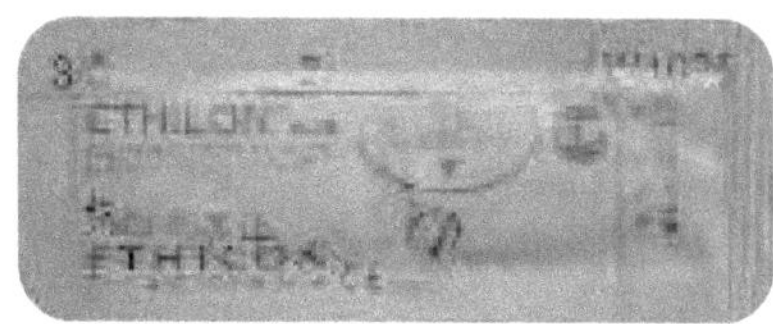

Figura 2. Sutura de nylon (Ethilon®) 3/0 con aguja curva (3/8 de círculo) de sección triangular (corte reverso).

Dermalon®, Nylon®) o multifilamento (Supramid®, Terilene®).

–– Indicaciones: suturas cutáneas precisas, estructuras internas que deban mantener una tensión constante (tendones, nervios) y microcirugía.

–– Observaciones: es más caro y difícil de manejar que la seda. Tiene más memoria y precisa más nudos para evitar que se deshaga la sutura. Reacción tisular mínima. Su tendencia es a suplantar la seda en la mayoría de las suturas de cirugía menor.

Polipropileno

–– Composición: material sintético (polipropileno) monofilamento (Prolene® [fig. 3], Surgilene®).

–– Indicaciones: sutura cutánea continua intradérmica.

–– Observaciones: es una sutura muy suave y con mucha memoria, por lo que precisa más nudos que el *nylon* para que no se deshaga. Reacción tisular mínima.

Poliéster

–– Composición: material sintético (fibras de poliéster) trenzado revestido (Ethibond®) o no revestido (Mersilene®, Dacron®).

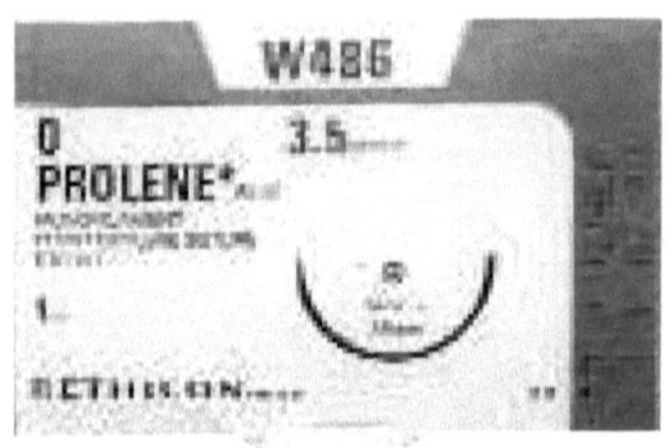

Figura 3. Sutura de polipropileno (Prolene®) 0 con aguja curva (1/2 de círculo) de sección tapercut.

–– Indicaciones: en cirugía menor no ofrece ninguna ventaja sobre la seda y es más caro; se emplea en cirugía cardiovascular.

–– Observaciones: muy resistente (fuerza ténsil).

Suturas absorbibles

Una sutura se considera absorbible si pierde la mayoría de su fuerza ténsil en 60 días cuando es colocada bajo la superficie cutánea, aunque esto no implica que se haya reabsorbido completamente (tabla IIIa). Desaparece gradualmente del organismo por reabsorción biológica (tabla IIIb) o hidrólisis; provoca una reacción inflamatoria en el organismo. Se utiliza en las suturas profundas o no extraíbles.

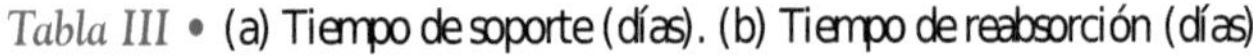

Tabla III • (a) Tiempo de soporte (días). (b) Tiempo de reabsorción (días)

a

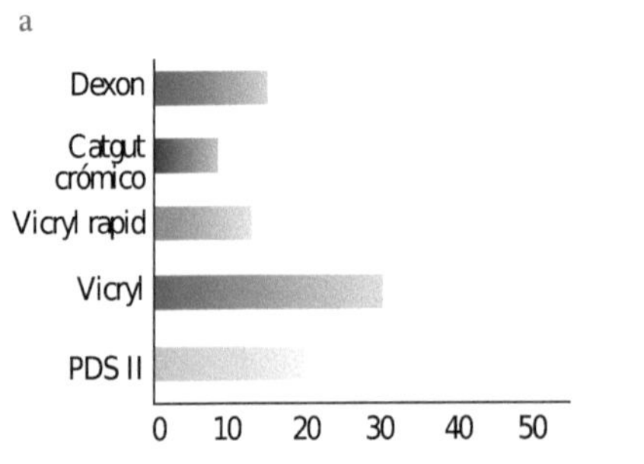

b

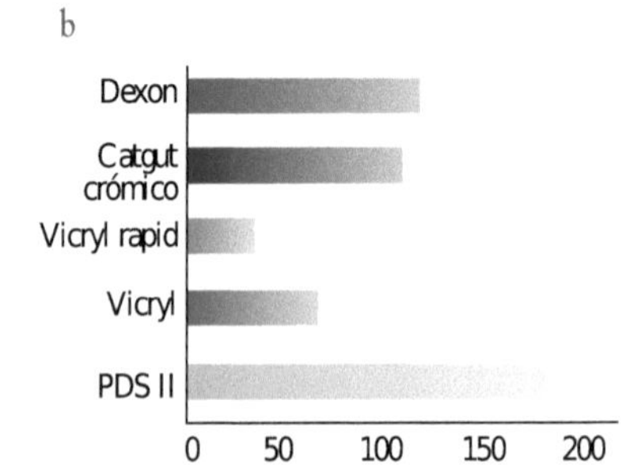

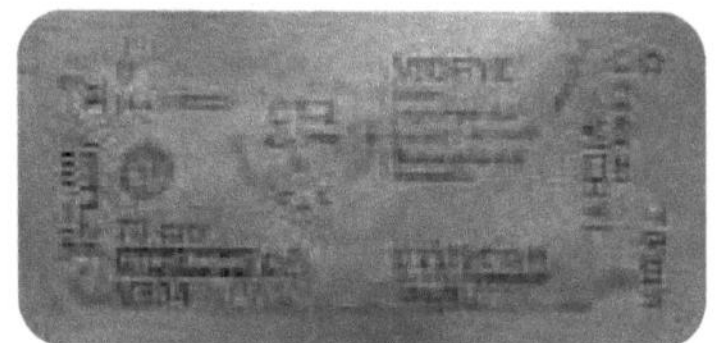

Figura 4. Sutura de poliglactín (Vicryl®) 0 con aguja curva (1/2 de círculo) de sección cónica.

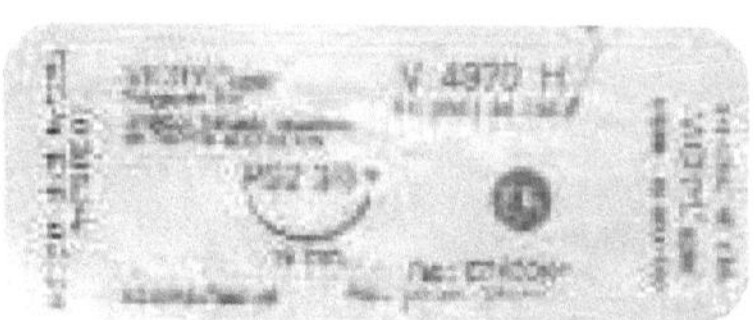

Figura 5. Sutura de Vicryl rapid® 3/0 con aguja curva (3/8 de círculo) de sección triangular (corte reverso).

Poliglactín 910

-- Composición: material sintético trenzado revestido (Vicryl®)(fig. 4). Tiempo de reabsorción: 60 días para el Vicryl® (conserva el soporte tisular 28-30 días) y 10 para el Vicryl rapid® (conserva el soporte tisular 10-12 días).

-- Indicaciones: suturas dérmicas, tejido celular subcutáneo, suturas profundas y ligaduras de pequeños vasos. Vicryl rapid® (fig. 5): sutura cutánea absorbible (niños pequeños, pacientes no colaboradores).

-- Observaciones: reacción tisular mucho menor que el catgut y más caro que éste.

Ácido poliglicólico

-- Composición: material sintético trenzado (Dexon®) (fig. 6). Tiempo de reabsorción: 120 días. Tiempo de soporte: 15-20 días.

-- Indicaciones: similares al Vicryl®.

Polidioxanona

-- Composición: material sintético monofilamento (PDS II®). Tiempo de reabsorción: 180 días. Tiempo de soporte: 20-30 días.

-- Indicaciones: similares al Vicryl®.

Agujas de sutura (fig. 7)

Las agujas están diseñadas para llevar el hilo de sutura a través de los tejidos produciendo el mínimo daño. Su selección viene

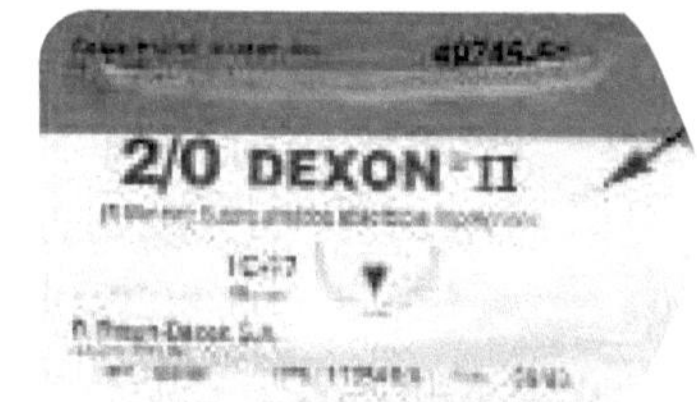

Figura 6. Sutura de ácido poliglicólico (Dexon®) 2/0 con aguja curva (1/2 de círculo) de sección triangular (corte reverso).

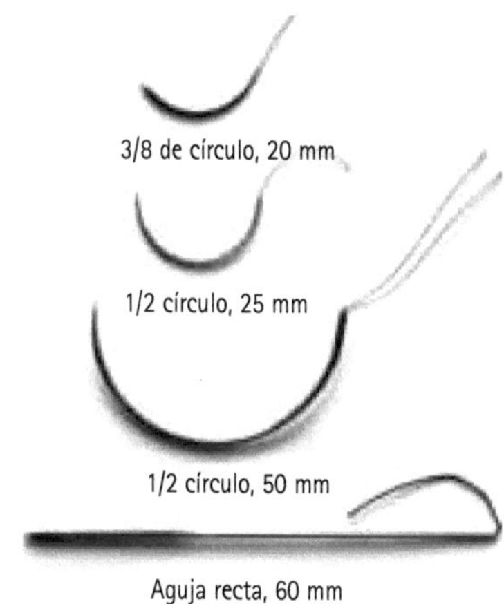

Figura 7. Tipos de aguja (curvas con diferentes arcos y recta).

determinada por el tipo de tejido a suturar, su accesibilidad y el grosor del hilo empleado para ello. Con frecuencia, el precio de una sutura depende de la aguja.

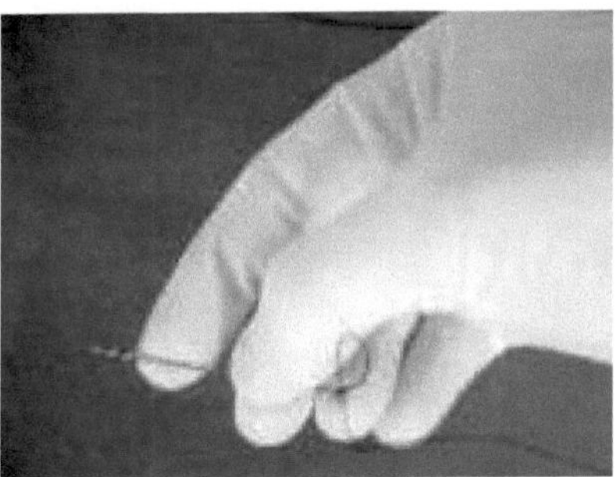

Figura 8. Forma correcta de manipular una aguja recta.

Tipos de agujas según la forma

-- Rectas (fig. 8): se manejan con los dedos, no con el porta-agujas; permiten menos precisión. Se emplean para cieres cutáneos de incisiones largas. Están poco indicadas en cirugía menor.

-- Curvas (fig. 9): se manejan con el porta-agujas, permitiendo una mayor precisión y accesibilidad. Pueden ser de 3/8 o de 1/2 de círculo; las primeras son más útiles en cirugía menor, las segundas para suturar en cavidades en zonas de difícil acceso.

Tipos de agujas según la sección (fig. 10)

-- **Triangulares o cortantes**: poseen bordes cortantes. Permiten atravesar tejidos de elevada resistencia, como la piel, el tejido subcutáneo y las fascias, siendo las **de elección en cirugía menor**. Pueden ser de corte reverso (dos bordes cortantes a los lados y el tercero en la parte exterior de la curvatura) o de corte convencional (el tercer borde cortante está orientado hacia el interior de la curvatura de la aguja) (fig. 1). Las agujas *tapercut* son triangulares en su parte distal y cónicas en el resto de la aguja (fig. 3); se utilizan para suturar estructuras de resistencia intermedia.

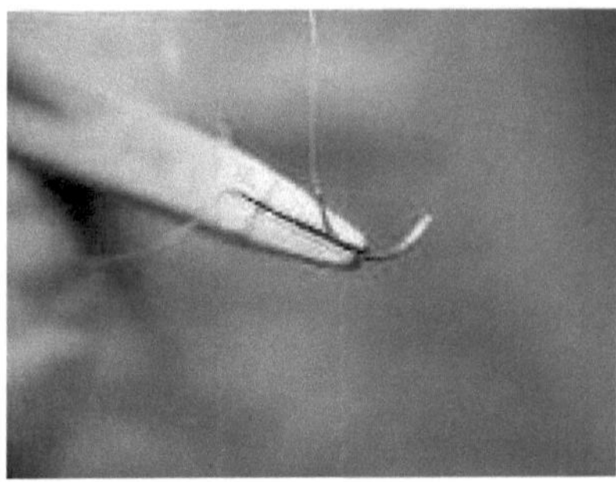

a

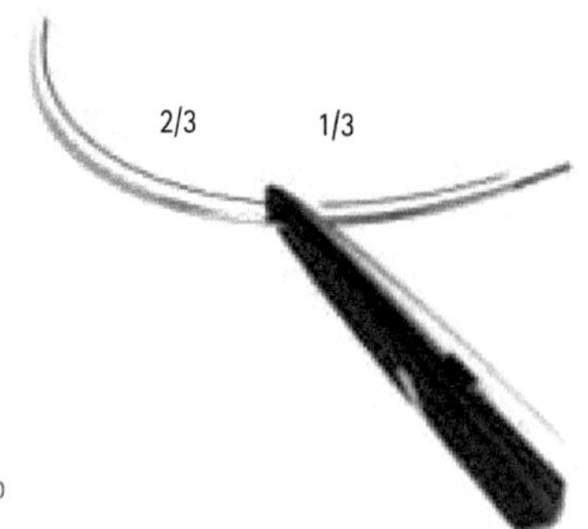

b

Figura 9. Aguja curva y forma de sujetarla correctamente con el porta-agujas. b) Detalle de la misma.

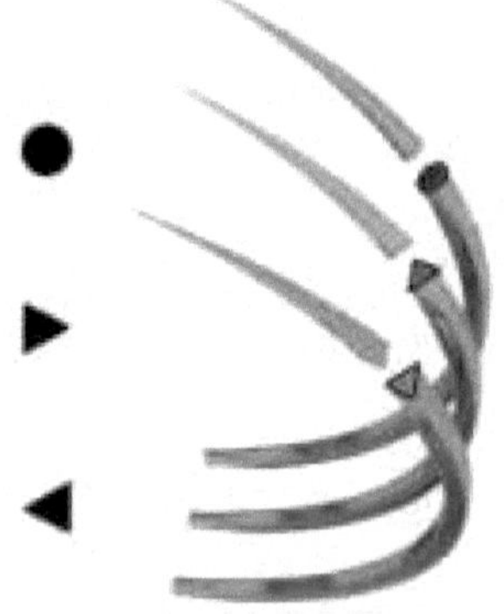

Figura 10. Secciones de agujas curvas.

–– **Cónicas** (fig. 4): sus secciones son redondas, afilándose progresivamente hasta la punta. Pueden tener la punta afilada o roma. Están indicadas para tejidos blandos como, por ejemplo, peritoneo, aponeurosis o parénquimas; no son útiles para suturas cutáneas.

–– **Espatuladas:** son relativamente planas, tanto en la punta como en la base, y con bordes cortantes angulados a los lados. Se usan en oftalmología.

Tipos de aguja según el ojo (punto de unión de la aguja y el hilo)

–– **Atraumáticas:** el hilo está insertado directamente en el cuerpo de la aguja. Producen menor traumatismo en los tejidos que las agujas traumáticas y son más cómodas de utilizar. Son de elección en cirugía menor y las más usadas.

–– **Traumáticas:** poseen un ojal para enhebrar la aguja. Actualmente son muy poco utilizadas.

Todas las características del hilo de sutura en cuanto al origen, grosor, longitud, marca, etc, y también de la aguja (tamaño, forma, sección, arco) vienen descritas de forma minuciosa y clara en el sobre de cada sutura (fig. 11).

Colocación de la aguja en el porta-agujas

Los portas tienen las hojas de las puntas especialmente diseñadas para tomar las agujas con seguridad y sin dañarlas. Se debe seleccionar un porta del tamaño adecuado para el tamaño de la aguja y para el área donde se hace la sutura (en cirugía menor se emplean porta-agujas más cortos que cuando se trabaja en cavidades corporales). La aguja se toma por una zona entre el tercio medio y el posterior de ésta (fig. 9a y b).

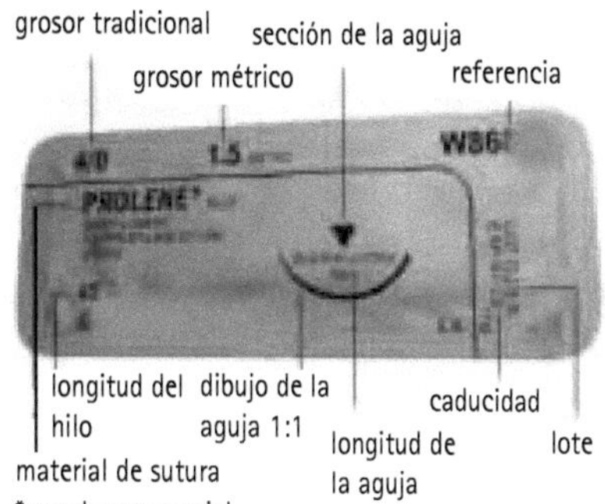

Figura 11. Información existente en el sobre de sutura.

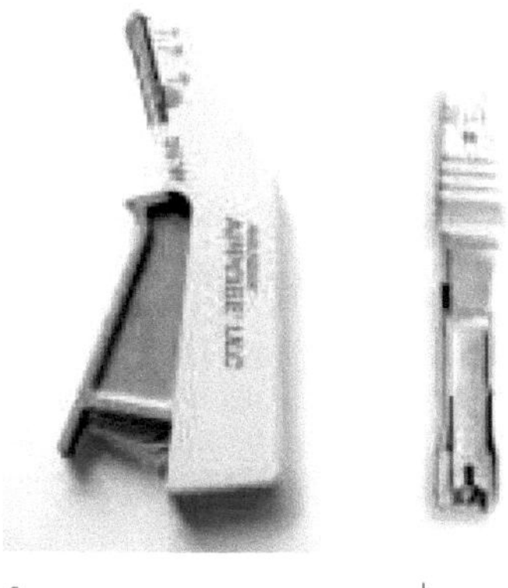

a   b

Figura 12. a. Grapadora de 35 grapas. b. Grapadora de 15 grapas.

Grapas

Las grapas vienen disponibles en distintas anchuras (W: grapas anchas, R: grapas normales), en grapadoras desechables precargadas con un número variable de grapas (35 para las grapadoras grandes, 15 para las pequeñas) (fig. 12a y b).

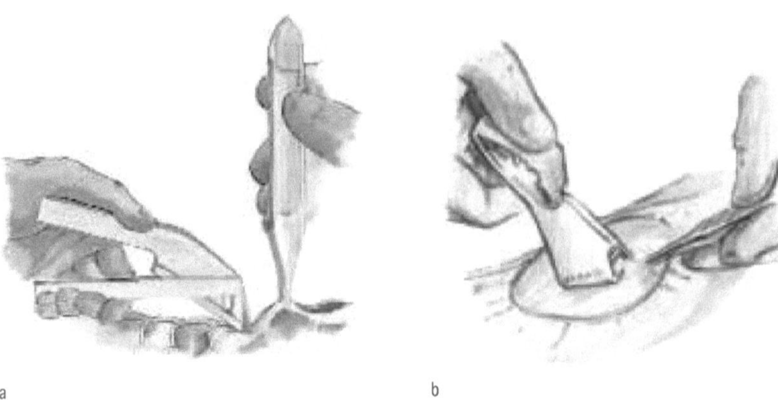

a   b

Figura 13. Las grapas se aplican con la mano dominante, mientras que la mano no dominante evierte los bordes de la piel mediante unas pinzas de disección con dientes: a) Grapadora grande (35 W). b) Grapadora pequeña (15 R), más apropiada en cirugía menor.

El empleo de grapas frente a las suturas convencionales presenta ciertas ventajas:

–– Rapidez con la que se realiza la sutura.

–– Resistencia de la sutura.

–– Reacción tisular nula.

–– Las grapas no penetran completamente la piel, a diferencia del hilo, por lo que disminuyen las posibilidades de infección y de isquemizar el tejido suturado.

Indicaciones

–– Heridas lineales en el cuero cabelludo, el tronco y las extremidades.

–– Cierre temporal de heridas en pacientes que van a ser trasladados o con otras lesiones graves.

Contraindicaciones

–– Heridas en la cara y en las manos. En otras zonas, como la espalda o los pliegues, su colocación resulta poco confortable para el paciente y, por tanto, debe evitarse.

–– Regiones donde vaya a realizarse una tomografía axial computarizada (TAC) o una resonancia magnética (RM).

Aplicación y retirada de grapas

–– Las grapas se aplican con la mano dominante, mientras que la mano no dominante evierte los bordes de la piel mediante unas pinzas de disección con dientes (fig. 13a y b).

–– Las grapas se mantienen durante el mismo tiempo que se mantendría una sutura convencional en esa región anatómica. La retirada de grapas se realiza mediante un extractor de grapas que proporciona el mismo distribuidor de las grapadoras (fig. 14a y b).

Suturas adhesivas

Las suturas adhesivas (Steri-Strip®, Curi-Strip®, Cicagraf®) consisten en cintas de papel poroso adhesivo capaz de aproximar los bordes de una herida o incisión (fig. 15). Están disponibles en presentaciones estéri-

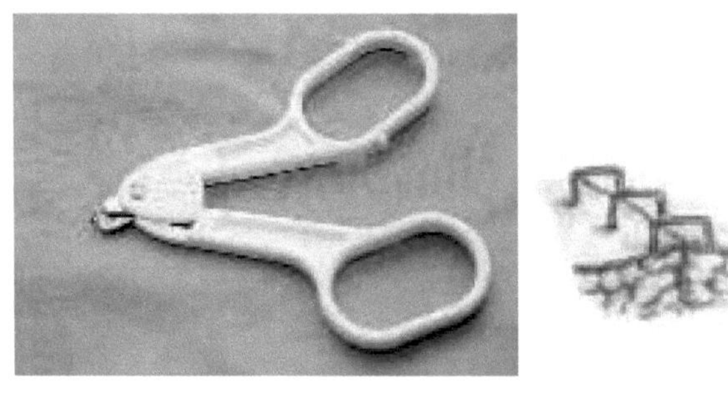
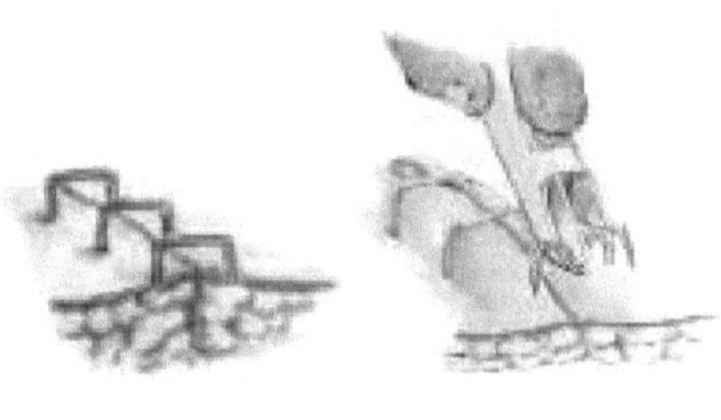

a

b

Figura 14. a) La retirada de grapas se realiza mediante un extractor de grapas que proporciona el mismo distribuidor de las grapadoras. b) Se introduce la mandíbula más ancha del quita-grapas por debajo de la grapa, mientras que se presiona con la más estrecha por encima.

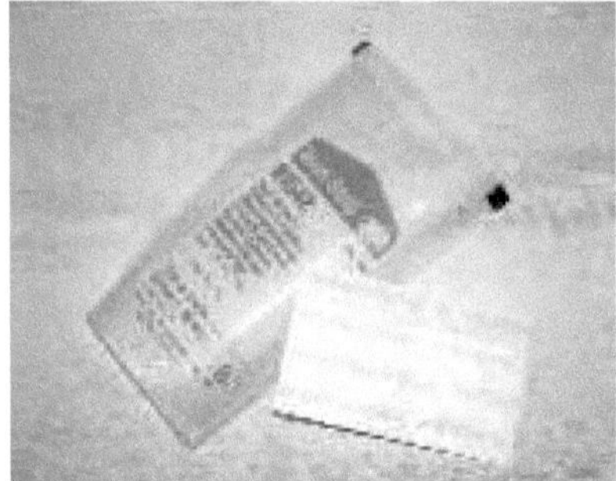

Figura 15. Cinta adhesiva microporosa para suturas (Steri-Strip®).

les, en distintas anchuras y longitudes, aunque pueden cortarse al tamaño apropiado según la necesidad concreta. Si no se dispone de este tipo de suturas, el esparadrapo de papel microporoso proporciona resultados similares.

El empleo de suturas adhesivas frente a las suturas convencionales presenta ciertas ventajas:

-- No es necesario aplicar anestesia local.

-- Rapidez y sencillez de aplicación.

-- No quedan "marcas" de puntos.

-- No se precisa la retirada de la sutura.

Indicaciones

-- Heridas lineales y superficiales con poca tensión. Las regiones más propicias para su empleo son: frente, barbilla, eminencia malar, tórax, superficies no articulares de las extremidades y pulpejo de los dedos.

-- Heridas en pacientes ancianos o en tratamiento con corticoides, cuya piel es fina y frágil.

-- Heridas con alto potencial de infección.

-- Refuerzo de la herida tras la retirada de puntos.

Contraindicaciones

-- Heridas irregulares, heridas con tensión.

-- Heridas en las que no puedan detenerse el sangrado o las secreciones.

-- Heridas en el cuero cabelludo y en zonas pilosas, pliegues y superficies articulares.

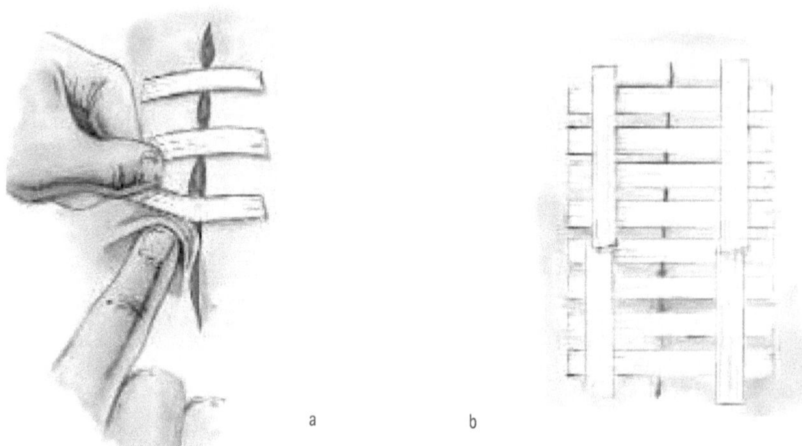

Figura 16. Aplicación de suturas adhesivas microporosas: a) Tras secar la herida, se aplican las cintas, primero en un borde de la herida y luego en el otro, separadas, al menos, por 3 mm. b) Se aplican otras en dirección perpendicular, para evitar la elevación de los bordes de la sutura adhesiva.

Aplicación y retirada de suturas adhesivas

–– La herida debe estar bien seca, libre de sangre o secreciones; se pueden añadir sustancias para aumentar la adhesividad de la piel, como Novecutan® o tintura de benzoína, que debe dejarse secarse.

–– La sutura adhesiva se corta, antes de retirarla del papel, al tamaño adecuado.

–– Se aplica mediante pinzas de disección sin dientes o con los dedos, primero en un borde de la herida y luego en el otro (fig. 16 a).

–– Se aplican más suturas adhesivas a lo largo de la herida, separadas, al menos, por 2 mm, para permitir la salida de secreciones.

–– Por último, se aplican otras en dirección perpendicular, para evitar la elevación de los bordes de la sutura adhesiva (fig. 16 b).

–– Las suturas adhesivas se mantienen durante el mismo tiempo que se mantendría una sutura convencional en esa región anatómica. A diferencia de las otras suturas, una herida con cintas adhesivas no debe ser mojada durante los primeros días, por el riesgo de que éstas se despeguen.

Recomendaciones en el uso de suturas de hilo

- Los materiales sintéticos del monofilamento tales como *nylon* o polipropileno son preferibles a la seda, por menores riesgos de infección y de reactividad tisular.

- Utilizar siempre el tamaño más pequeño del material de la sutura siempre que éste garantice el soporte adecuado del cierre. El grosor de los hilos de uso habitual se encuentra en la gama 3/0 (grueso) a 6/0 (fino). Como guía general:

  - Tronco y miembros inferiores - 3/0

  - Cuero cabelludo - 3/0, 4/0

  - Miembros superiores - 4/0

  - Cara - 5/0, 6/0

- Reducir los tamaños recomendados del adulto al suturar las heridas de los niños.

- **Las agujas ideales para cirugía menor son las agujas curvas de sección triangular (con corte reverso, preferentemente) con un arco de circunferencia de 3/8 (fig. 7).** Antes de abrir una sutura, es importante fijarse en la información que proporciona el sobre (fig. 11):

  - Tipo de hilo: nombre comercial y composición del mismo.

  - Calibre (en ceros, USP) y longitud (en cm) del hilo.

  - Tamaño, forma y tipo de aguja (dibujada a tamaño natural o visible si el sobre es transparente).

  - Sección de la aguja: representada con un símbolo:

    ▼ triangular de corte reverso.

    ▲ triangular de corte convencional.

    ● cónica.

    ◉ cónica de punta roma.

    ▬ espatulada.

    ◓ 'tapercut'.

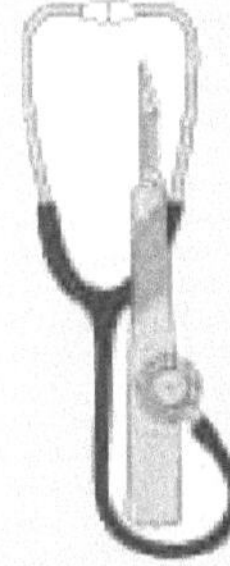

Recomendaciones según la zona corporal

En la tabla IV se indican la elección del tipo de sutura idóneo y el tiempo de retirada de los puntos según la región anatómica de que se trate.

Tabla IV • *Elección del material de sutura en cirugía menor y retirada de puntos*

Región anatómica de puntos	Sutura cutánea	Sutura subcutánea*	Retirada
Cuero cabelludo	grapas seda 2/0-3/0	Vicryil® 3/0	7-9 días
Cara	monofilamento 4/0-6/0 pegamentos	Vicryil® 4/0	3-6 días
Cuello	monofilamento 4/0 seda 4/0	Vicryil® 4/0	5-7 días
Mucosa oral, nasal y lengua	catgut 3/0 Vicryil® 3/0	--	--
Tronco y abdomen	monofilamento 3/0-4/0 grapas	Vicryil® 3/0	7-12 días
Espalda	monofilamento 3/0	Vicryil® 3/0	12-14 días
Mano, pie pulpejo	monofilamento 4/0 strips	Vicryil® 3/0	10 días en palma y planta, 7 en dorso
Extremidades	monofilamento 3/0 grapas	Vicryil® 3/0	7-10 días, 10-14 si es peri-articular
Escroto, vagina	Vicryil® 3/0	--	--

(*) Cuando sea preciso.

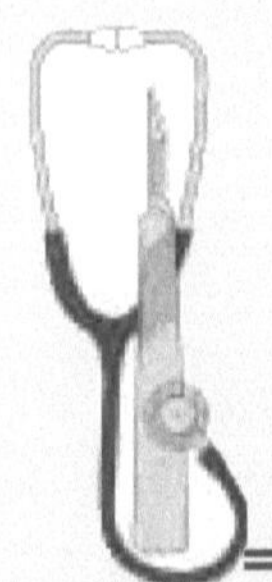

Adhesivos tisulares (pegamentos)

J.M. Arribas, J.R. Castelló, N. Rodríguez

En 1949 se descubre que determinados compuestos químicos no orgánicos, en forma de fluido, al contactar con una superficie básica, se polimerizaban mediante una reacción exotérmica, formando un fuerte pegamento; se trata de los cianoacrilatos (ésteres alquílicos del ácido cianoacrílico). En 1959 Cover los utiliza por vez primera como adhesivo tisular pero es sólo en los años más recientes cuando, al ser mejorados químicamente, se comienzan a utilizar en el cierre de las heridas (accidentales o quirúrgicas).

Los cianoacrilatos disponibles comercialmente son el octilcianoacrilato (Dermabond®, primer adhesivo tisular aprobado por la FDA, fig. 1) y el butilcianoacrilato (Histoacryl®, fig. 2).

Figura 1.

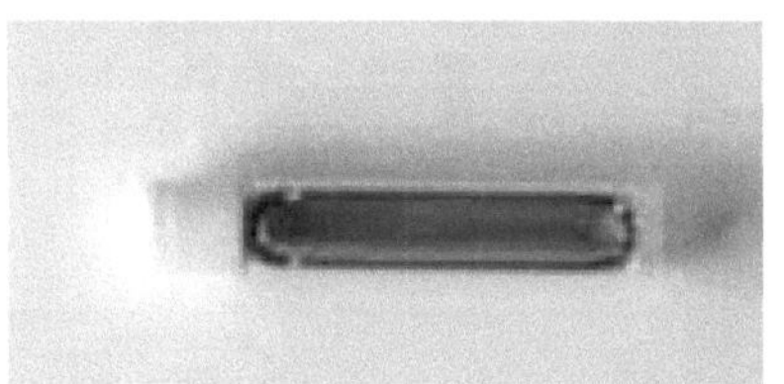

Figura 2.

Mecanismo de acción. Propiedades

Estos productos actúan como adhesivo, mediante un efecto de unión del plano epidérmico, por lo que se utilizan como agentes tópicos que se unen a la capa más superficial del epitelio (el estrato córneo), manteniendo unidos los bordes de la herida (no en su interior). El compuesto forma un puente sobre los bordes de heridas, laceraciones e incisiones, manteniendo la unión durante 7 a 14 días. Durante este periodo se produce la reparación normal de la herida por debajo del adhesivo. Transcurrido este tiempo, la mayor parte del compuesto es desprendido junto con el estrato córneo antes de producirse la degradación del mismo.

En áreas de mayor tensión tisular o en heridas más profundas, los cianoacrilatos pueden utilizarse junto con suturas en el plano subcutáneo.

Los adhesivos tisulares poseen, además, propiedades antibacterianas frente a organismos Gram positivos, produciendo una zona de inhibición comparable a los betalactámicos.

Eficacia de los cianoacrilatos

Existen numerosas publicaciones, en los últimos años, en las que se describe, o se analiza, el uso de los cianoacrilatos como alternativa a la sutura estándar tradicional en el cierre de heridas. Para evaluar la solidez de la evidencia, la revisión Cochrane (*Farion K.,*

Osmond M.H., Hartling L. et al., 2004).) analiza la eficacia de los cianoacrilatos en el tratamiento de laceraciones traumáticas agudas (de menos de 12 horas de evolución), lineales y de poca tensión en adultos y en niños respecto de la sutura estándar habitual (hilo, grapas o suturas adhesivas). Los resultados encontrados fueron:

- Los resultados cosméticos cicatrizales fueron iguales sin encontrar diferencias significativas en los parámetros de medida validados (Cosmetic Visual Analogue Scale [CVAS, Quinn, 1998] o Wound Evaluation Score [WES, Hollander, 1995]). Tampoco hubo diferencias en los resultados por edad y sexo.

- Los resultados del procedimiento respecto del dolor son clara y significativamente favorables a los adhesivos tisulares, al igual que el tiempo de duración del procedimiento (-5,6 minutos; 95% CI:-8,2, -3,1).

- Ningún estudio evaluó la facilidad de su uso.

- Se encontró una pequeña diferencia, aunque significativa, respecto de la dehiscencia a favor de las suturas estándar.

- Hubo menor eritema en los adhesivos tisulares y no se encontraron otras diferencias significativas en otros parámetros.

En el único trabajo que compara los dos tipos de adhesivos [butilcianoacrilato (Histoacryl®) *vs* octilcianoacrilato (Dermabond®)] en laceraciones en niños (*Osmond*), no se encuentran diferencias significativas en la cicatrización y fueron similares el dolor, el tiempo y otras complicaciones. No se analizan los resultados sobre facilidad de uso por aportar datos incompletos.

Indicaciones actuales

Los adhesivos tisulares son una buena alternativa con sólida evidencia para el cierre de las heridas que cumplan los siguientes criterios:

- Requerirían sutura de grosor de 4/0 o más fina.

- No asociadas a trauma múltiple.

- En pacientes que no tengan enfermedad vascular periférica, diabetes mellitus, diátesis hemorrágica, historia de formación de queloides.

- La causa de la herida no sean mordeduras de animales, pinchazos, úlceras de decúbito o lesiones por aplastamiento que provoquen laceraciones estrelladas.

- No presenten signos visuales de infección activa local o sistémica, contaminación visible o tejidos desvitalizados o en el seno de un exantema activo.

- No localizadas en el borde pigmentado de los labios, en las mucosas o en zonas cubiertas de pelo denso.

Técnica de aplicación

1. Colocar al paciente en posición de decúbito para aplicar el agente en un plano horizontal evitando la migración por gravedad hacia áreas no deseadas.

2. Realizar una correcta limpieza y hemostasia de la herida (fig. 3).

3. Aproximar con precisión los bordes de la herida, utilizando puntos subcutáneos en heridas profundas (fig. 4). El plano superficial se encontrará ya aproximado previo a la aplicación del adhesivo (fig. 5).

4. Preparar el octilcianoacrilato: impregnar el adhesivo tras la rotura por presión digital

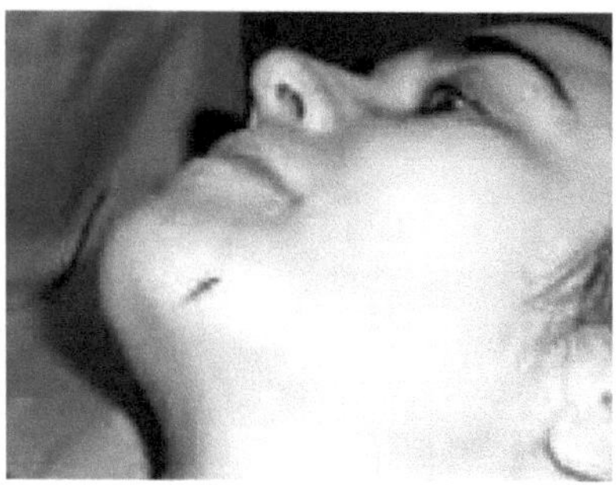

Figura 3. Herida en mentón.

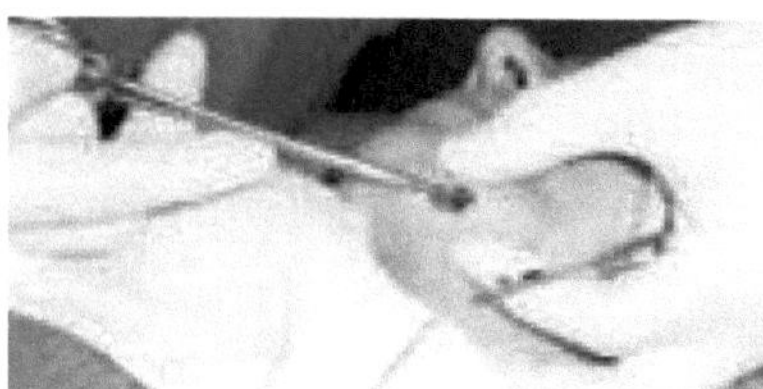

Figura 4. Sutura plano profundo.

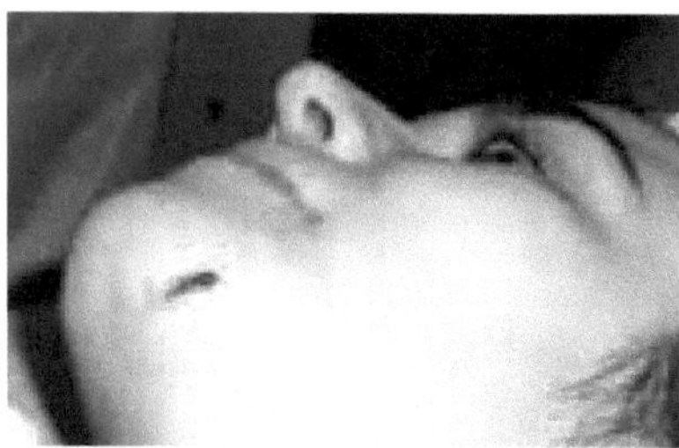

Figura 5. Preparado para el cierre superficial.

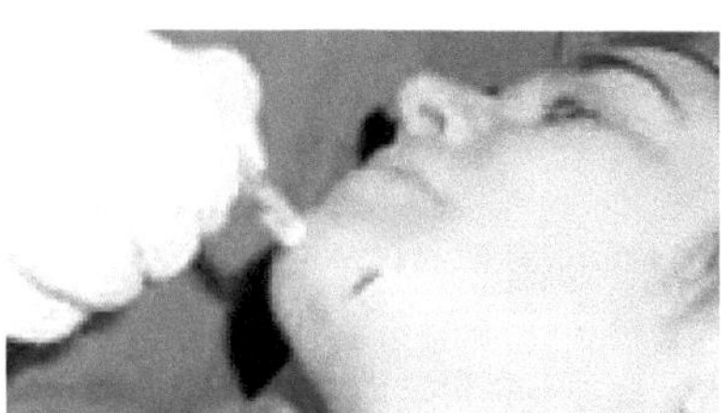

Figura 7. El pegamento impregna la zona de
aplicación.

de una cápsula interior de vidrio que contiene el preparado de Dermabond® (figs. 6 y 7). En el caso del Hystoacril se cortará con tijeras la zona distal de plástico.

5. Aplicar el octilcianoacrilato sobre la superficie externa de piel, impidiendo que penetre en el interior de la herida; para ello nos ayudamos de los dedos de la otra mano, que presionan juntando los bordes de la herida (fig. 8). El proceso de aplicación se repite una media de tres veces. A diferencia del Dormabond, el Histoacryl se aplica por goteo (fig. 9).

6. Mantener los bordes en contacto durante 30 a 60 segundos (fig. 10). Tras este tiempo se obtiene un grado de polimerización adecuado. La tensión final se produce a los dos minutos de la aplicación, pudiendo comprobarse mediante la tracción suave de los bordes. Tras la polimerización la herida puede inspeccionarse a través de la película transparente del adhesivo (fig. 11).

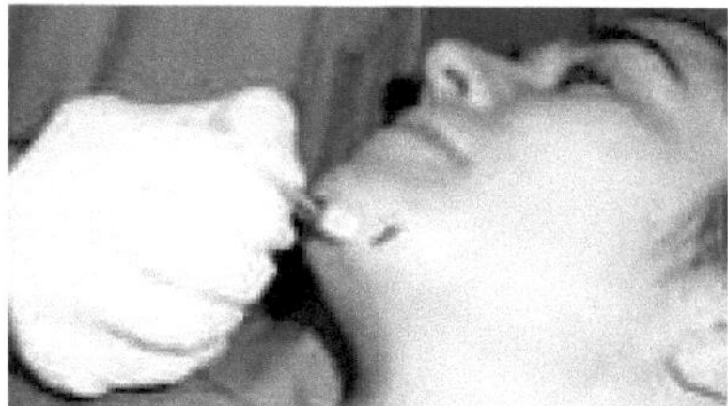

Figura 6. Preparación del pegamento.

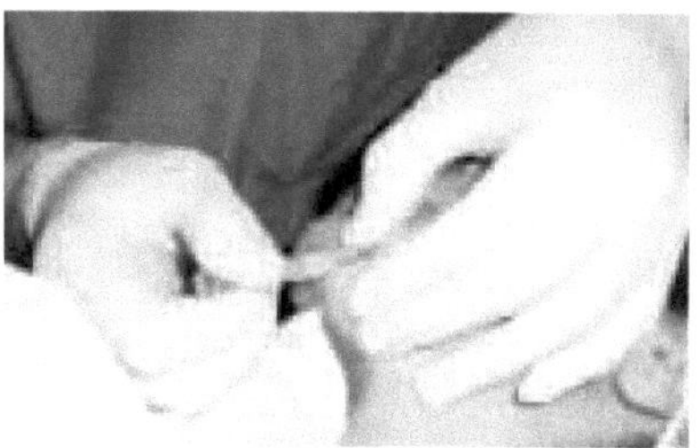

Figura 8. Aplicación del Dermabond®.

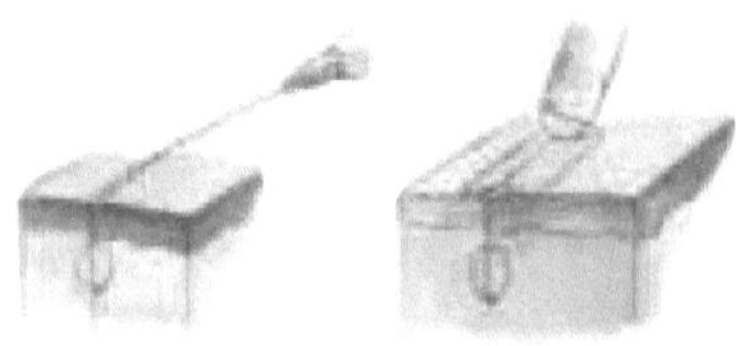

Figura 9. Aplicación por goteo (a) y por pincelación (b).

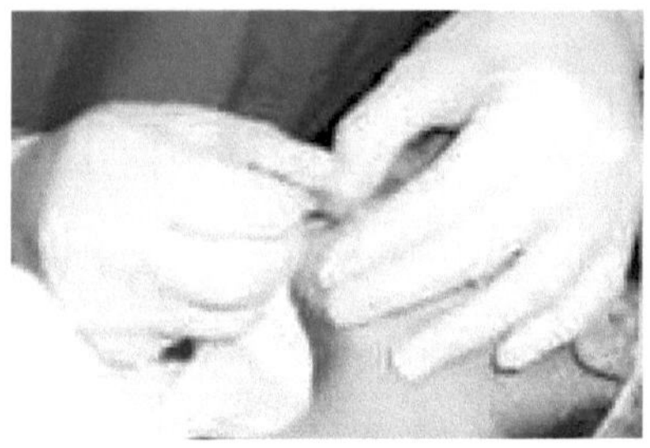

Figura 10. Varias pincelaciones.

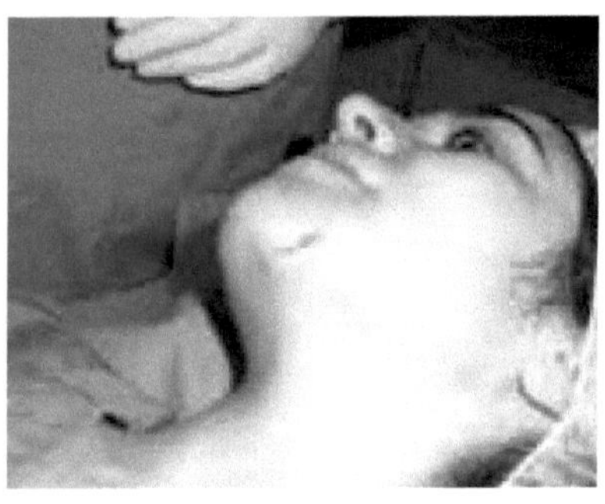

Figura 11. Película transparente del adhesivo.

Después de su aplicación no se necesitan apósitos. La herida se debe mantener seca durante 5 días y posteriormente se puede mojar con precaución, evitando el contacto prolongado con agua (baño). El pegamento desaparecerá después de 7-10 días (**véase instrucciones al paciente**)

Advertencias de uso de los pegamentos

- Puede producir una sensación de quemadura leve (la polimerización constituye una reacción exotérmica).

- En el caso de una aplicación errónea procederemos a la retirada inmediata del producto.

- Si el adhesivo accede al interior de una herida procederemos al desbridamiento, como cualquier cuerpo extraño.

- En el área ocular se recomienda la aplicación de una pomada oftálmica, cuyos emolientes facilitan la extracción del adhesivo, junto con oclusión ocular durante veinticuatro horas. El adhesivo suele ser fácilmente desprendido de las pestañas, sin necesidad de cortarlas. Si se produce un contacto con la córnea se puede extraer como un cuerpo extraño o puede esperarse a que se despegue de la misma.

Limitaciones de su uso

A pesar de los buenos resultados que hemos descrito, existen también datos que limitan el uso de forma sistemática.

Así, algunos estudios limitan el beneficio de esta alternativa cuando se utilizan en heridas con mayor tensión o cuando se requiere una alineación de los bordes muy precisa, tanto con octilcianoacrilato como con el butilcianoacrilato. Otros estudios, sin embargo, obtienen buenos resultados en dichas localizaciones de mayor tensión, si van acompañados de métodos de inmovilización en las zonas más móviles o se aplican suturas en el plano profundo.

Se recomienda aplicar suturas en el plano dérmico antes de cerrar la herida con el adhesivo tisular, cuando las incisiones son profundas y atraviesan la dermis profunda, o se prevé la necesidad de utilizar un hilo más grueso que 4-5/0 (la fuerza de tensión del cianoacrilato es comparable con la de suturas de 5/0), o tienen una longitud mayor de 1 cm (cuando van acompañadas de una anchura similar).

No olvidar que, cuando las heridas están dispuestas en contra de las líneas de Langer, la aplicación de adhesivos tisulares tiene más riesgo de dehiscencia y, en estos casos, algunos autores recomiendan la sutura de hilo.

No está perfectamente claro cuál es la fuerza ténsil requerida para evitar la dehiscencia de la herida; por ello, hasta que los estudios clínicos planteen específicamente el uso de los pegamentos tisulares en las zonas de piel sujetas a grandes tensiones estáticas o dinámicas (articulaciones), no se recomienda su uso de forma sistemática y debemos individualizar su uso en algunos casos, si asociamos suturas profundas.

Coste-efectividad

Algunos estudios limitan el beneficio de esta alternativa cuando analizan sus costes de forma individual, es decir, considerando sólo el coste de la sutura o del pegamento. Otros, sin embargo, muestran resultados favorables de coste-efectividad, siempre

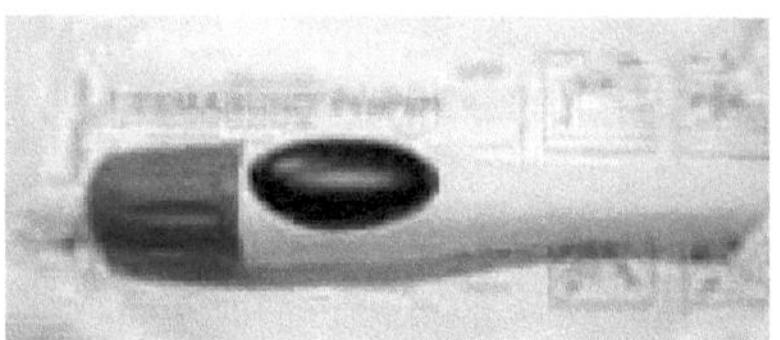

Figura 12. Dispositivo de aplicación Dermabond® Propen.

que todo el proceso se considere de forma global. Tal ahorro de costes se debió al menor trabajo del médico y del personal auxiliar, a la menor necesidad de equipamiento y a la eliminación del tiempo necesario para quitar las suturas. Es conveniente también analizar la evolución del proceso global en función de la percepción del mismo experimentada por el paciente y su familia, en términos de comodidad, ahorro de visitas médicas y resultado del mismo.

Recientemente se ha comercializado una variante del Octilcianoaclrilato (Dermabond® Propen) de mayor viscosidad (6 veces más viscoso que el Dermabond® normal). Dicha presentación solo necesita dos capas de aplicación y es valida, no sólo para pequeñas incisiones sino también para incisiones mas largas (60 cm). Su alta viscosidad y su aplicador proporcionan una aplicación precisa y un mayor control de la misma (fig. 12).

Instrucciones al paciente para el cuidado de heridas tratadas con adhesivos tisulares

Sus heridas han sido tratadas mediante la aplicación de un adhesivo tisular que contiene cianoacrilato, en lugar de suturas convencionales. El adhesivo actúa como un apósito que mantiene unidos los bordes de la herida. Para mantener adecuadamente la herida tratada, debe seguir cuidadosamente los siguientes instrucciones:

1. A partir de las 24 horas de la intervención puede ducharse. Si moja el adhesivo séquelo con una toalla suave

2. No enjabone el área de aplicación del adhesivo tisular. El jabón puede desprender el adhesivo

3. No aplique pomadas sobre el adhesivo. El jabón puede disolver el adhesivo y desprenderse de la piel

4. Procure no golpear o traumatizar la herida

5. No tiene que acudir a la consulta a retirar el material. El adhesivo se desprende en 5 a 14 días

6. Procure no exponer las heridas al menos durante un año para evitar el daño solar y la cicatrización anormal. Utilice filtros solares

Es habitual que sienta algo de dolor en la herida y que se le hinche levemente la zona intervenida. El dolor cederá con la medicación que se le ha recetado.

Deber ponerse en contacto con el Médico de en caso de:

Si la herida se abre. En esta circunstancia se debe proceder nuevamente al cierre, valorando la posibilidad de aplicar nuevamente el adhesivo o mediante suturas

- Si presenta un dolor creciente que no cede con la medicación

- Hemorragia

- Drenaje purulento

- Fiebre > 38,5ºC

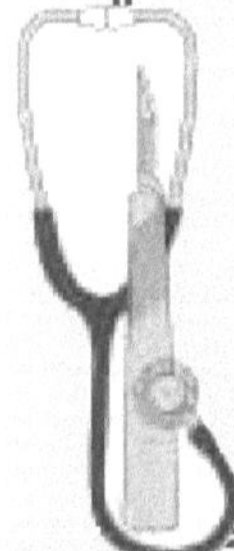

Limpieza y esterilización del material quirúrgico

A. Bonaplata, A. López García-Franco. I. del Cura

La esterilización y la antisepsia son términos de utilización rutinaria por el personal sanitario, desde hace casi dos siglos.

Cuando realizamos procedimientos de cirugía, estos términos adquieren una enorme relevancia ya que estamos ente la posibilidad de transmitir o de contraer enfermedades microbianas. Por ello, cualquier intervención de cirugía menor debe realizarse en condiciones de antisepsia tanto del cirujano (véase el capítulo 18, sección 3) como del instrumental que utilizamos. En una intervención quirúrgica, el instrumental se considerará siempre como de alto riesgo de transmisión de infecciones potencialmente letales, por lo que necesitará ser esterilizado por medio de una actuación sistemática de tratamiento. A esto último, junto con la conservación del material quirúrgico, nos vamos a referir en este capítulo.

Desinfección y esterilización

Hay que distinguir los términos desinfección y esterilización dado que, en algunos casos, como se comentará más adelante, puede ser suficiente sólo la desinfección de determinados materiales.

- **Desinfección.** Técnica de saneamiento que tiene por objeto destruir los microorganismos en personas (antisépticos), ambientes o superficies (desinfectantes). La desinfección no supone la destrucción de todo tipo de microorganismos, sino sólo de los patógenos. Los desinfectantes son productos usados con la misma finalidad que los antisépticos, pero aplicables a objetos inanimados. Algunos desinfectantes se utilizan como antisépticos si se pueden diluir lo suficiente como para evitar lesiones en los tejidos vivos, al tiempo que mantienen su actividad antimicrobiana (tablas I y II).

- **Esterilización.** Técnica que pretende conseguir la asepsia, es decir, la destrucción de todos los microorganismos o formas de resistencia que puedan existir en la superficie de un objeto cualquiera. En general los procedimientos que se realizan en cirugía menor exigen la esterilización del material.

La utilización de algunos desinfectantes con propiedades esterilizantes, salvo en circunstancias muy excepcionales (procedimientos sucios como abscesos, imposibilidad de disponer de autoclave, etc.) no se recomiendan, ya que la esterilización química no es predecible en cuanto a su eficacia.

Limpieza y esterilización del material quirúrgico

La correcta conservación del material de cirugía menor es un aspecto fundamental para no deteriorarlo prematuramente. El material quirúrgico de calidad es caro e interesa familiarizarse con las normas básicas de su tratamiento y conservación.

Es aconsejable designar un responsable del cuidado, tratamiento y conservación del instrumental en el centro de salud que esté entrenado en dicho manejo.

El instrumental quirúrgico puede ser desechable y no desechable; en el primer caso, su esterilización es industrial y debe ser considerado de un solo uso (en alguna circunstancia excepcional, el material "de un solo uso" puede ser esterilizado un número pequeño de veces, por ejemplo, cureta y *punch* desechables). La mayoría del material no desechable (instrumental quirúrgico) es metálico y, aunque es resistente, debe tratarse con diligencia y deben seguirse una serie de normas después de su uso.

Limpieza

Después de cualquier intervención es preciso eliminar la suciedad presente en el instrumental (sangre, tejidos), antes de proceder a la esterilización del mismo. Se procederá siguiendo unas normas generales de cuidado del instrumental:

- Utilizar guantes domésticos o doble guante de exploración para manipular el material.

- Separar los objetos punzantes o cortantes de un solo uso y tirarlos en el contenedor de material biocontaminado.

- No depositar el instrumental en suero fisiológico, ya que puede deteriorarse.

- No dejar secar la materia orgánica del instrumental después de su uso.

- Si, durante la intervención, el instrumental ha entrado en contacto con productos corrosivos o cáusticos (nitrato de plata, preparados de yodo, mercuriales, etc.), debe limpiarse inmediatamente.

- Si se maneja sin cuidado el instrumental, se puede despuntar o alterar el funcionamiento del material articulado (no se debe "lanzar" el material sobre superficies duras ni emplearse para otros fines).

Lavado-desinfección

Algunos materiales sólo requieren para su desinfección ser lavados con agua y jabón y después ser secados y conservados en fundas de plástico. Ej: tubos de Guedell, conos de otoscopio, boquillas de espirómetro y palas de laringoscopio.

En otros casos es necesario depositar el material en solución desinfectante durante un tiempo determinado (10-15 min) y posteriormente proceder al lavado y secado del mismo (por ej.: espéculos vaginales no desechables). Suelen utilizarse productos desinfectantes y de limpieza combinados. Es importante seguir las recomendaciones del fabricante respecto al tiempo de aplicación y concentración del producto.

Si el material va a ser sometido a esterilización física, es recomendable ponerlo previamente en solución desinfectante. Los pasos que se deben realizar son los siguientes:

1. Depositar el instrumental usado en la intervención en soluciones desinfectantes recién preparadas (fig. 1) y a temperatura ambiente (tabla II). Se aconseja cambiar la solución cada 24-48 h (aunque las casas comerciales consideran válido mantener la misma solución durante siete días). Las soluciones desinfectantes más empleadas son:

- Glutaraldehido fenolato (Instrunet Esporicida®).

- Solución desinfectante de fenol, tetraborato sódico, glutaraldehído.

- Solución de clorhexidina al 0,05% (2,5 ml de Hibitane® al 20% en un litro de agua) con nitrato sódico (para inhibir la corrosión).

2. Siempre con guantes, limpiar con agua y jabón el material, enjuagando luego con

Tabla I • Tipos y caraterísticas de los desinfectantes

Desinfectantes	Dilución de uso	Actividad antimicrobiana	Toxicidad	Deterioro equipo	Observaciones
Glutaraldehido alcalino	2%	- Alto nivel desinfección. - Activo frente a bacterias, virus y hongos en pocos minutos. - Buena actividad frente a micobacterias. - Activo frente a esporas en más de tres horas.	- Alta. - Irritante y sensibilizante para piel y mucosas. - Se han descrito colitis y sinovitis.	Leve.	- Recomendado por las guías para desinfección de alto nivel. - Referencia para otros desinfectantes. - Utilizar en recipientes cerrados.
Glutaraldehido fenolato	1/16 (0,125% de glutaraldehido y 1,44 % de fenolato)	- No consigue alto nivel de desinfección. - No activo frente a micobacterias.	- Menos que glutaraldehido al 2%, al estar más diluido.	Leve.	- Citado por las guías APIC como no recomendable para el alto nivel de desinfección.
Persulfato (triple sal de monopersulfato de potasio)	1%, 3%	- Buena frente a formas vegetativas bacterianas. - Menor frente a enterovirus que el glutaraldehido. - No es eficaz frente a micobacterias.	- Baja. - El producto puro es irritante para las mucosas.	Corrosivo para metales.	- No citado por las guías para desinfección de endoscopios.

Otros productos:
- El alcohol etílico, la clorhexidina y la povidona yodada pueden usarse como desinfectantes a determinada concentración.
- El ácido paraacético utilizado al 2% presenta una buena actividad bactericida, viricida y micobactericida, en tiempos de contacto reducidos.
- El hipoclorito sódico o lejía común es un buen desinfectante con amplia actividad antimicrobiana (*S. aureus*, enterobacterias, micobacterias, esporulados, *Pseudomonas*, VHB, VIH). Uso exclusivo como desinfectante. Se inactiva por la materia orgánica. Las soluciones domésticas contienen alrededor de un 5% de cloro libre.
- La N-duopropenida es una mezcla de yoduros de amonio cuaternario de reciente desarrollo que, utilizada al 2%, presenta una gran actividad frente a bacterias y virus. Ofrece la ventaja frente al glutaraldehido de que no es irritante ni sensibilizante para la piel o las mucosas.

Tabla II • Uso de los desinfectantes	
Limpieza de suelos y paredes	Lejía común
Limpieza de superficies no metálicas	Lejía común
Limpieza de superficies metálicas	Alcohol etílico de 70°
	Glutaraldehido 1/16 fenolato
Desinfección de termómetros	Clorhexidina 5%
	Alcohol etílico de 70°
Material que no puede introducirse en el autoclave	Glutaraldehido al 2%
	Glutaraldehido 1/16 fenolato
Mantenimiento del material	Clorhexidina
Desinfección de tapones de viales y sueros	Alcohol etílico de 70°

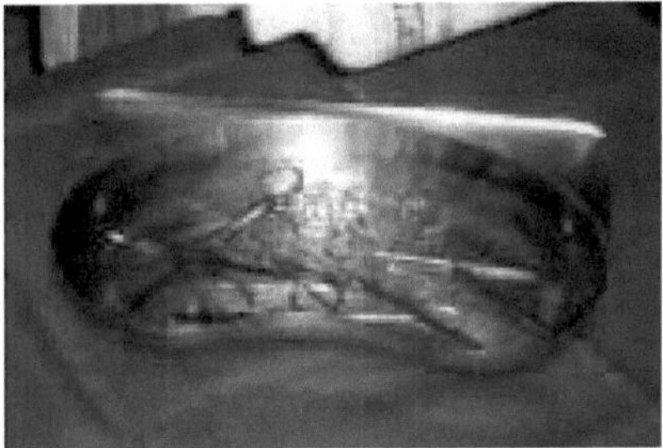

Figura 1. Desinfección del material quirúrgico.

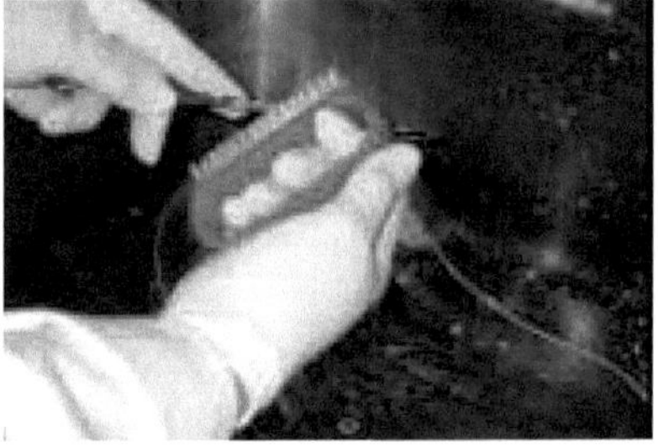

Figura 2. Limpieza del material quirúrgico.

abundante agua y secando posteriormente. Es importante utilizar cepillos o esponjas no abrasivas (y nunca metálicos) (fig. 2).

3. Verificar que el instrumental ha quedado macroscópicamente limpio. Los instrumentos dañados deben retirarse para su arreglo si es posible. Comprobar el funcionamiento de los instrumentos articulados (para evitar fricciones, si es necesario, aplicar sobre las superficies de roce productos lubrificantes basados en parafina). El instrumental nuevo de fábrica ha de limpiarse antes de la primera esterilización.

Empaquetado

Tras la limpieza y desinfección del material, el destinado a esterilizar se dispondrá en bolsas de plástico transparente, cerradas herméticamente con selladora o manualmente (fig. 3). La superficie externa debe tener un control químico visible que indique su paso por esterilización, así como la fecha en que se efectuó y la caducidad del mismo. Se utilizará siempre material poroso (papel médico blanco, mixto y/o textil) para los métodos a vapor y óxido de etileno.

Cuando se emplean cajas de curas, se depositan dentro de ellas. Idealmente, estas cajas

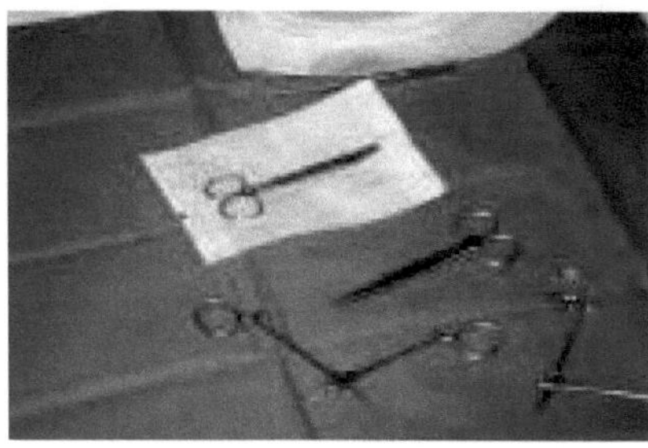

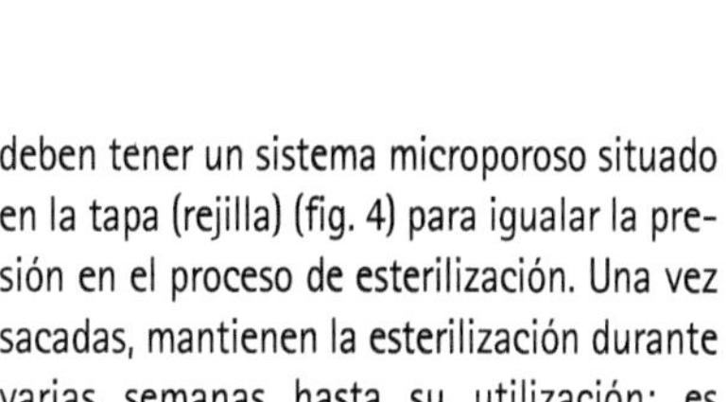

Figura 3. Empaquetado del instrumento quirúrgico para su esterilización en autoclave.

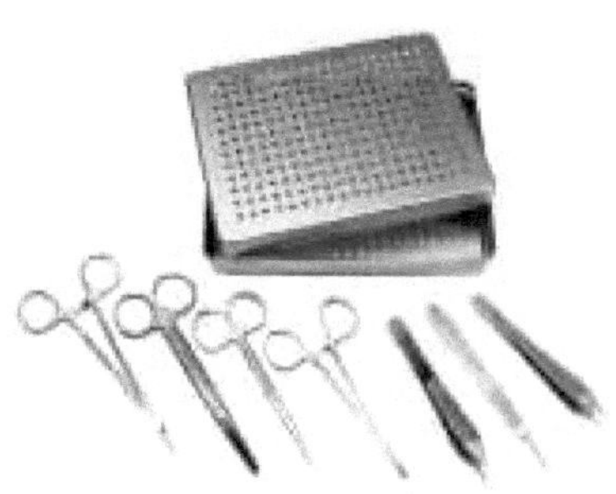

Figura 4. Caja con rejilla para esterilizar un *set* de instrumental completo.

deben tener un sistema microporoso situado en la tapa (rejilla) (fig. 4) para igualar la presión en el proceso de esterilización. Una vez sacadas, mantienen la esterilización durante varias semanas hasta su utilización; es entonces cuando se abren.

Esterilización

El método más adecuado y recomendable es la esterilización por vapor en autoclave, que utiliza el vapor de agua a elevada temperatura y en un tiempo preciso para producir su esterilización. Es un método eficaz, rápido y sencillo, pero requiere que el material sea termorresistente y puede producir cambios en el material de plástico y caucho. Existen otros métodos que se describen en la tabla III.

El procedimiento para cargar el autoclave será:

- La carga debe ser lo más homogénea posible. Si se realiza una carga mixta, hay que colocar el material metálico abajo y el textil arriba (fig. 5).

- Colocar el material en los cestillos sin cargarlos demasiado.

- Comprobar que el material no roza las paredes, el techo o la base del autoclave.

Almacenamiento

En zona limpia. Se recomienda no mezclar este tipo de material con otros. El material empaquetado no debe permanecer más de 3-6 meses sin ser utilizado pues, si se supera este período, no se garantiza la esterilización. Hay que anotar en el sobre la fecha de esterilización para evitar errores.

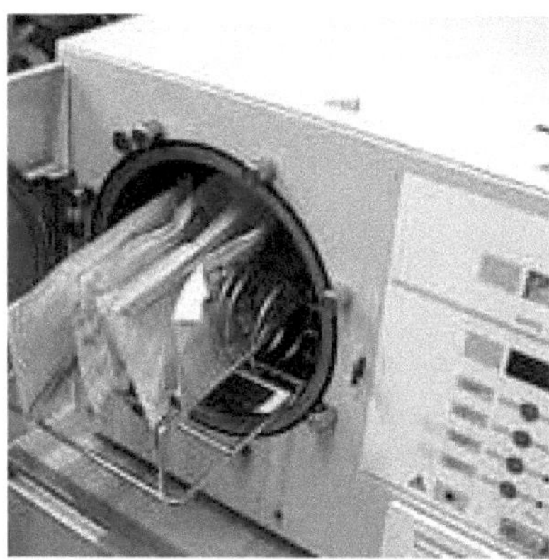

Figura 5. Autoclave cargado.

Tabla III • Otros sistemas de esterilización

Esterilización por calor seco

- Provoca la muerte celular por oxidación de los componentes celulares.
- Se emplea fundamentalmente para esterilización de vidrio y material de laboratorio, polvos y sustancias oleosas.
- El sistema más conocido es la estufa POUPINEL.
- Precisa alta temperatura (por lo que no se puede empaquetar en sobres, y hay que colocar el material en cajas metálicas cerradas herméticamente) y largos tiempos de exposición. Las altas temperaturas a las que se somete el material hacen que se deteriore mucho el material de corte, y que no sea útil para material de papel o plástico.
- El material guardado en dichas cajas puede permanecer estéril de tres a seis meses hasta su utilización, siempre que no se abra la caja.
- 160° C x 60 minutos.
  180° C x 20 minutos.

Esterilización mediante ciclo flash

- Diseñado para esterilizar instrumental termorresistente sin empaquetar.
- Conocidos como miniclaves de instrumental, con capacidad menor de 54 l.
- Ciclos rápidos, de alta temperatura y para material sin empaquetar.
- 135° C x 3-4 minutos.

Esterilización por ciclo óxido de etileno

- El material que se esteriliza por este método viene determinado por la imposibilidad de usar otros sistemas como el calor, por no resistir altas temperaturas.
- Alta capacidad germicida y de difusión. Esta ventaja conlleva el inconveniente de precisar largos tiempos de aireación para eliminar los residuos de óxido de etileno de los materiales. El ciclo estándar precisa la exposición a 400-1.000 mg/l de óxido de etileno durante 1,5-8 horas a 38-60° C con una humedad del 30-80%.

Control de calidad de los procesos de esterilización

Controles físicos

Al finalizar el ciclo de esterilización y antes de extraer la carga del autoclave, se deben revisar los registros de presión, temperatura y tiempo para comprobar que sean correctos (tabla IV). Es preciso garantizar que el autoclave ha realizado, en la última fase, el ciclo de secado ya que, si el material empaqueta-do no está seco, no podrá almacenarse, pues inmediatamente dejará de ser estéril al ponerse en contacto con cualquier superficie y se contaminará por capilaridad.

Indicadores químicos de esterilización

Son elementos que sirven para monitorizar uno o más de los parámetros que intervienen en el ciclo de esterilización, confirmando que se han cumplido ciertas condiciones necesarias para el proceso de esterilización.

	Tabla IV • Controles de esterilización en autoclave
Temperatura, presión y tiempo adecuados	*Tipo de materiales*
121 ° C – 1 Atmósfera: 20 minutos	Plásticos, guantes y objetos de goma.
134 ° C – 2 Atmósferas: 7 minutos.	Ropa, gasas, objetos de tela.
138 ° C – 3 Atmósferas: 4 minutos	Instrumental quirúrgico.

Indicadores químicos externos

En los autoclaves de vapor se introducirá el material en sobres y se precintará con una cinta adhesiva que vira de color si se alcanzan determinadas temperaturas. Este tipo de tiras no sirven para confirmar si se han alcanzado los parámetros necesarios para la esterilización; solamente son útiles para diferenciar los artículos procesados de los no procesados.

Indicadores químicos internos

Sirven para indicar si en el interior de los envases/paquetes se han alcanzado algunas o todas las condiciones necesarias para llevar a cabo un proceso correcto de esterilización. En el supuesto de que no sea así, el contenido del paquete se considera como no estéril.

Indicadores biológicos

Su objetivo es documentar la eficacia del proceso de esterilización. Estos indicadores contienen *Bacillus stearothermophilus* (para los ciclos de vapor y calor seco). La periodicidad del control debe ser semanal o quincenal. Para ello se utilizan esporas (Perguet o Prodester) que luego se incuban y, en función de que se haya producido viraje en el color, se dará el procedimiento como válido o no válido.

Sala de cirugía menor: infraestructura y mobiliario

A. Bonaplata, N. Plazas, V. Baos

La realización de técnicas de cirugía menor en medicina de familia precisa de pocos medios materiales, de mucho conocimiento de los procedimientos quirúrgicos y de la aceptación del riesgo que conlleva esta actividad.

Aunque no es necesario tener material muy sofisticado, sí hay que establecer unos requisitos básicos en cuanto a la infraestructura y el mobiliario.

Aunque en una consulta habitual de un centro de salud se pueden realizar correctamente algunos procedimientos de cirugía menor, es natural que exista un espacio específico para ello, con las condiciones adecuadas para la cirugía.

Así, se han de considerar imprescindibles:

- Un espacio adecuado y suficientemente amplio, específico para la realización de los procedimientos.

- Una camilla apropiada y una fuente de luz de calidad.

- Silla adecuada, mesas auxiliares...

- Material de resucitación cardio-pulmonar (RCP) necesario para ello.

- Sistema de esterilización de material (autoclave).

Contemplar estos principios es esencial, tanto para que el paciente se encuentre confortablemente como para que el médico pueda realizar el procedimiento de manera segura y tenga acceso completo al campo quirúrgico y al instrumental empleado para ello.

Requisitos de una sala de procedimientos

Espacio

Es necesaria una sala cuadrada o rectangular de unos 15-20 m² (salas mucho más grandes pueden ser ineficaces), bien ventilada, con una temperatura adecuada y una buena fuente de luz artificial. Es imprescindible que esté limpia aunque no requiere un aislamiento estéril. La sala debe ser limpiada correctamente al finalizar la sesión quirúrgica, particularmente tras cirugías contaminadas (por ejemplo, abscesos).

El ideal es tener una sala sólo para cirugía (fig. 1) (sobre todo si el número de técnicas que se van a realizar es importante), aunque es suficiente con una sala de curas preparada.

Es muy recomendable disponer, o bien en la propia sala o en una anexa, de un **lavabo** con **grifo mono-mando** y **jabón** con aplicador automático para lavarse las manos.

Camilla

Debe localizarse en el centro de la sala para permitir el acceso desde cualquier punto y es recomendable que sea articulada y que haga posible su elevación y descenso

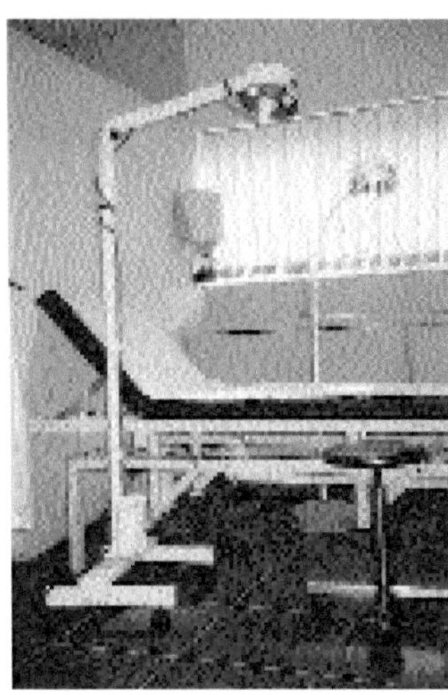

Figura 1. Sala quirúrgica específica para cirugía menor.

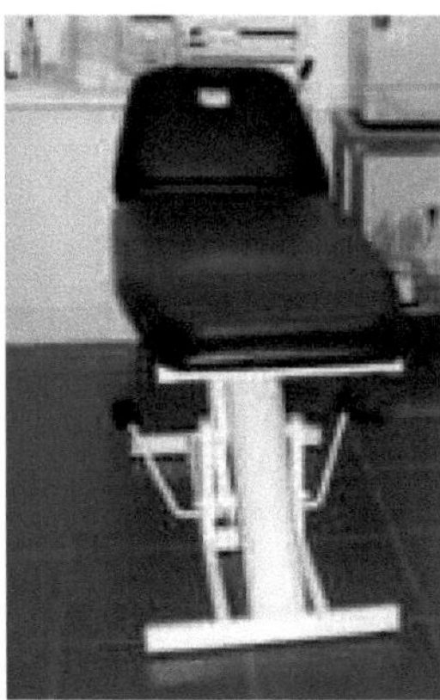

Figura 2. Camilla articulada de altura regulable de forma automática.

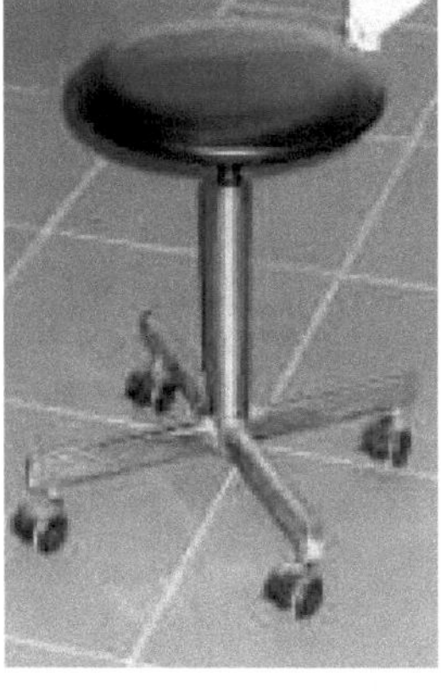

Figura 3. Silla para el cirujano.

automáticos y debe ser de material lavable (fig. 2). En cualquier caso, es imprescindible una camilla que permita trabajar con comodidad al cirujano, tanto de pie como sentado. No son aceptables las camillas bajas que se usan para exploración clínica, pues obligan a trabajar en posiciones incómodas.

Silla para el cirujano

Cuando un procedimiento va a ser prolongado lo ideal es poderlo hacer sentado. Para ello se ha de disponer de una silla cómoda que permita su elevación y descenso. Es recomendable que tenga ruedas (fig. 3) y que no posea respaldo.

Mesa auxiliar

Se emplea para colocar el instrumento y material que se usarán durante el procedimiento quirúrgico. Si dispone de ruedas y altura ajustable, se puede colocar cerca del campo quirúrgico, facilitando la intervención (fig. 4a y b). Hay que evitar colocar el material quirúrgico encima del paciente debido al riesgo de que se caiga si éste se mueve.

Lámpara

Es necesaria una lámpara que proporcione una iluminación adecuada, con una potencia lumínica de entre 150 y 250 w, preferiblemente halógena. Debe ser "de pie", articulable, regulable en altura, con ruedas, y debe disponer de un "tirador" para regular la posi-

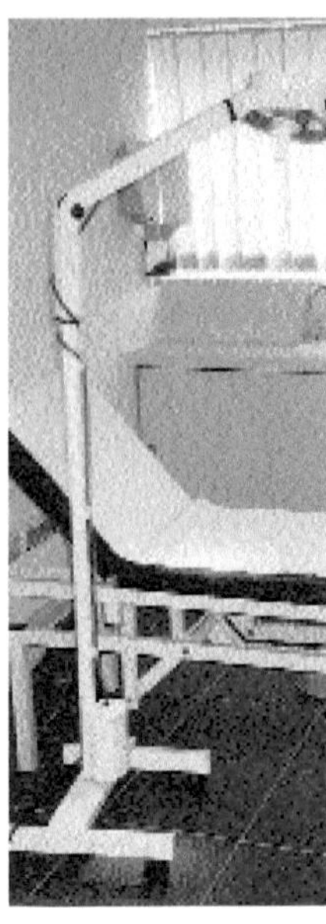

Figura 5.
Lámpara quirúrgica
articulada.

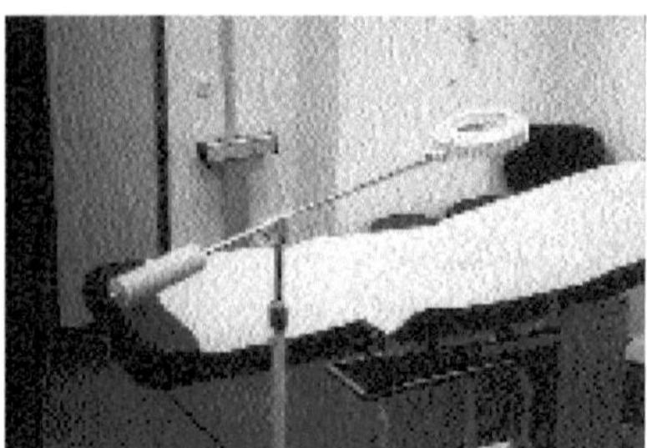

Figura 6. Lámpara-lupa para trabajar bajo
magnificación.

lupa, útil para extraer cuerpos extraños oculares o trabajar bajo magnificación (fig. 6).

Vitrina y contenedores

Hay que asignar un espacio reservado para almacenar el material desechable y el instrumental quirúrgico. Asimismo, se debe disponer de contenedores para material biocontaminado, adecuadamente señalizado, y de un sistema de eliminación en conformidad con la legislación sanitaria vigente.

Equipo de resucitación

Es imprescindible para cualquier intervención pues, aunque es reducido, no se puede despreciar el riesgo quirúrgico de la cirugía

ción (fig. 5). Algunas lámparas disponen de baterías autónomas para evitar los problemas con los cortes de luz. Se ha de contar con otra lámpara que lleve acoplada una

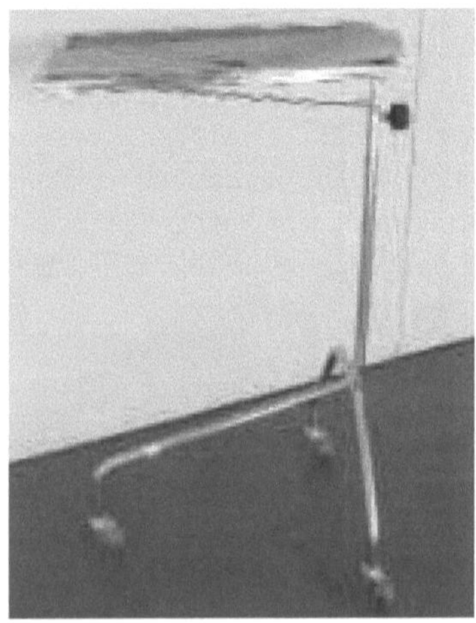

Figura 4a. Mesa auxiliar.

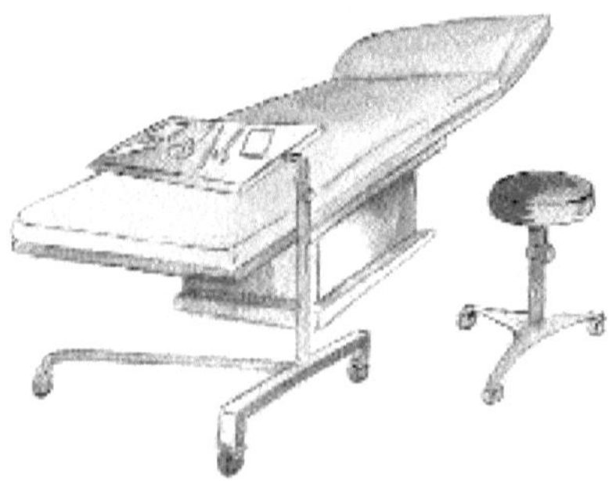

Figura 4b. Mesa auxiliar, camilla y silla adecuados para cirugía menor.

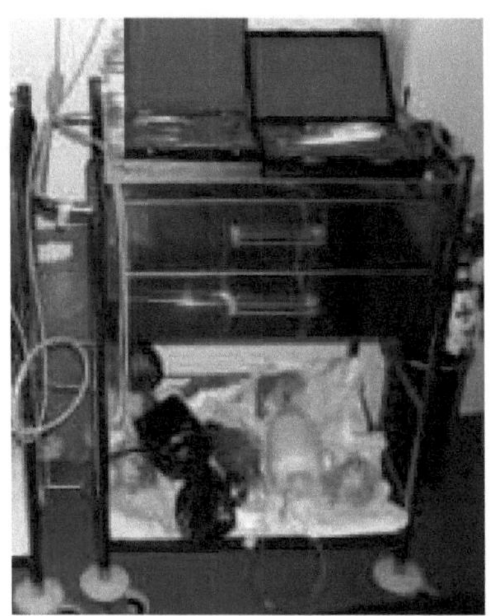

Figura 7. Materiales para la RCP.

menor (fig. 7). Debe encontrarse en adecuado estado y dispondrá de equipo de intubación, mascarillas, ambú, aspirador y sondas, sistemas de goteo IV, oxígeno con conexiones, tubos de guedel, jeringas y medicación IV, así como sueros, etc. Generalmente, es suficiente con los denominados "carros de paradas," con cuya dotación cuenta todo centro de salud (véase el capítulo crrespondiente de la sección 5).

Miscelánea

El material quirúrgico y complementario (así como el sistema de esterilización) ya ha sido descrito en capítulos anteriores. Dicho material, que tiene un coste razonable para los objetivos que se pretenden conseguir, es ineludible para hacer dicha práctica quirúrgica de modo que, sin ello y sin una infraestructura adecuada, no debemos plantearnos la cirugía menor.

A medida que se incrementan el número y la complejidad de las intervenciones efectuadas, será conveniente renovar y ampliar el material y la infrastructura disponibles.

Por último, insistimos en que no se deben extirpar lesiones si no hay circuito adecuado de derivación de las muestras al servicio de anatomía patológica.

Bisturí eléctrico y laser

J.R. Castelló, L. Garro

La realización de nuevas técnicas de cirugía menor por parte del médico de familia exige familiarizarse, no sólo con el instrumental quirúrgico y el material de sutura, sino con equipos que hasta hace poco se encontabran restingridos a instalaciones hospitalarias. Actualmente debe ser habitual encontrar un bisturí eléctrico en una sala de procedimientos y determinados aparatos de laser pueden ser manejados en una consulta acondicionada para ello. Sin embargo, el alto coste de estos aparatos, sobre todo del laser, hace que su presencia en atención primaria sea actualmente una excepción.

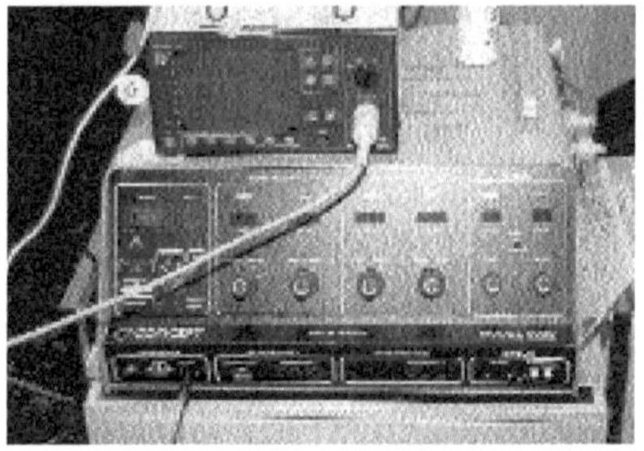

Figura 1. Unidad de un bisturí eléctrico. Este modelo puede funcionar tanto en modo monopolar (lo más habitual en cirugía menor) como bipolar. Los potenciómetros regulan la intensidad del corte y/o la coagulación. Obsérvese la conexión a la placa de toma de tierra (abajo a la izquierda).

Bisturí eléctrico

El bisturí eléctrico o electrobisturí (*bovit* en la literatura anglosajona) es un aparato eléctrico con capacidad de coagular y de incidir mediante la aplicación de una corriente eléctrica de determinadas características, a través de un terminal. Consta de los siguientes elementos:

- **Unidad motriz** (fig. 1): genera corriente de dos tipos, una con capacidad para coagular y otra para incidir. Dispone de potenciómetros para regular la intensidad de la corriente.

- **Terminal** o electrodo activo (fig. 2): es la pieza que contacta con el instrumental quirúrgico o con el paciente para coagular los tejidos. Dispone de un **botón azul** (para coagulación) y de un **botón amarillo** (para incidir), que están situados en el mismo terminal o en un pedal. En el bis-

turí eléctrico monopolar, cuando la corriente se activa, ésta pasa al paciente desde el terminal hasta la placa de toma de tierra, completando el circuito eléctrico. En el **bisturí eléctrico bipolar**, el terminal tiene forma de pinza y el circuito eléctrico se completa entre los dos extremos del instrumento, y por lo tanto no es necesaria una placa de toma de tierra. Se emplea en cirugías que exigen una mayor precisión en la hemostasia (microcirugía, cirugía vascular, cirugía plástica, neurocirugía).

- **Placa de toma de tierra** o placa neutra (fig. 3): consiste en una placa de metal con un cable conectado a tierra. Suele ser desechable y va cubierta por un gel que facilita la conducción y de material adhesivo que fácilita su aplicación al paciente. Debe colocarse en una zona que con-

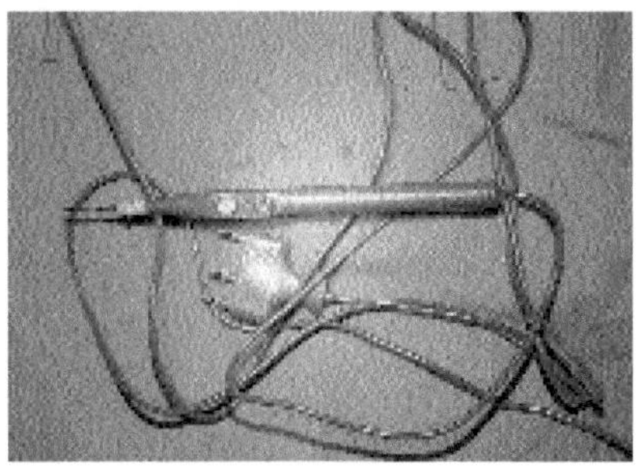

Figura 2. Terminal de bisturí eléctrico monopolar: el botón azul sirve para coagular, mientras que el amarillo se usa para corte.

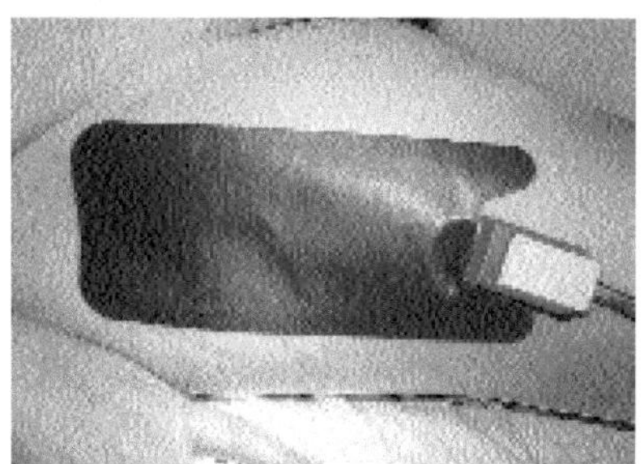

Figura 3. Placa de toma de tierra (desechable) aplicada sobre la parte lateral del muslo del paciente.

tenga abundante músculo, sin prominencias óseas (por ejemplo, el muslo) y tan cerca como sea posible de la zona que va a ser intervenida.

Normas de seguridad en el empleo del bisturí eléctrico

- Si se emplean soluciones inflamables para la preparación del campo quirúrgico, se ha de esperar a que se haya secado antes de utilizarlo. No hay que almacenar líquidos o medicaciones encima de la unidad motriz.

- No se debe emplear el bisturí eléctrico en pacientes portadores de marcapasos externo a demanda. Sí se puede usar en pacientes portadores de prótesis metálicas.

- La placa de toma de tierra debe colocarse en una zona que contenga abundante músculo, sin prominencias óseas y tan cerca como sea posible de la zona que se va a intervenir. Si existe una cantidad excesiva de pelo en el sitio en que se va a colocar, ha de rasurarse antes de aplicarlo.

- El uso del bisturí eléctrico exige estar familiarizado con las técnicas correctas de conexión a tierra, de conexión de los cables y con los peligros inherentes a la utilización del equipo antes de emplearlo.

Se debe evitar que el paciente tenga en contacto con la piel objetos de metal (relojes, anillos, etc.) en el momento de usarlo.

Manejo del bisturí eléctrico

La utilización del bisturí eléctrico se describe en el capítulo "Técnicas de hemostasia" y en el capítulo correspondiente de la sección 8. En el anexo de este capítulo se describen modelos de electrobisturís más básicos y sencillos.

Modelos básicos de bisturí eléctrico

Nos vamos a referir a dos modelos:

- **Bisturí eléctrico modelo "coagulador"** (fig. 4) y **versiones más modernas** (fig. 5), de prestaciones adecuadas a la cirugía menor en atención primaria y precio más bajo. Está diseñado de acuerdo con la norma de seguridad para equipos electromédicos.

Es un bisturí electrónico de baja potencia, concebido para la utilización de forma intermitente. El funcionamiento es simple, mediante la inserción de la banana del electrodo activo para la aplicación correspondiente: se puede seleccionar el modo de funcionamiento. El ajuste de potencia se realiza por un solo mando.

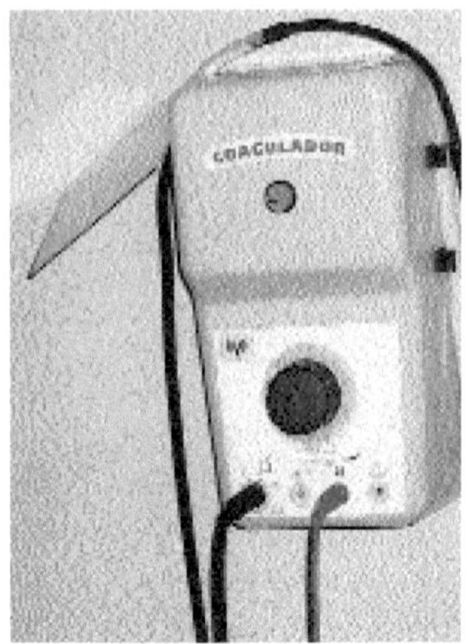

Figura 4. Bisturí eléctrico "coagulador".

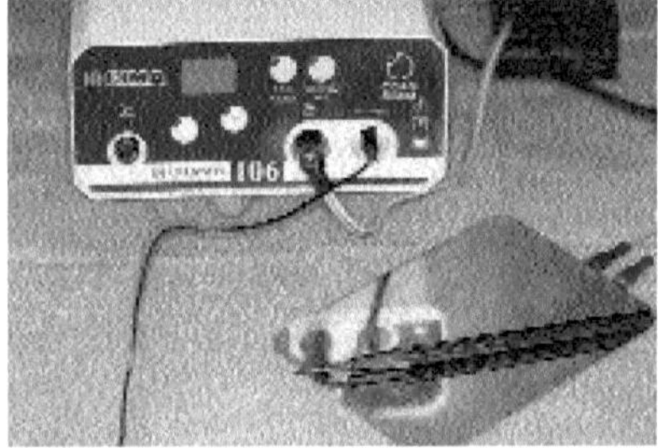

Figura 5. Bisturí monopolar "diatermo" con botón de coágulación (azul) y de corte (amarillo).

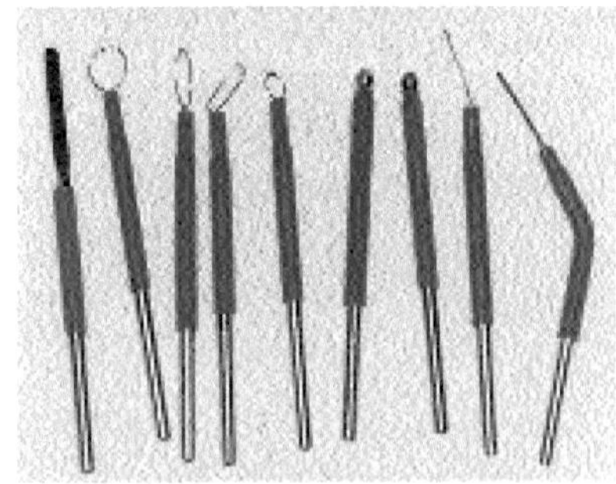

Figura 6. Diferentes modelos de terminal (corte, asa, electrocoagulación, etcétera).

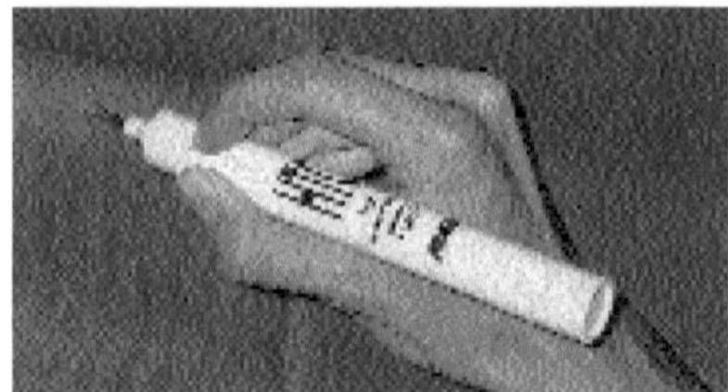

Figura 7. Bisturí con pequeño generador de batería (HTC).

Se activa con un pedal neumático, lo que supone una gran comodidad en las intervenciones.

El porta-electrodos es esterilizable, y los electrodos son de tres tipos: aguja (fulguración/desecación), hoja y de asa (escisión) y punta roma (coagulación) (fig 6).

– Existen **pequeños generadores autónomos de batería** (HTC) con terminal en forma de asa que alcanza una temperatura de 1.200 ° C. Por su sencillez de funcionamiento y tamaño, similar a una pluma, ofrecen gran comodidad de uso (fig. 7); su precio es de unos 35€.

Laser

Existen diversos tipos de laser, cada uno con unas características particulares y unas indicaciones más o menos específicas. Su utilización exige un adiestramiento en este tipo de técnicas y la observación de unas estrictas medidas de seguridad. En el capítulo "Laserterapia en cirugía cutánea" se describen diversos procedimientos realizados mediante laser.

Tipos de laser

1. Laser de CO_2 (dióxido de carbono) (fig. 8)

• El láser de CO_2 emite una luz con longitud de onda de 10.600 nm (infrarroja). La luz a

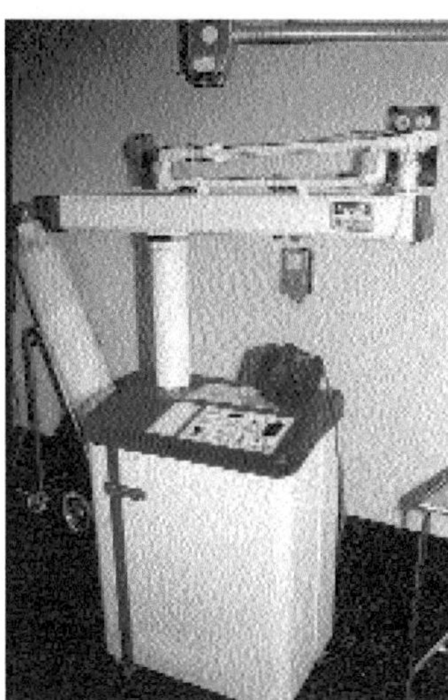

Figura 8. Laser de CO_2.

esta longitud de onda es absorbida por el agua, por lo que este laser constituye una herramienta ideal para incidir o vaporizar tejidos con alto contenido en agua. Las incisiones efectuadas con el laser de CO_2 son más hemostáticas que las realizadas con instrumental convencional, pues los vasos de menos de 0,5 mm de diámetro quedan sellados, al igual que los linfáticos y pequeños nervios, produciendo menos dolor y edema postoperatorios.

- El laser CO_2 se puede emplear en modo desenfocado para la vaporización de lesiones cutáneas, proporcionando un control preciso sobre la profundidad y extensión del tratamiento. El laser se desenfoca separando la pieza de mano del laser de la piel a una distancia superior a la longitud focal de la lente. Ésta es la modalidad más empleada en cirugía dermatológica.

- El laser CO_2 ultrapulsado emite pulsos muy cortos, permitiendo hacer una destrucción selectiva de la epidermis y la dermis papilar sin difusión térmica al resto de los tejidos. Se emplea para el tratamiento del fotoenvejecimiento cutáneo y de las arrugas faciales.

- Indicaciones:

  - Laser CO_2 incisional:
  - Pacientes con problemas de hemostasia o en tratamiento con anticoagulantes.
  - Pacientes en los que la pérdida sanguínea deba reducirse al máximo.
  - Pacientes en los que esté contraindicado el uso de adrenalina.
  - Pacientes con marcapasos.
  - Cirugía que implique tejidos vasculares (hemangiomas, cirugía sobre el cuero cabelludo).
  - Cirugía de lesiones infectadas: úlceras de decúbito, onicomicosis.
  - Laser CO_2 vaporización:
  - Verrugas recidivantes.
  - Queilitis actínica.
  - Rinofima.
  - Otras lesiones cutáneas (nevus epidérmico, queratosis seborreica, adenoma sebáceo, granuloma piógeno, angioqueratomas).
  - Laser CO_2 ultrapulsado:
    - Fotoenvejecimiento cutáneo y arrugas faciales (laser *resurfacing*).

2. Laser de argón

- El laser de argón emite una luz visible verde-azul de 488 a 514 nm. A esta longitud de onda, la energía del laser es bien absorbida por la oxihemoglobina, aunque también por la melanina. Su penetración en los tejidos es mayor que la del CO_2, pero menor que la del láser Nd:YAG.

- Indicaciones: antes de la aparición de los laser de luz amarilla, se empleaba para tratar malformaciones vasculares benignas y angiomas planos. Sin embargo, la ausencia de especificidad en la absorción hace que los efectos térmicos se extiendan a los tejidos vecinos produciendo, en algunos casos, problemas de cicatrización y cambios en la textura cutánea. Se usa para extirpar y coagular hemangiomas.

3. Laser amarillo

3.1. Laser de colorante bombeado por argón (argon-pumped dye laser)

• Este laser puede emitir un amplio rango de longitudes de onda sintonizables, desde 488 nm hasta 638 nm. A 585 nm (luz amarilla) se emplea para tratar lesiones vasculares. A 630 nm (luz roja) se usa para terapia fotodinámica.

• Indicaciones:

  – Lesiones vasculares: telangiectasias, otras lesiones vasculares.

3.2. Laser de colorante pulsado (flashlamp-pumped pulsed dye laser) (fig. 9)

• Este tipo de laser emite pulsos muy cortos a muy alta potencia, produciendo una fototermólisis muy selectiva, con una longitud de onda de 585 nm que es absorbida por la oxihemoglobina. Constituye el tratamiento de elección para tratar malformaciones vasculares capilares (angiomas planos). Existe otra variedad de laser de colorante pulsado que trabaja con longitudes de onda de 510-530 nm, efectivo para tratar lesiones pigmentadas.

• Indicaciones:

– Lesiones vasculares (585 nm): angiomas planos, telangiectasias, arañas vasculares, hemangiomas superficiales, granuloma piógeno.

– Lesiones pigmentadas (510-530 nm): lentigos solares, manchas café con leche, efélides, nevus de Ota.

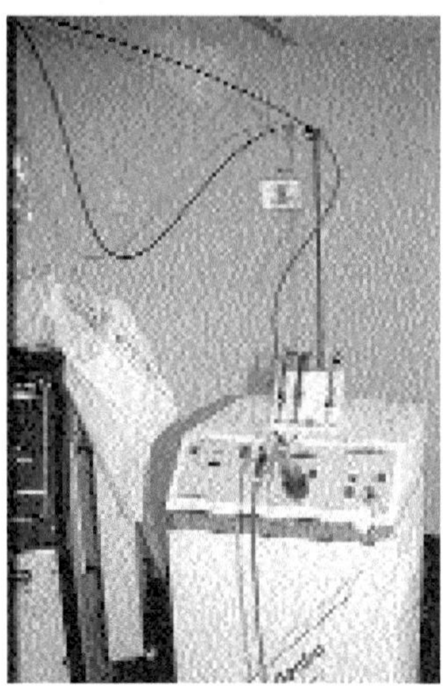

Figura 9. Laser de colorante pulsado.

3.3. Laser de vapor de cobre (copper vapor)

• Este laser emite dos longitudes de onda armónicas de forma continua (no pulsada) de 511 nm (verde) y 578 nm (amarilla), que pueden ser seleccionadas individualmente. La luz verde se emplea para tratar lesiones pigmentadas melanocíticas (nevus lentiginosos, efélides, dermatosis papulosa negri). La luz amarilla se emplea para tratar lesiones vasculares (angiomas planos, angioma en fresa, angioqueratomas, granuloma piógeno), puesto que es absorbida por la oxihemoglobina. Desde la introducción de los laser de colorante pulsados, sus indicaciones se han restringido.

4. Laser Nd: YAG (neodinium:ytrium-aluminum-garnet)

• El laser Nd: YAG emite luz cercana al espectro infrarrojo (no visible) de 1.064 nm. Su absorción no es específica de ningún tejido, pero los tejidos pigmentados lo absorben mejor que los no pigmentados. Penetra más profundamente que otros laser, constituyendo una excelente herramienta de hemostasia. La transmisión desde la fuente hasta su emisión libre se realiza a través de una fibra óptica que permite el contacto directo con el tejido.

- El modo **Q-switched** a frecuencia doble (532 nm) se emplea para tratar tatuajes y pigmentos de melanina.

- Indicaciones:

  - Hemangiomas cavernosos y otras lesiones vasculares.

  - Varices esofágicas (mediante endoscopia).

  - Lesiones benignas pigmentadas: lentigos, manchas café con leche y efélides (*Q-switched* 532 nm).

5. Laser de rubí

- El laser de rubí emite una longitud de onda de color rojo de 694 nm, de manera pulsada o *Q-switched* (pulsos muy cortos de alta intensidad). Este laser es absorbido por los pigmentos negros, azules y verdes de los tatuajes.

- Indicaciones:

  - Tratamiento de tatuajes (suelen ser precisas varias sesiones, distanciadas al menos por ocho semanas).

  - Lesiones pigmentadas benignas.

  - Depilación médica.

6. Laser de alejandrita

- El laser de alejandrita emite una longitud de onda de 755 nm (cercana al espectro infrarrojo) de manera pulsada o *Q-switched*. Este laser es absorbido por los pigmentos negros, azules y verdes de los tatuajes.

- Indicaciones:

  - Tratamiento de los tatuajes.

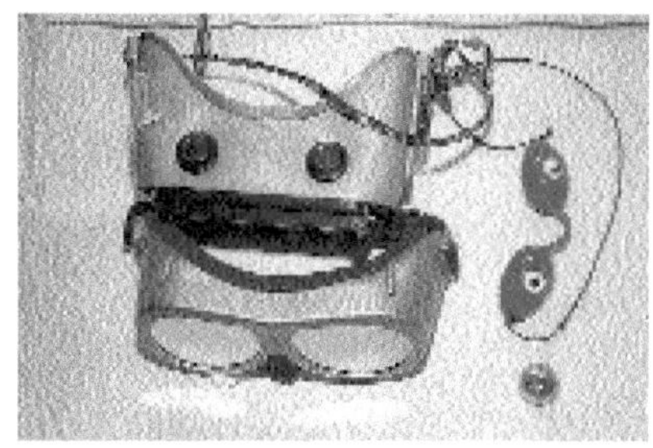

Figura 10. Gafas para protección ocular durante el empleo de laser de colorante pulsado, para el médico (izquierda [arriba y abajo]) y para el paciente (derecha).

- Lesiones pigmentadas benignas.

- Depilación médica.

Seguridad en el empleo de aparatos de laser

El empleo del laser exige la adopción de determinadas medidas de seguridad.

- Protección ocular: es indispensable el uso de gafas adaptadas a la longitud de onda de trabajo del laser, que estarán disponibles a la entrada de la sala (fig. 10).

- Inflamabilidad (para el laser CO_2): debe protegerse al paciente para evitar quemaduras, humedeciendo los paños de campo y cubriendo los ojos con compresas húmedas o mediante gafas. No deben existir superficies reflectantes, incluyendo el instrumental quirúrgico, que debe ser anodizado o negro.

- Aspiración: los humos han de ser aspirados por un aspirador especial (las partículas volatilizadas durante la vaporización con laser CO_2 pueden contener fragmentos virales, con capacidad teórica infecciosa o carcinogenética); no debe emplearse el sistema de vacío sanitario habitual. Por el mismo motivo, hay que ponerse mascarilla y guantes (fig. 11).

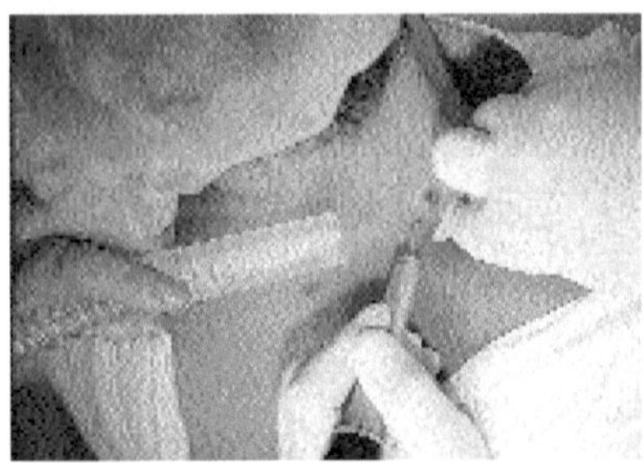

Figura 11. Vaporización y corte mediante laser de CO_2. Nótese el empleo del aspirador para la recogida de humos.

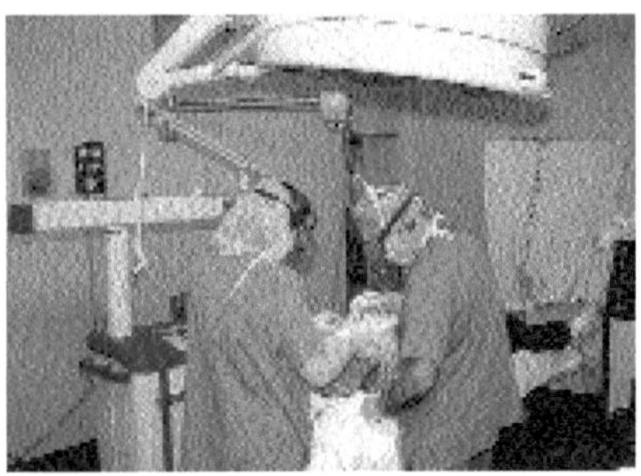

Figura 12. Sala acondicionada para el tratamiento con aparatos laser (véase el texto).

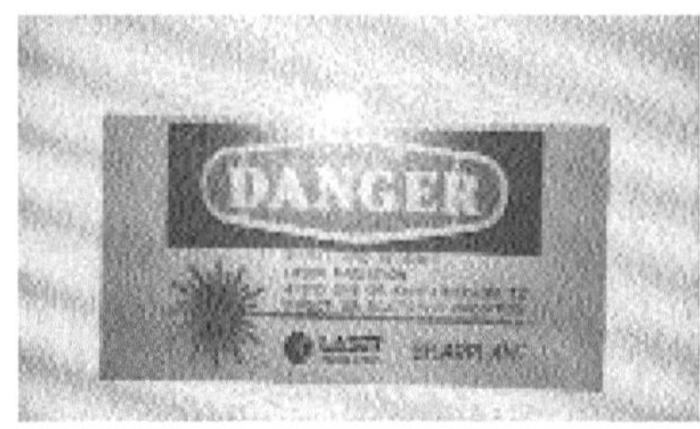

Figura 13. Señalización de la zona de empleo del laser.

– Sala de tratamiento (fig. 12): en la puerta debe aparecer una señal de prohibición de entrada a toda persona ajena (fig. 13) y una lámpara roja indicará cuándo el aparato está funcionando; las ventanas deben estar protegidas y ha de existir un sistema de ventilación que asegure la renovación total del aire cada tres horas.

– Laser: los aparatos de laser deben estar homologados y someterse a un mantenimiento periódico para comprobar su correcto funcionamiento (si funcionan mal pueden ser peligrosos).

Materiales para criocirugía

J. Pérez Sánchez

La crioterapia, estrictamente, corresponde al tratamiento de diversas dermatosis, tumores benignos y lesiones precancerosas cutáneas y mucosas, mientras que el término criocirugía se reserva para la técnica de destrucción de tumores cutáneos y mucosos.

En la actualidad existen diversos aparatos, algunos muy sofisticados, para los tratamientos de criocirugía (fig. 1). En atención primaria, los más útiles son los aparatos portátiles, cómodos de manejar, técnica sencilla, fácil traslado y tan efectivos como los aparatos más sofisticados. En un capítulo de la sección 8 del volumen 2 se describen las indicaciones y técnicas de aplicación de la criocirugía.

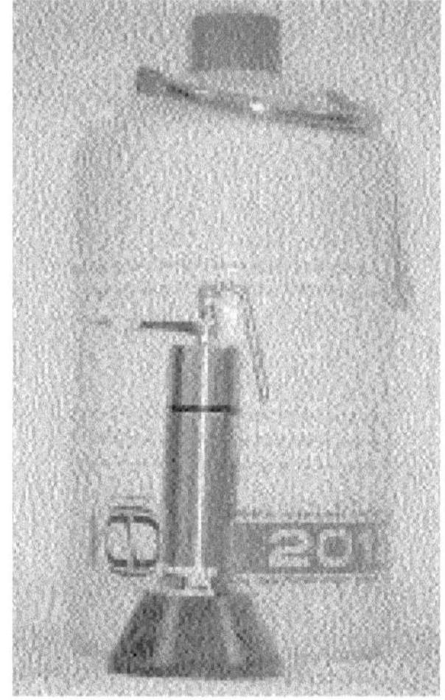

Figura 1. Contenedor de NL, Unidad crioquirúrgica portátil modelo Cryoskin®.

Materiales

Criógenos

Existen diferentes tipos de criógenos (Tabla I). Todos ellos deben ser no inflamables, atóxicos y no explosivos. El más utilizado en los últimos veinte años es el nitrógeno líquido (NL).

Nitrógeno líquido

Es un líquido claro, inodoro, no inflamable, con un punto de ebullición de -196°. Es el único criógeno que vence la barrera de la microcirculación, produciendo una efectiva crionecrosis en el tejido celular subcutáneo y más allá de éste. Puede aplicarse mediante pulverización, atomización, criodos o torunda de algodón.

Es imprescindible, para poder realizar esta actividad, crear un circuito de regular distribución de NL al equipo de atención primaria. Existen compañías que lo suministran, pero lo fundamental es el almacenamiento. Debido a su bajo punto de ebulli-

Tabla I • **Criógenos empleados**	
Freón	-30 °C
Freón 22	-41 °C
DMEP	-57 °C
CO_2 sólido	-79 °C
NO_2 líquido	-88 °C
Nitrógeno líquido	-196 °C

Tabla II • Tanques o contenedores de NL

Tamaño	Tiempo de conservación	Peso en vacío	Peso lleno
5 L	6 días	2 kg	11 kg
10 L	45 días	6 kg	14 kg
20 L	75 días	9 kg	26 kg
30 L	110 días	12 kg	38 kg
50 L	125 días	18 kg	52 kg

ción, el NL debe ser almacenado en contenedores especiales para evitar la rápida evaporación del mismo.

Tanques o contenedores

Existen de distintos tamaños (Tabla II).

El modelo más práctico, por su fácil manejo, tiempo de conservación y transporte, es el tanque de 10 litros (fig. 2). Desde estos tanques, el NL se vierte a unidades crioquirúrgicas o pequeños termos de forma directa (fig. 3), o mediante dispositivos de trasvase (fig. 4).

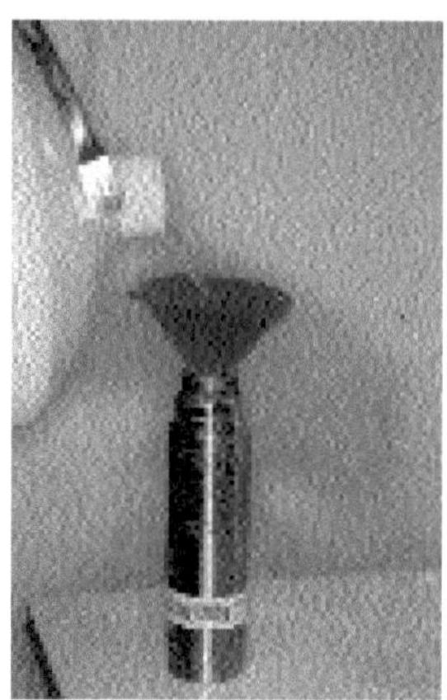

Figura 3. Trasvase de NL mediante un embudo a la unidad crioquirúrgica.

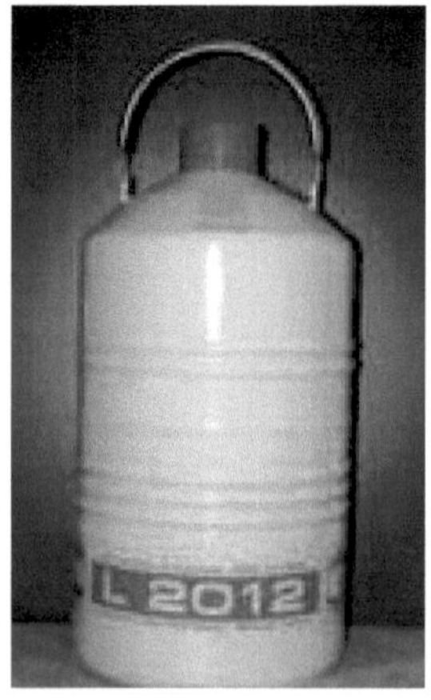

Figura 2. Contenedor de NL. Tanque de 10 litros.

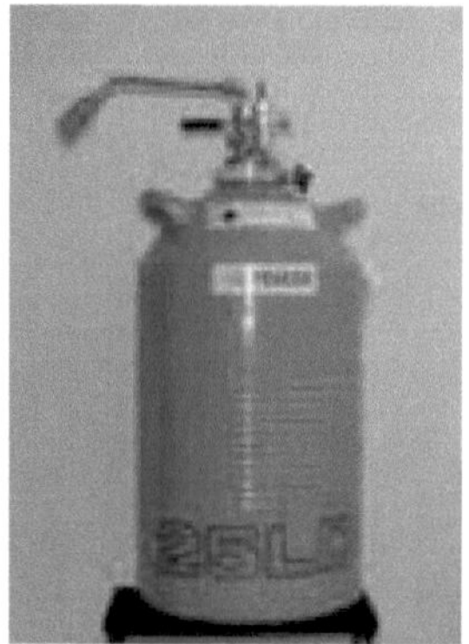

Figura 4. Contenedor de NL con dispositivo de trasvase.

Tabla III • Aparatos portátiles de criocirugía

Aparato	Capacidad	Temperatura de conservación
Cry-Ac	0,5 L	24 horas
Cry-Ac	0,3 L	12 h
Cryoskin	0,3 L	12 h
Criosurg	0,5 L	24 h
Crioweu	0,3 L	12 h
Frigi-spray	0,3 L	12 h
Criojen LN Spray	0,5 L	24 h
Criojen LN Spray	0,3 L	12 h
Nitrospray Plus	0,5 L	24 h
Nitrospray	0,5 L	24 h
Nitrospray	0,3 L	12 h

Termos de depósito transitorio

Existen termos especiales para el transporte y almacenamiento de NL al centro de salud. Su capacidad oscila entre 0,5 y 1 litro, con un tiempo de conservación aproximado de 12 a 24 horas. Se utilizan para la aplicación del NL mediante torunda de algodón. Son muy prácticos y económicos.

Unidades portátiles

Son recipientes metálicos provistos de unos mecanismos para poder pulverizar el NL. Muy ligeros y de fácil transporte (Tabla III). Constan de un termo de acero inoxidable, recubierto de una estructura de bronce y acero inoxidable, con un sistema especial de válvulas y una gran boca de llenado, controlándose la pulverización mediante un gatillo (figs. 5 y 6).

Están dotados de una gama de boquillas y sondas que permiten alternar la intensidad de la pulverización variando el calibre de salida, dependiendo del tamaño o localización de la lesión que vayamos a tratar.

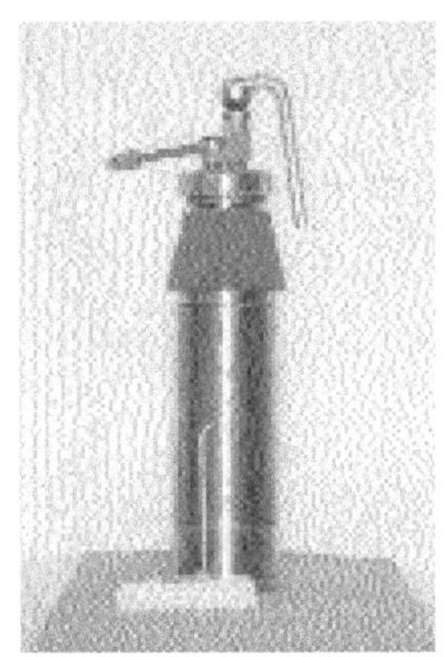

Figura 5. Unidad portátil modelo Cry-Ac®.

Disponemos de:

Sistemas abiertos:

• Boquillas metálicas de diferentes diámetros: A: 1 mm, B: 0,8 mm, C: 0,56 mm, y D: 0,4 mm. (fig. 7) o sistema de agujas hipodérmicas. Los calibres más empleados son el 16, 18, 20, 21, 22 y 24 (fig. 8).

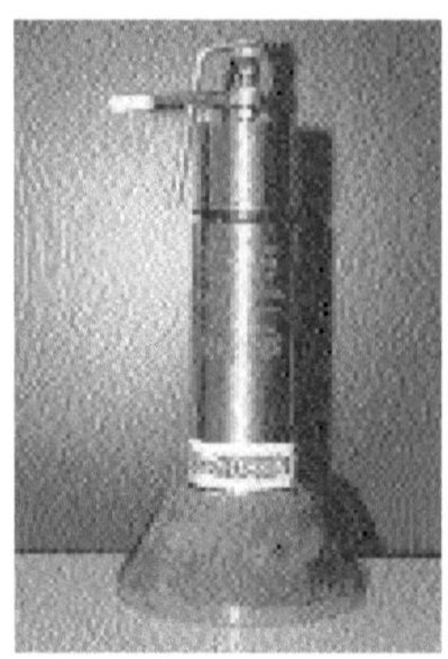

Figura 6. Unidad portátil modelo Cryoskin®.

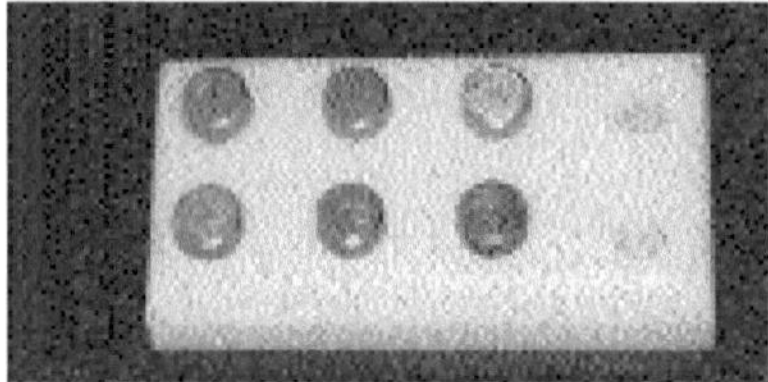

Figura 7. Kit de aplicadores metálicos de diferentes tamaños para vaporización abierta modelo Cry-Ac®.

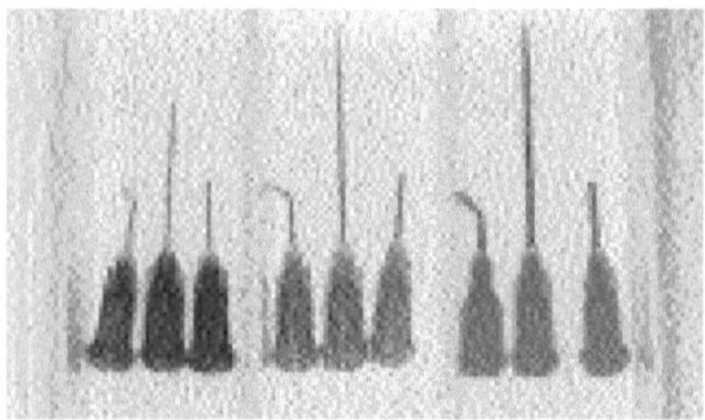

Figura 8. Sistemas abiertos. Agujas de diferentes calibres modelo Cryoskin®.

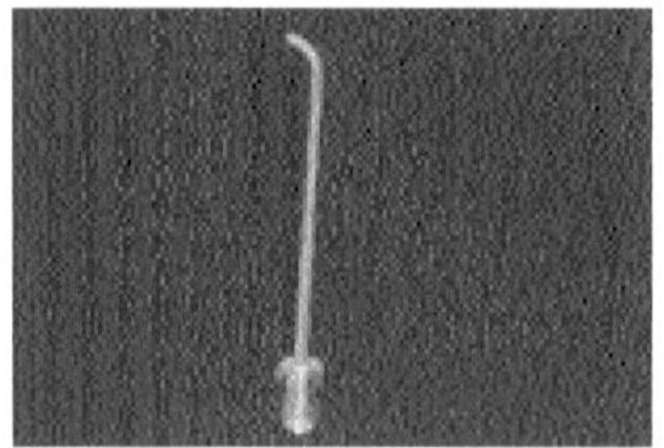

Figura 9. Sistema abierto. Asa alargada curva para zonas de difícil acceso.

- Boquillas alargadas, curvas o rectas, para zonas de difícil acceso (fig. 9).

- Dispositivo especial para acné (fig. 10).

- Dispositivos limitadores, sirven para concentrar el chorro de NL y limitar la extensión lateral. Existen seis tamaños que oscilan entre 5 y 31 mm. En atención primaria pueden sustituirse por conos de otoscopio (fig. 11).

Sistemas cerrados

- Minisondas de 1, 2, 3 y 6 mm, muy útiles para lesiones marginales o zonas comprometidas (fig. 12).

- Sonda en punta, se emplea en el tratamiento de pequeños angiomas y molusco contagioso (fig. 12).

- Sonda plana, cónica o semiesférica, cóncava, elíptica, bayoneta, sonda cervical, etc., útiles sobre todo para el tratamiento de tumores.

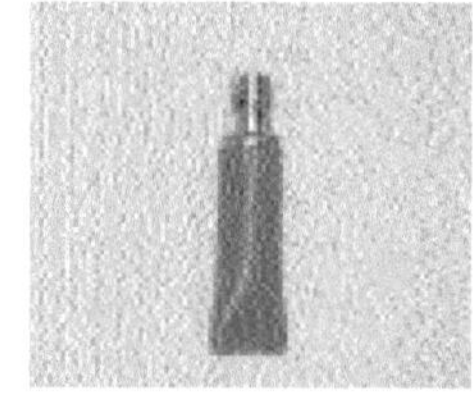

Figura 10. Sistema abierto. Dispositivo especial para acné.

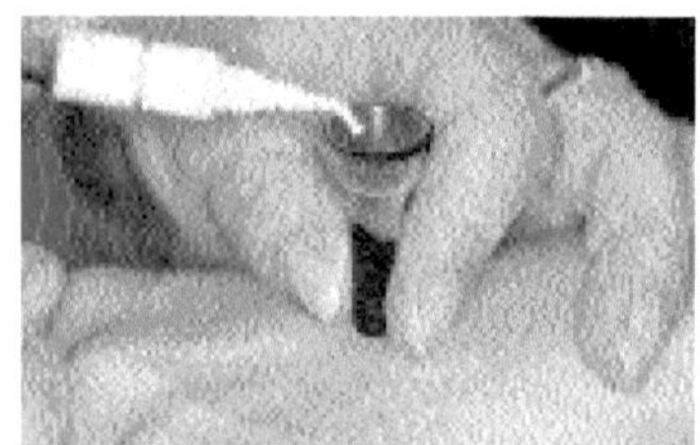

Figura 11. Cono de otoscopio.

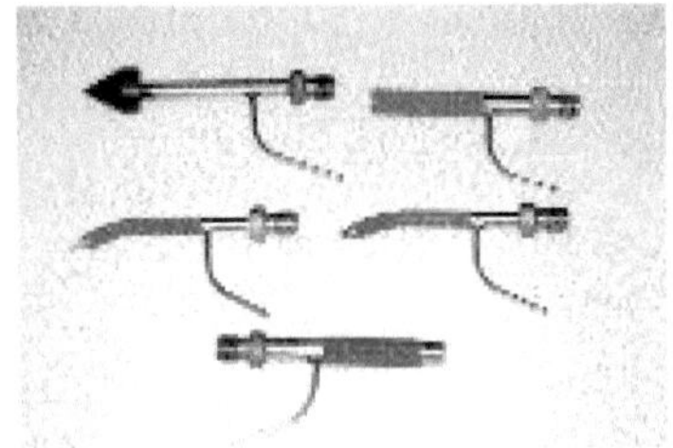

Figura 12. Sistemas cerrados. Sonda en punta y minisondas.

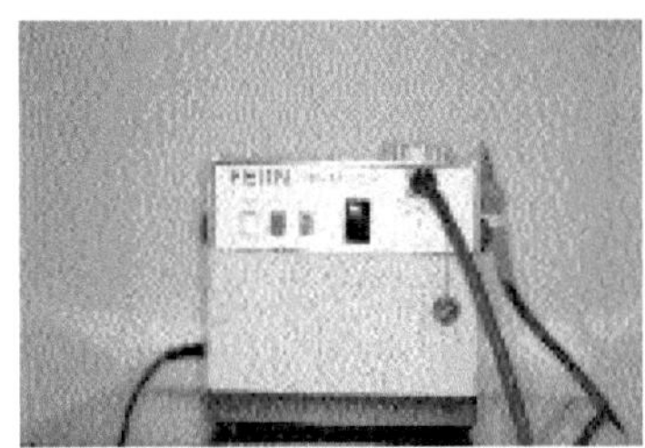

Figura 14. Unidad de mesa FERN Cryoprobe®.

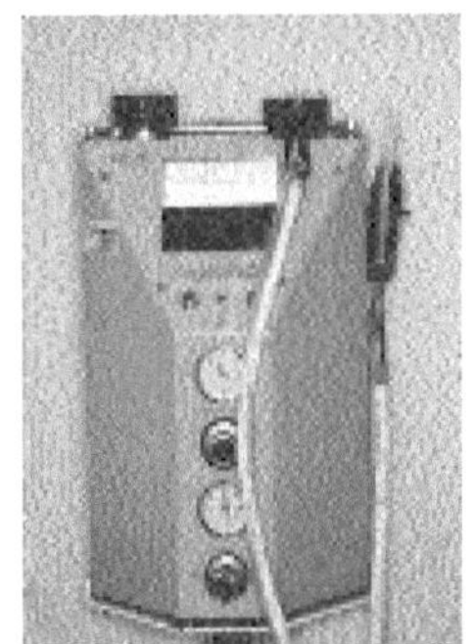

Figura 13. Unidad de mesa. Frigitronics CS76®.

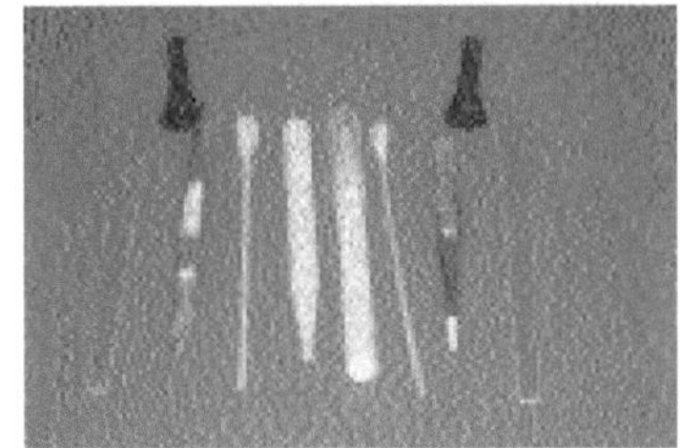

Figura 15. Accesorios empleados en criocirugía.

Unidades de mesa

- Frigitronics CS76®: funciona con pulverizador y criodos por medio de una pistola. De elección para el tratamiento de tumores. (fig. 13).

- FERN Cryoprobe®: funciona mediante pulverizador o criodos, con la ventaja de disponer de una línea de alimentación flexible que no se congela durante su empleo, por lo que no forma gotas de condensación, enfriándose solamente el criodo (fig. 14).

Estos modelos son poco útiles para la atención primaria por su elevado precio, dificultad de traslado y porque ofrecen pocas ventajas con respecto a los anteriores para el tipo de lesiones que se tratan. Son de elección en el tratamiento de tumores y lesiones vasculares en dermatología.

Torundas de algodón

Se utilizan palillos largos, cubiertos de algodón. Se fabrican en el momento del tratamiento, añadiendo algodón extra a la torunda, teniendo en cuenta que el área de la punta de la torunda debe ser menor que el tamaño de la lesión.

Accesorios

Se emplean como complemento al tratamiento, con el fin de conseguir aumentar su eficacia (fig. 15).

- *Cureta:* de elección en el tratamiento de lesiones hiperqueratósicas.

- *Conos de neopreno:* se emplean para concentrar la pulverización dentro de un

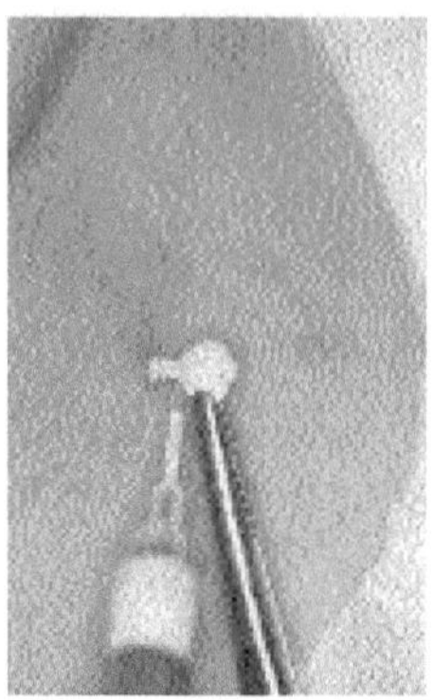

Figura 16. Tracción de la lesión mediante pinza, congelamos toda ella incluida su base.

área limitada. En atención primaria pueden sustituirse por conos de otoscopio.

- *Protector de ojos:* deben ser de material plástico.

- *Pinzas:* efectivas para traccionar las lesiones pediculadas (fig.16).

- *Embudo de plástico:* necesario para el llenado del termo desde el tanque de NL.

- *Limas:* deben ser de un solo uso. Fundamental su empleo en lesiones hiperqueratósicas.

- *Protector adhesivo plástico:* se adapta a la forma de la lesión.

- *Monitor de temperatura del tejido:* localiza de forma exacta la criodestrucción. Muestra la temperatura del tejido en los márgenes de la lesión que se está tratando. Se emplea en lesiones profundas.

- *Dispositivos de trasvase:* se adhiere mecánicamente al depósito de almacenamiento. Tiene dos válvulas criogénicas de desagüe, un medidor de presión y una salida de despresurización. El tubo de descarga tiene un separador de fases que permite un flujo de NL por gravedad.

Equipo de cirugía menor. Recomendaciones

J.M. Arribas, J.R. Castelló, V Baos

Es indispensable tener un buen instrumental quirúrgico para poder realizar con corrección y precisión las distintas técnicas y procedimientos. Por ello, debemos elegir materiales de calidad media-alta de casas comerciales que ofrezcan garantía de buena calidad de materiales y de acabado; asimismo, se recomienda el material de pequeño y mediano tamaños porque permite un trabajo más fino y preciso y se adapta mejor a los trabajos de cirugía menor.

Los instrumentos quirúrgicos son costosos y constituyen una inversión considerable para el centro de salud. Cuando se emplean incorrectamente o se someten a una limpieza inadecuada o a un manejo brusco su duración se reduce, aunque el instrumento sea de alta calidad. Con cuidado adecuado un instrumento debe durar 10 años o más. Es natural que a la larga se deterioren por el uso normal; sin embargo, la mayor parte del daño obedece a limpieza y manejo incorrectos.

A continuación describiremos las recomendaciones que consideramos esenciales para la elección idónea de los materiales para la cirugía menor.

Equipo básico de cirugía menor

Un *set* de instrumental quirúrgico para realizar técnicas de cirugía menor debe incluir:

Materiales no fungibles (fig. 1)

- Un porta-agujas estándar (Webster, Crile-Wood, Hegar) de 14-16 cm. Si es posible

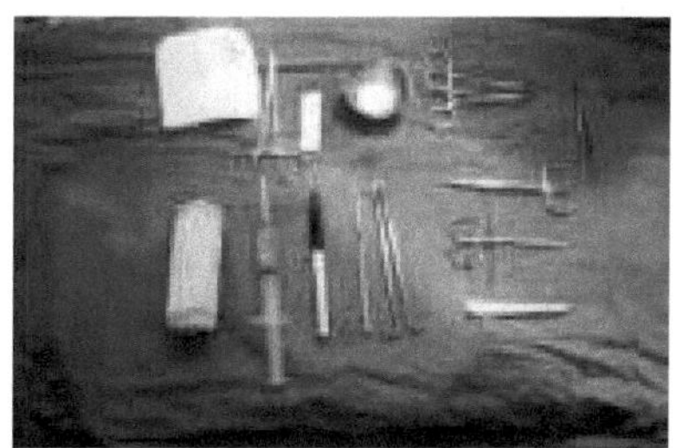

Figura 1. *Set* de instrumental para cirugía menor (de izquierda a derecha y de arriba abajo): gasas, porta-agujas de Webster, material de sutura, batea, pinzas de hemostasia Mosquito (2), pinzas de disección de Adson con dientes, venda estéril, jeringa y aguja con anestésico local, rotulador estéril, erina, separador de doble uso de Senn-Mueller, tijera de Mayo recta, tijera de disección de Kilner y mango de bisturí del número 3 con hoja del número 15.

mejor disponer de porta con palas de carburo de tugsteno (fig. 2).

- Dos pinzas de hemostasia Mosquito curvas sin dientes (fig. 3).

- Una pinza de disección estándar de 14 cm con dientes o, mejor, una pinza de disección de Adson con dientes (fig 4).

- Una pinza de disección estándar de 14 cm sin dientes

- Un mango de bisturí del número 3 (fig. 5), con hojas desechables de los números 15 y 11 (fig. 6).

- Unas tijeras de Mayo de 14 cm curvas o rectas, con terminación roma (fig. 7).

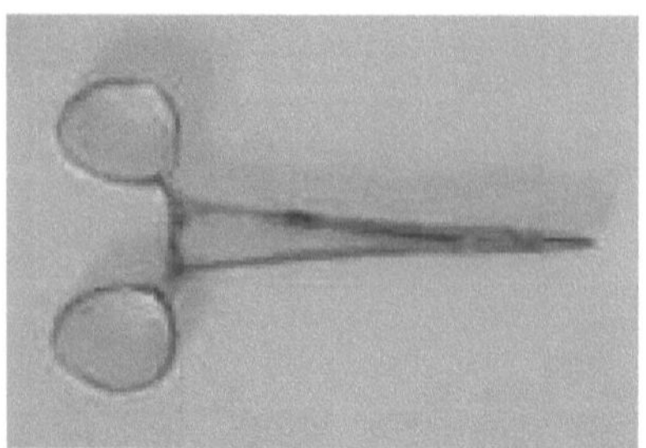

Figura 2. Porta-agujas con palas de carburo de tugsteno

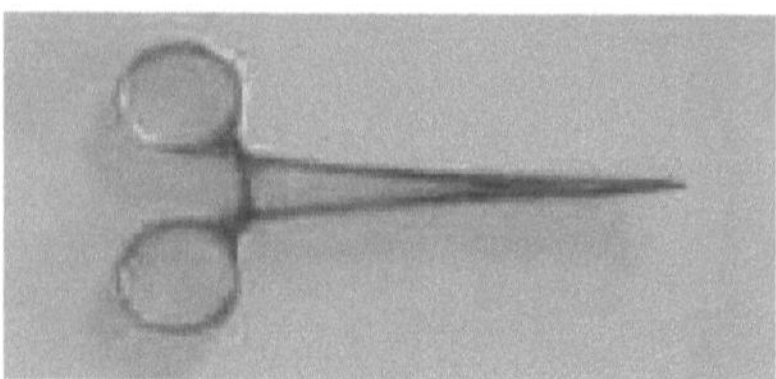

Figura 3. Pinzas de hemostasia Mosquito curvas sin dientes.

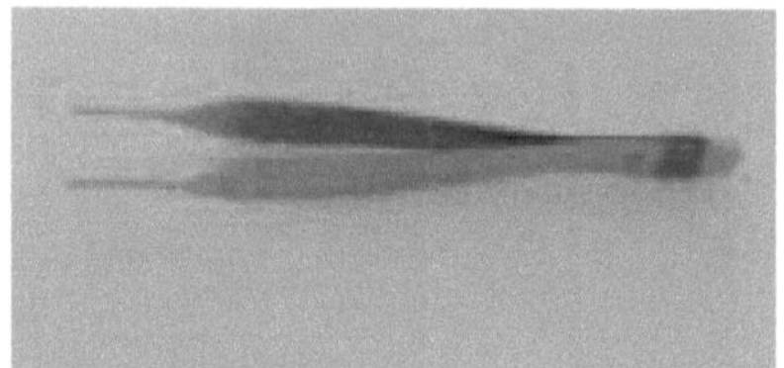

Figura 4. Pinza de disección de Adson con dientes.

- Unas tijeras de Metzembaum de 14 cm. curvas, con terminación roma (fig 8).

- Opcionalmente: uno o dos separadores de doble uso (Senn-Miller) (fig. 9), 1 tijeras de disección del Iris rectas, batea esterilizable para líquidos (antisépticos, anestésico, etc.).

Materiales adicionales fungibles

- Guantes estériles de látex y de polivinilo (para el caso de existencia de alergia a dicho componente).

- Paños fenestrados autopegables de un solo uso.

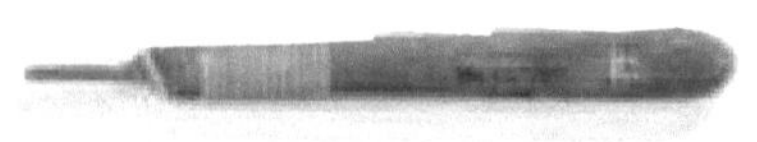

Figura 5. Mango de bisturí del número 3.

- Gasas y apósitos estériles

- Agujas (IM, SC).

- Jeringas (1, 2, 5, 10 ml).

- Antisépticos (povidona yodada).

- Anestésicos locales (lidocaína [fig. 10] o mepivacaína al 1 %) con y sin vasoconstrictor (véase el capítulo 38, sección 7).

- Formol para la conservación de tejidos para biopsia y una fluida comunicación con el servicio de anatomía patológica (esto es indispensable).

- *Punch biopsy* de 4 y 6 mm de diámetro y curetas de 4 y 7 mm de diámetro, de un solo uso (fig. 11).

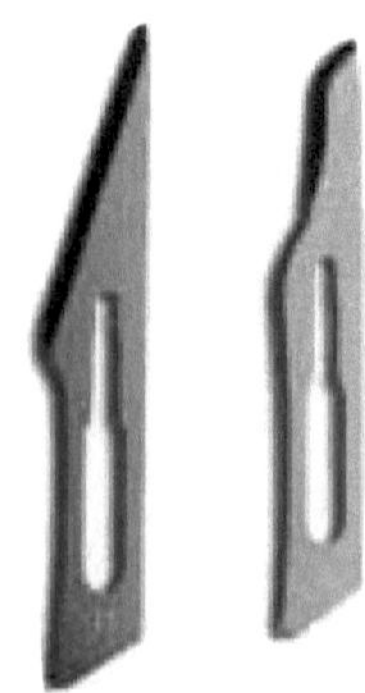

Figura 6. Hojas de los números 15 y 11.

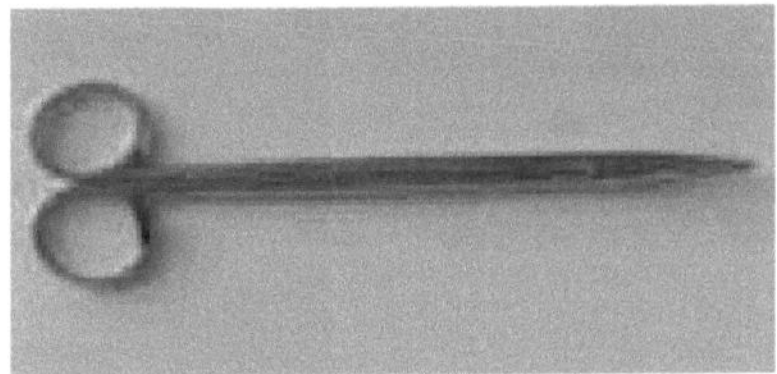

Figura 7. Tijeras de Mayo de 14 cm, curvas, con terminación roma.

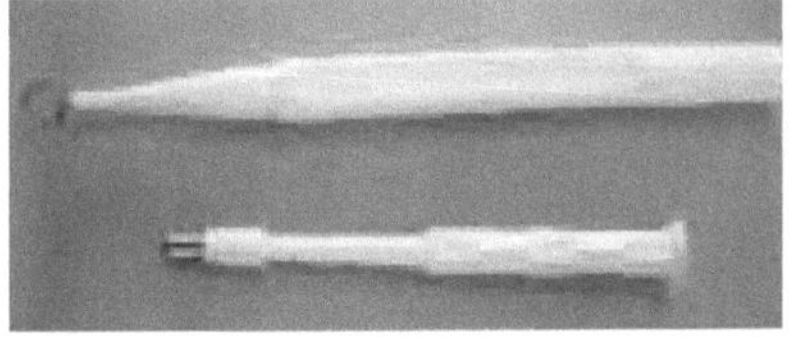

Figura 11. *Punch biopsy* de 3-6 mm y curetas de 4-7 mm, de un solo uso.

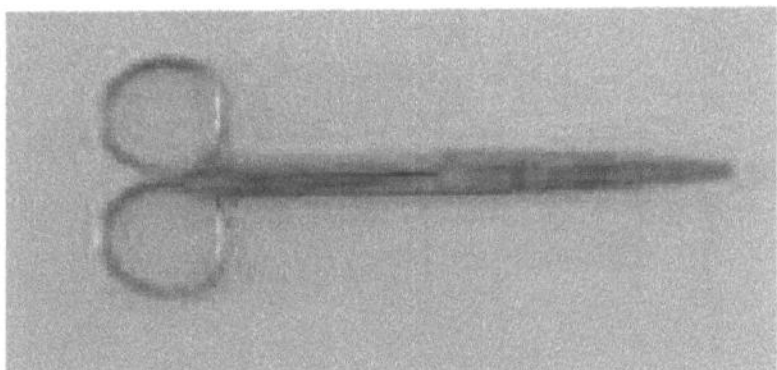

Figura 8. Tijeras de Metzembaum de 14 cm, curvas, con terminación roma.

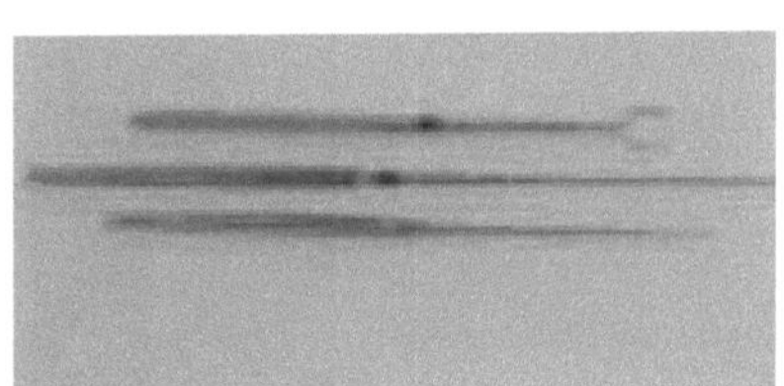

Figura 9. Separadores de doble uso y erina

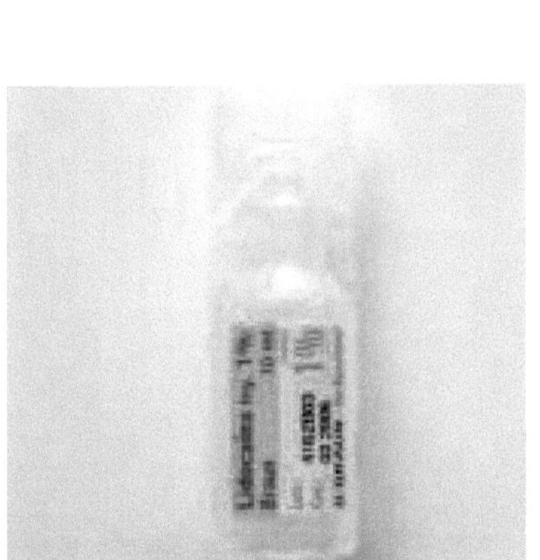

Figura 10. Ampolla de lidocaína al 1%, 10 ml.

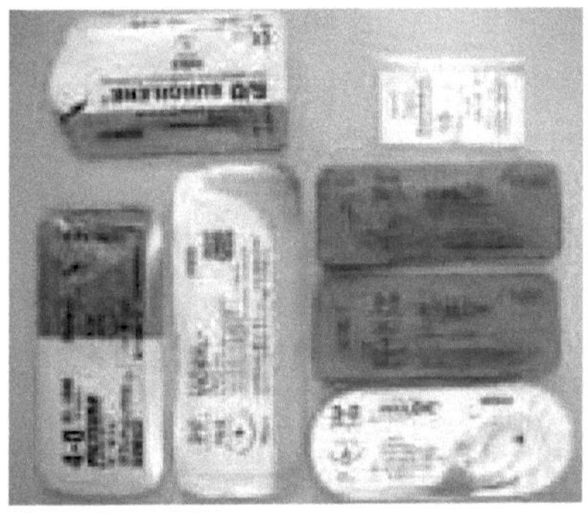

Figura 12. Hilos no reabsorbibles de nylon, seda y prolene y reabsorbibles de vicryl y polysorb.

Materiales de sutura

- **Hilos** (fig. 12): un equipo básico de cirugía menor debe disponer de suturas no reabsorbibles de 3/0, 4/0, 5/0 y 6/0 (el material actualmente preferible es el *nylon* monofilamento, aunque debemos disponer también de seda y polipropileno para suturas que así lo requieran) y de suturas reabsorbibles de 3/0, 4/0 (de vicryl o dexon), ambas con agujas de sección triangular.

- **Grapadoras y quitagrapas**: para cirugía menor son preferibles de anchura normal (R) y con bajo número de grapas (15 unidades), aunque el sistema mecánico de éstas es de manejo más incómodo que las usadas en cirugías hospitalarias y que

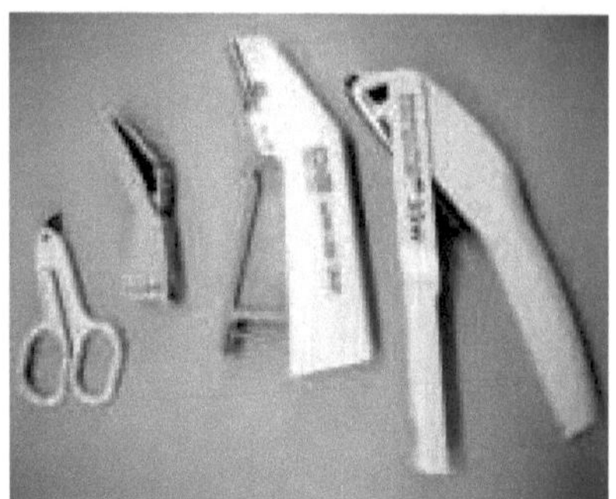

Figura 13. Grapadora (diferentes modelos) con quitagrapas.

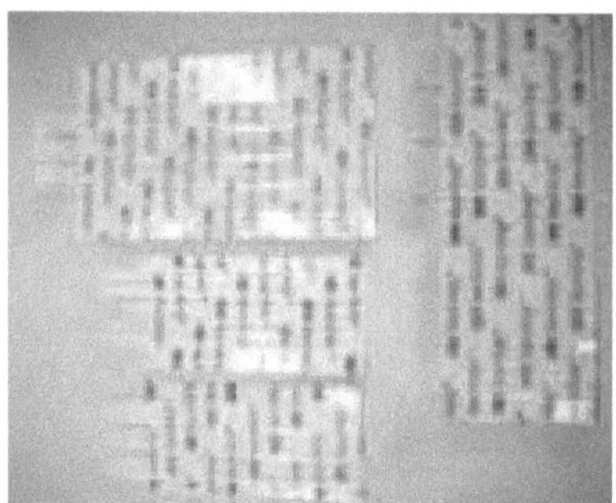

Figura 14. Suturas adhesivas (steri strip) de diferentes anchuras.

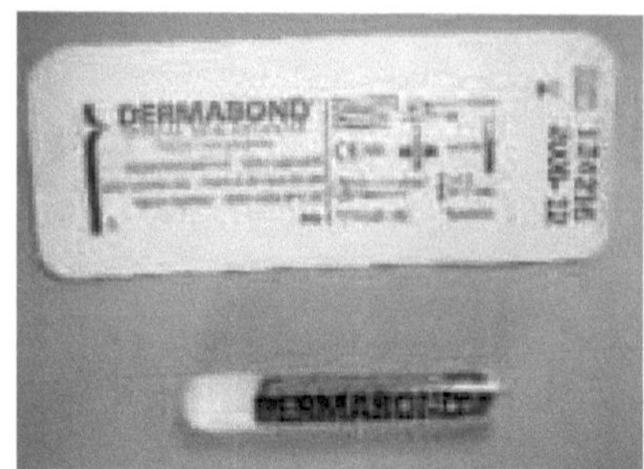

Figura 15. Octilcianoacrilato (Dermabon).

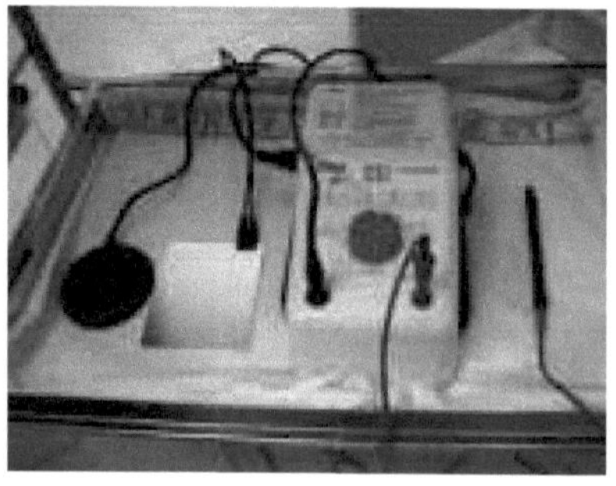

Figura 16. Bisturí eléctrico monopolar con los termínales correspondientes.

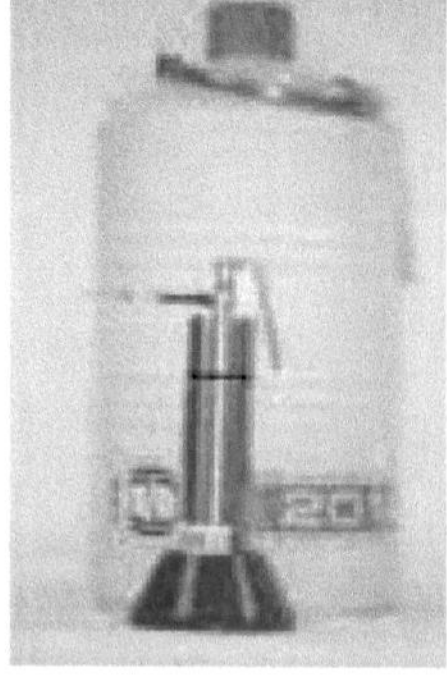

Figura 17. Contenedor de NL. Unidad crioquirúrgica portátil.

tiene un mayor número de grapas (30 unidades) (fig. 13).

- Suturas adhesivas (steri strip) de diferentes anchuras (3, 5 y 7 mm) (fig. 14).

- Adhesivos tisulares: octilcyanoacrilato (Dermabon) (fig. 15) es de gran utilidad cuando se atiende a niños con laceraciones en la cara.

Componentes para técnicas específicas

- Bisturí eléctrico monopolar (fig. 16).

- Equipo de criocirugía (nitrógeno líquido) (fig. 17).

Infraestructura indispensable

No olvidar, por ser imprescindible para realizar la cirugía menor en un centro de salud, el disponer ineludiblemente de:

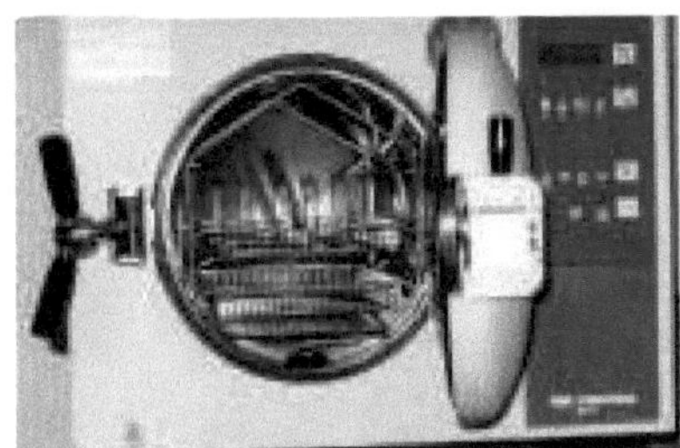

Figura 18. Autoclave.

- Autoclave (fig. 18).

- Equipo de RCP.

- Circuito con anatomía patológica para el análisis histológico de las piezas extirpadas.

Consejos para mantener el inventario de suturas

Es muy recomendable para mantener controlado el inventario del material de sutura que siempre exista vigilancia de la fecha de caducidad. Así siempre sacaremos en primer lugar las suturas más próximas a caducar y se recomienda abrir sólo las suturas necesarias para el procedimiento que vayamos a realizar

Información suplementaria

Proveedores de materiales

La siguiente información es solo una aportación sin ningún ánimo de sugerencia alguna al respecto de los productos de los citados proveedores.

Se recomienda realizar consultas a través de las casas comerciales de las marcas de los productos y de las instituciones que gestionan las compras en el sistema sanitario.

Consulta general

- FENIN (federación española de empresas de tecnología sanitaria)
  http://www.fenin.org/

- INFO EMPRESAS.NET. material quirúrgico
  http://www.infoempresas.net/
  Material_Quirurgico_tag-1251

- Listado de Material Médico y Material Sanitario: Precios en Concursos.
  http://www.concursossanitarios.com/

Hilos, agujas de sutura

- JOHNSON & JOHNSON, SA. DIVISION ETH de las doce estrellas, 5-7. 28042. Madrid Tel. (+34) 917228354, (+34) 902117652.
  http://jnjgateway.com/index.jhtml

- B BRAUM MEDICAL MEDICAL. Carretera de Terrasa, 121. Rubí 08191. Barcelona. Tel. (+34) 902120020.
  http://www.bbraun.com/
  http://www.bbraun.es/

- LORCA MARÍN. Carretera Alicante, 28. Murcia 30007, Tel. (+34) 968240462.
  http://www.lorcamICON.Paseaarin.es/
  index_es.html

Pegamentos titulares

- Dermabon": JOHNSON & JOHNSON, SA. DIVISION ETHICON. Pasea de las doce estrellas, 5-7. 28042. Madrid Tel. (+34) 917228354, (+34) 902117652.
  http://jnjgateway.com/index.jhtml

Suturas adhesivas estériles

- Steri-strips®. 3M España S.A. Juan Ignacio Luca de Tena 19-25, 28027 Madrid, Tel. (+34) 91 321 60.
  http://cms.3m.com/cms/ES/es/0-24/
  FzRrES/view.jhtml

Curetas y punch desechables

- LABORATORIOS STIEFEL (España), S.A. C/ Coto de Doñana Nº. 11-13. Área Empresarial Andalucía Nº.1 28320 Pinto. Madrid.
http://www.curette.de/es/index.htm
http://www.stiefel.com/

Mobiliario de la sala quirúrgica, iluminación.
Material de Criocirugía y Electrocirugía
Instrumental quirúrgico.

Algunos proveedores

- MEDIDERMA España. Polígono Industrial Rafelbuñol. C/ Massamagrell, 3. 46138 Rafelbuñol - Valencia (España) Tel.: (+34) 96 141 42 21.
http://www.mediderm.com/

- Henry Schein España SA. Avd. de la Albufera, 153 planta 7. 28038 Madrid Tel. (+34) 900 50 10 50.
http://www.henryschein.es/peticion_catalogo.asp

- LA CASA DEL MÉDICO Avda. de la Industria 49 Edif. Fresno - 1ª planta. 28108 Alcobendas (Madrid) Tel.: (+34) 91 6596520.
http://www.lacasadelmedico.com/cat_hosp/cat_mob/cat_mob.htm

- QUIRUMED SUMINISTROS MÉDICOS. Avda. Constitución 83, bajo izq. 46009 Valencia. Tel. (+34) 963383833.
http://www.quirumed.com/

Esterilización

Autoclave

- GRUPO MATACHANA. Almogávares 184. Barcelona 08018 España. Tel. (+34) 93 300 80 12.
http://www.matachana.com/producto0.htm

Materiales desechables y fungibles (guantes, paños, apositos etc)

Algunos proveedores

- Henry Schein España Tel. (+34) 900 50 10 50.
http://www.henryschein.es/peticion_catalogo.asp

- CLINIBAX Luis I, 47 Nave 1 bis. 28031. Madrid. Tel. (+34) 917770301.
http://www.clinibax.com/principal.htm

Bibliografía recomendada para la sección 1

- Antisépticos y desinfectantes. En: Baos V. Guía de uso de los medicamentos en Atención Primaria. 1ª ed. Madrid: Sociedad Española de Medicina Familiar y Comunitaria. Ministerio de Sanidad y Consumo 1994;307-315.
- Arribas Blanco JM, et al. Cianoacrilato en cirugía menor. *FMC* 2004;11(2):78-88.
- Arribas JM, editor. Cirugía menor y procedimientos en medicina de familia. Madrid: Jarpyo Editores, 2000.
- Atkinson P. Tissue adhesive with adhesive strips for wound closure. *Emerg Med J* 2003 Sep;20(5):498.
- Becker GE. Surgical instruments: the unmanaged asset. *J Healthc Mater Manage* 1990 Apr;8(3):40,42,44-6.
- Bennett R. Selection of wound closure materials. *J Am Acad Dermatol* 1988;18:619-637.
- Bosworth T: Care in sterilizing Cryosurgery equipment can prevent cross contamination. *Cosmetic Dermatology* 1992;5:45-46.
- Bourne RB, Bitar H, Andreae PR, Martin LM, Finlay JB, Marquis F. In-vivo comparison of four absorbable sutures: Vicryl, Dexon Plus, Maxon and PDS. *Can J Surg* 1988 Jan;31(1):43-5.
- Coulthard P, Worthington H, Esposito M, Elst M, Waes OJ. Tissue adhesives for closure of surgical incisions. *Cochrane Database Syst Rev* 2004;(2):CD004287.
- Chu CC, Kizil Z. Quantitative evaluation of stiffness of commercial suture materials. *Surg Gynecol Obstet* 1989 Mar;168(3):233-8.
- Chu CC. A comparison of the effect of pH on the biodegradation of two synthetic absorbable sutures. *Ann Surg* 1982 Jan;195(1):55-9.
- Dunitz M, Dawber R, Colver G, Jackson A: Scientific basis of Cryosurgery. En: Dunitz et al. ed. *Cutaneous Cryosurgery* 1992:7-27.
- Farion K, Osmond MH, Hartling L, Russell K, Klassen T, Crumley E, Wiebe N. Tissue adhesives for traumatic lacerations in children and adults.
- Farion, K., Osmond, M.H., Hartling, L. et al. (2004) Tissue adhesives for traumatic lacerations in children and adults (Cochrane Review). The Cochrane Library (Issue 1). Chichester, UK: John Wiley & Sons, Ltd.
- Fuller JR. Instrumentación quirúrgica: principios y práctica. 1ª ed. Buenos Aires: Editorial Médica Panamericana 1995.
- Gabel EA, Jimenez GP, Eaglstein WH, Kerdel FA, Falanga V. Performance comparison of nylon and an absorbable suture material (Polyglactin 910) in the closure of punch biopsy sites. *Dermatol Surg* 2000 Aug;26(8):750-2; discussion 752-3.
- Gabrielli F, Potenza C, Puddu P, Sera F, Masini C, Abeni D. Suture materials and other factors associated with tissue reactivity, infection, and wound dehiscence among plastic surgery outpatients. *Plast Reconstr Surg* 2001 Jan;107(1):38-45.
- Grupo de trabajo Tratamiento de instrumentos. Tratamiento de Instrumentos. Método correcto. 4ª edición (por los autores), en español. 1990.
- Herd RM, Dover JS, Arndt KA. Basic laser principles. *Dermatol Clin* 1997;15:355-372.
- Holger JS, Wandersee SC, Hale DB. Cosmetic outcomes of facial lacerations repaired with tissue-adhesive, absorbable, and nonabsorbable sutures. *Am J Emerg Med* 2004 Jul;22(4):254-7.
- Hollander JE, Singer AJ. Application of tissue adhesives: rapid attainment of proficiency. Stony Brook Octylcyanoacrylate Study Group. *Acad Emerg Med* 1998 Oct;5(10):1012-7.
- Khan AN, Dayan PS, Miller S, Rosen M, Rubin DH. Cosmetic outcome of scalp wound closure with staples in the pediatric emergency department: a prospective, randomized trial. Pediatr Emerg Care 2002 Jun;18(3):171-3.†
- Kingsbury L. CJD decontamination of surgical instruments. *Can Oper Room Nurs J* 2003 Sep;21(3): 6-8,24.
- Kolt JD. Use of adhesive surgical tape with the absorbable continuous subcuticular suture. *ANZ J Surg* 2003 Aug;73(8):626-9.

- Manual de gestión de los procesos de esterilización y desinfección del material sanitario. Madrid: Ministerio de Sanidad y Consumo. Instituto Nacional de la Salud. Subdirección General de Coordinación Administrativa, Madrid 1997.
- Mattick A, Clegg G, Beattie T, Ahmad T. A randomised, controlled trial comparing a tissue adhesive (2-octylcyanoacrylate) with adhesive strips (Steristrips) for paediatric laceration repair. *Emerg Med J* 2002 Sep;19(5):405-7.
- Metz SA, Chegini N, Masterson BJ. In vivo and in vitro degradation of monofilament absorbable sutures, PDS and Maxon. *Biomaterials* 1990 Jan;11(1):41-5.
- Nilsen EV. Managing equipment and instruments in the operating room. AORN J 2005 Feb;81(2):349-52, 355-8.
- Pérez Sánchez J, Villar Gil J. Crioterapia en Atención Primaria. *Medifam* Vol. 8.Nj 6 1998:418-426.
- Pérez Sánchez J. editor (2001) Crioterapia en Atención Primaria. MSD. Madrid.
- Pineros-Fernandez A, Drake DB, Rodeheaver PA, Moody DL, Edlich RF, Rodeheaver GT. CAPROSYN®, another major advance in synthetic monofilament absorbable suture. *J Long Term Eff Med Implants* 2004;14(5):359-68.
- Serrano G: Criocirugía. En: Camacho F, Dulanto F. ed. Cirugía Dermatológica. 1995: 225-287. Aula Médica.
- Silverman R. New guide to safer sharps for the OR. *Manager* 2004 May;20(5):22-3.
- Singer AJ, Hollander JE, Quinn JV. Evaluation and management of traumatic lacerations. N Engl J Med 1997 Oct 16;337(16):1142-8.
- Spicer MS, Goldberg DJ. Lasers in Dermatology. *J Am Acad Dermatol* 1996;34:1-25.
- Szarmach RR, Livingston J, Rodeheaver GT, Thacker JG, Edlich RF. An innovative surgical suture and needle evaluation and selection program. *J Long Term Eff Med Implants* 2002;12(4):211-29.
- Toriumi DM, Bagal AA. Cyanoacrylate tissue adhesives for skin closure in the outpatient setting. *Otolaryngol Clin North Am* 2002;35:103- 18.
- Torre D: Basic science of Cryosurgery. *Dermatology* 1979;2:13-17.
- Trimbos JB, Van Rijssel EJ, Klopper PJ. Performance of sliding knots in monofilament and multifilament suture material. *Obstet Gynecol* 1986 Sep;68(3):425-30
- Wheeland RG. Clinical uses of laseres in Dermatology. *Lasers Surg Med* 1995;16:2-23.
- Whyte A, Fox C, Ferguson S. Sterile instruments for minor operations in general practice. *Br J Gen Pract* 1992 Nov;42(364):489.
- Zacarian SA: Cryogenics. The cryolesion and the patogénesis of cryonecrosis. En: Zacarian SA. Ed. Cryosurgery for skin cancer and cutaneous disorders 1985:1-30.
- Zempsky WT, Parrotti D, Grem C, Nichols J. Randomized controlled comparison of cosmetic outcomes of simple facial lacerations closed with Steri Strip Skin Closures or Dermabond tissue adhesive. *Pediatr Emerg Care* 2004 Aug;20(8):519-24.

Páginas Web:

- American Academy of Family Physician: www.aafp.org
- Grupo de Trabajo de Cirugía Menor en Medican de Familia: www.cirugiamenor.com
- Limbs & Things LTD: www.medicalplastics.com
- The National Proceding Institute: www.npinstitute.com
- Videorevista de Cirugía Menor: www.videorevista.com

Habilidades quirúrgicas elementales

Manejo correcto del instrumental: bisturí, tijeras, pinzas, porta, separadores

J.R. Castelló, J.M. Arribas, C. Mínguez

La práctica de procedimientos de cirugía menor exige, no sólo conocer el instrumental quirúrgico, sino aprender a manejarlo de manera adecuada. La adquisición de hábitos erróneos con el instrumental puede traducirse por un mal procedimiento quirúrgico o por un mayor tiempo operatorio. La descripción de cada instrumento se realiza en el capítulo "Instrumental básico de cirugía menor" (véase el cap. 1 de la sección 1).

Manejo del bisturí

El bisturí permite efectuar un corte preciso sobre la piel y otros tejidos. Permite, además, realizar una disección no roma de los tejidos. El bisturí más útil en cirugía menor es el del número 15 con un mango del número 3 (véase el cap. 1 de la sección 1).

Posición del bisturí

El bisturí se maneja con la mano dominante, como si fuese un lápiz (fig. 1), permitiendo hacer incisiones pequeñas y precisas. La mano debe estar parcialmente apoyada sobre la superficie de trabajo para aumentar la precisión del corte. Con la mano contralateral se debe tensar la piel en dirección perpendicular a la dirección de la incisión (fig. 2).

Montaje y desmontaje del bisturí

La hoja del bisturí se acopla sobre el mango en una posición única, haciendo coincidir la guía de la hoja con la del mango. Antes hay que asegurarse de que hoja y mango son compatibles (véase el cap. 1 de la sección 1).

Se debe manipular la hoja del bisturí con una pinza de Mosquito o con un porta-agujas, tanto para montarla como para desmontarla.

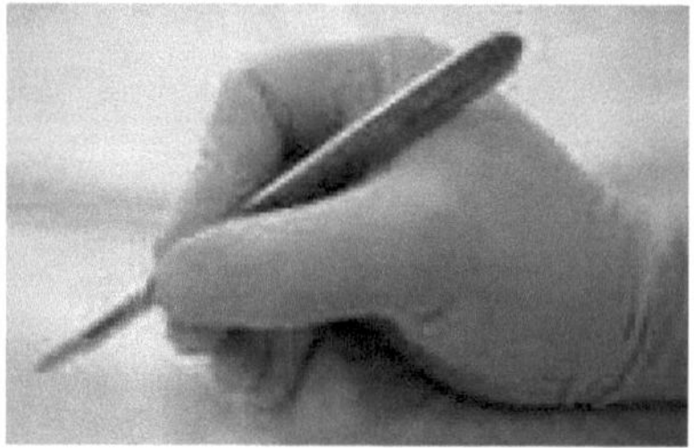

Figura 1. Modo correcto de tomar el bisturí para realizar el corte.

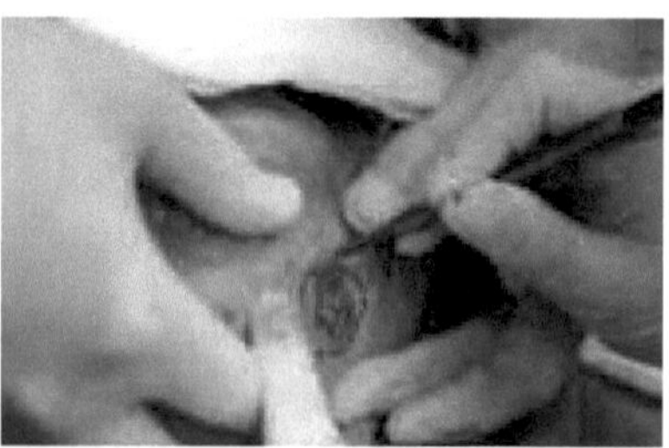

Figura 2. Posición correcta de manejo del bisturí. Nótese cómo la mano no dominante, o la del ayudante, tensan la piel en dirección perpendicular a la incisión.

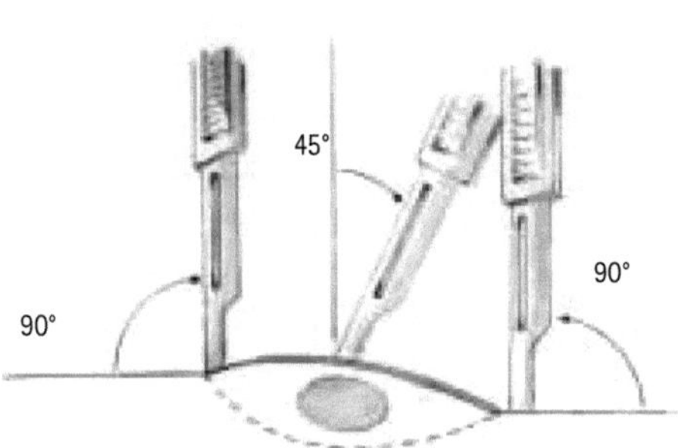

Figura 3. Para realizar la incisión, el bisturí se coloca de manera vertical en uno de los extremos de la incisión, formando, a medida que se avanza, un ángulo de 45° con la piel, hasta volver a colocarse verticalmente al final de la incisión.

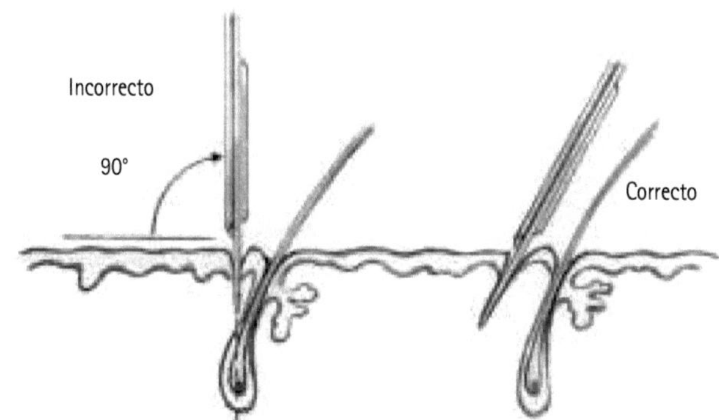

Figura 4.

El bisturí debe realizar un corte perpendicular a la piel (no biselado), excepto en zonas pilosas (por ejemplo, cuero cabelludo o cejas), donde debe inclinarse de manera paralela a la salida del pelo, para no lesionar los folículos pilosos.

Procedimiento de corte con bisturí

Para realizar la incisión, el bisturí se coloca de manera vertical en uno de los extremos de la incisión, formando, a medida que se avanza, un ángulo de 45° con la piel, hasta volver a colocarse verticalmente al final de la incisión (fig. 3).

El bisturí debe efectuar un corte perpendicular a la piel (no biselado), excepto en zonas pilosas (por ejemplo, cuero cabelludo o cejas), donde ha de inclinarse de manera paralela a la salida del pelo, para no lesionar los folículos pilosos (fig. 4).

No es necesario cortar de una sola pasada todo el espesor de la piel; sin embargo, muchas pasadas disminuyen la precisión del corte. La cantidad de presión necesaria para cortar la piel hasta que sea visible el tejido subcutáneo se adquiere con la experiencia.

Procedimiento de disección con bisturí

La disección que realiza el bisturí se denomina cortante (fig. 5), en contraposición con la disección roma efectuada con un mosquito, con el borde externo de las tijeras o, incluso, con el dedo.

Manejo de las tijeras

Las tijeras permiten realizar tanto corte de tejidos y materiales (suturas, vendajes, dre-

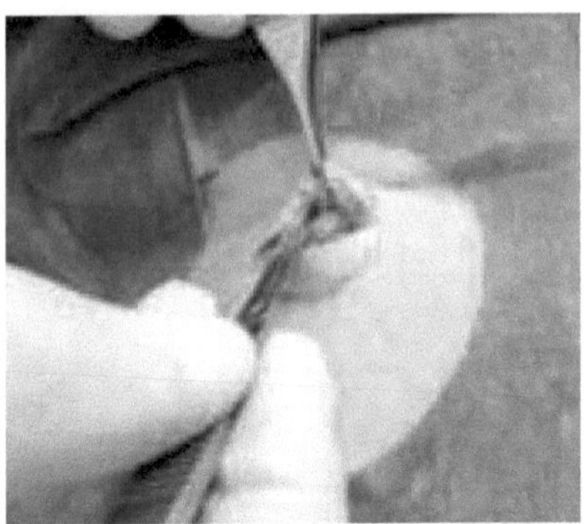

Figura 5. Disección cortante en el plano subdérmico mediante bisturí.

najes) como disección de tejidos. Son uno de los instrumentos quirúrgicos más delicados, por lo que sólo deben emplearse para el uso que tengan asignado (véase el cap. 1 de la sección 1).

Posición de las tijeras

Las tijeras se manejan introduciendo parte de las falanges distales del pulgar y el cuarto dedo en las anillas, apoyando el segundo sobre las ramas del instrumento (fig. 6a y b). Esta postura permite recoger el instrumento dentro de la palma de la mano (fig. 7).

Las tijeras curvas son más adecuadas que las rectas para disecar y cortar tejidos. Generalmente se orientarán las puntas de las tijeras curvas hacia arriba, de manera que se tenga una visión más precisa del lugar donde están actuando.

Tipos de maniobras con la tijera

- **Disección roma**: se introduce la tijera con la punta cerrada y se abre a continuación separando los tejidos (fig. 8). Produce una disección entre planos más o menos anatómicos.

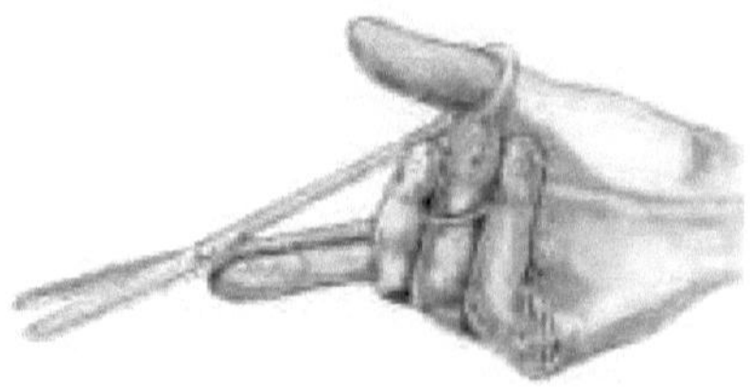

a

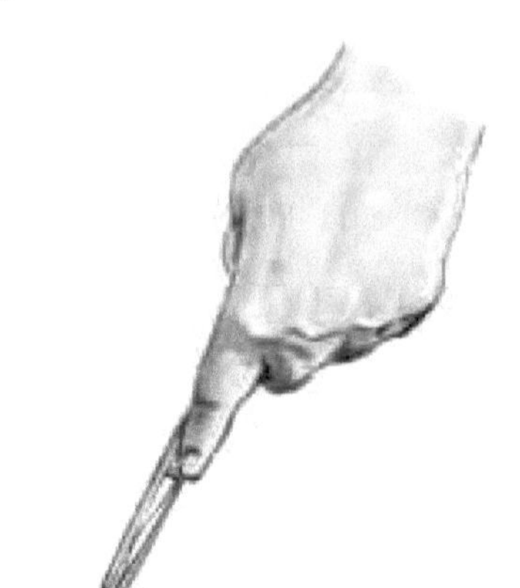

b

Figura 6a y b. Posición correcta para manejar las tijeras: se introducen parte de las falanges distales del pulgar y el cuarto dedo en las anillas, apoyando el segundo sobre las ramas del instrumento.

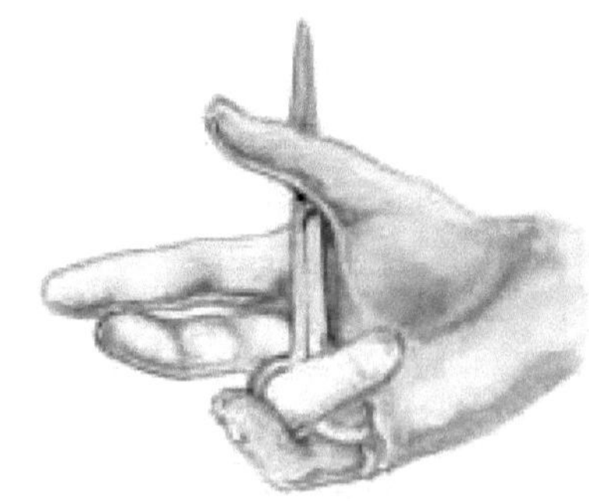

Figura 7. Las tijeras pueden introducirse en la palma de la mano, quedando libres los tres primeros dedos para otras acciones.

Esta forma de disección es menos peligrosa que la realizada con el bisturí, pues preserva, hasta cierto grado, las estructuras neurovasculares.

Para esta maniobra es preferible emplear una tijera de disección (Metzembaum o de tenotomía) curva con punta roma. La disección roma se puede realizar también con unas pinzas de hemostasia tipo Mosquito.

- **Disección cortante**: se introduce la tijera con la punta abierta y se cierra, cortando los tejidos.

Exige tener una visión adecuada de los tejidos que se van a cortar, para evitar lesionar estructuras importantes. Esta maniobra tiene más riesgo que la anterior, puesto que la disección se puede salir de los planos anatómicos (fig. 9).

Precauciones

Las maniobras de disección deben realizarse de forma delicada y con una buena exposición del campo, nunca a ciegas, por el riesgo de dañar estructuras importantes de manera irreversible. Para ello es fundamental conocer la anatomía topográfica de la zona operatoria.

La disección no se ha de efectuar en un plano excesivamente superficial, ni en zonas pobremente vascularizadas, por el riesgo de necrosis. En cirugía menor, el nivel de disección más frecuente debe ser: para la cara y el cuello, el correspondiente a la unión entre la dermis y el tejido subcutáneo; para el cuero cabelludo, el plano subgaleal, y para el tronco y las extremidades, el correspondiente a la unión entre la fascia superficial y la profunda.

Manejo del porta-agujas

El porta-agujas es el instrumento quirúrgico empleado para manejar agujas curvas y realizar suturas (véanse los capítulos 12 y

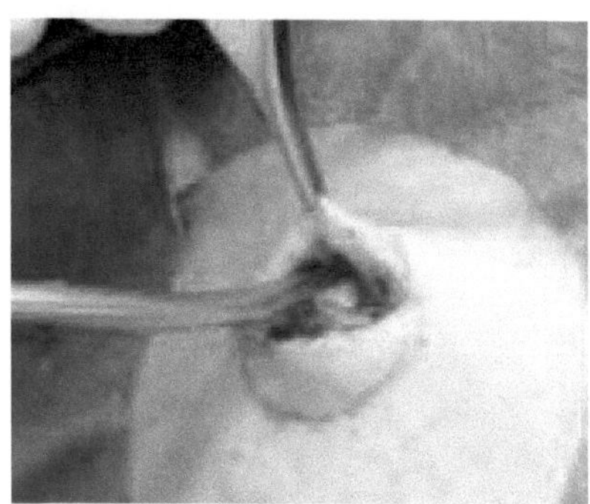

Figura 8. Disección roma con tijeras.

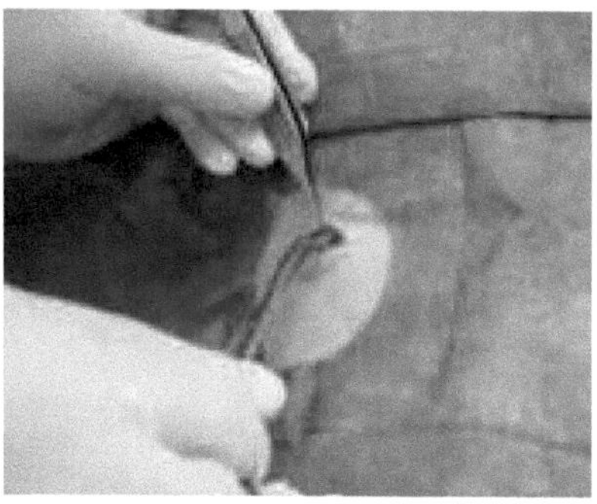

Figura 9. Disección cortante con tijeras de disección.

13 de esta sección). Se debe escoger un porta-agujas adecuado al tamaño de la aguja que vamos a emplear y a la región anatómica donde vamos a intervenir (véase el cap. 1 de la sección 1).

Posición del porta-agujas

Al igual que los otros instrumentos que tienen anillas, el porta-agujas se maneja introduciendo parcialmente las falanges distales del pulgar y del cuarto dedo de la mano dominante en las anillas, mientras que el índice se dirige hacia la punta (fig. 10). En ocasiones, el pulgar puede sacarse de la anilla para conseguir un mayor grado de pronosupinación. Cuando se emplean porta-agu-

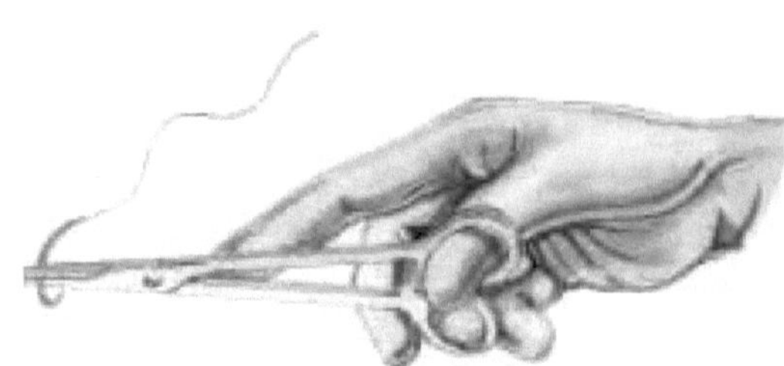

Figura 10. El porta-agujas se maneja introduciendo parcialmente las falanges distales del pulgar y del cuarto dedo de la mano dominante en las anillas, mientras que el índice se dirige hacia la punta.

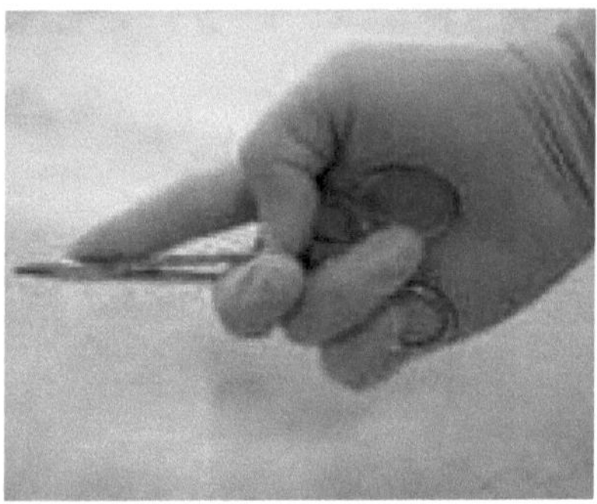

Figura 11. Modo alternativo de coger el porta-agujas si es grande

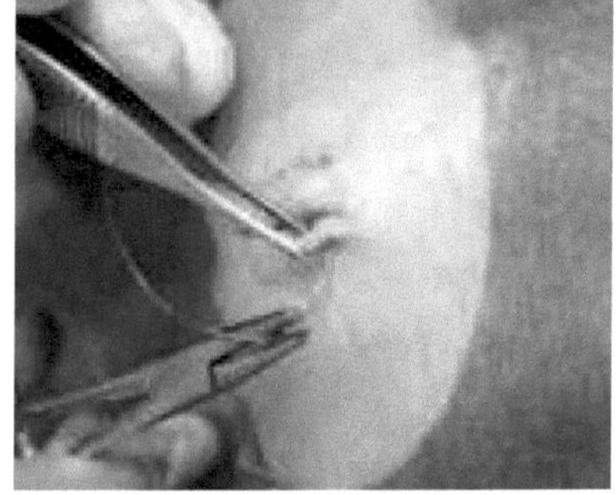

Figura 12. Sutura instrumental con porta-agujas y aguja curva. La mano no dominante sujeta una pinza de disección con dientes que se opone a la presión de la aguja.

jas muy largos, pueden sacarse ambos dedos de las anillas (fig. 11).

Procedimiento de sutura con porta-agujas

Al realizar la sutura, el porta debe describir un movimiento de **pronosupinación** para facilitar el paso de la aguja a través de los tejidos. **El ángulo de entrada de la aguja sobre la piel debe ser de 90° para lograr una correcta eversión de los bordes de la** herida. La mano no dominante sujeta la piel con una pinza de disección o un separador, oponiéndose a la presión de la aguja (fig. 12).

En el capítulo 12 de esta sección se describe la sutura con porta-agujas con más detalle.

Manejo de las pinzas de disección

Las pinzas de disección usadas con la mano no dominante son el instrumento auxiliar más importante; permiten exponer los tejidos que van a ser incididos, disecados o suturados, mientras la otra mano utiliza el instrumento principal. Las pinzas de disección más empleadas en cirugía menor son las de tipo estándar, de 14 cm, o las de Adson, con dientes (véase el cap. 1 de la sección 1).

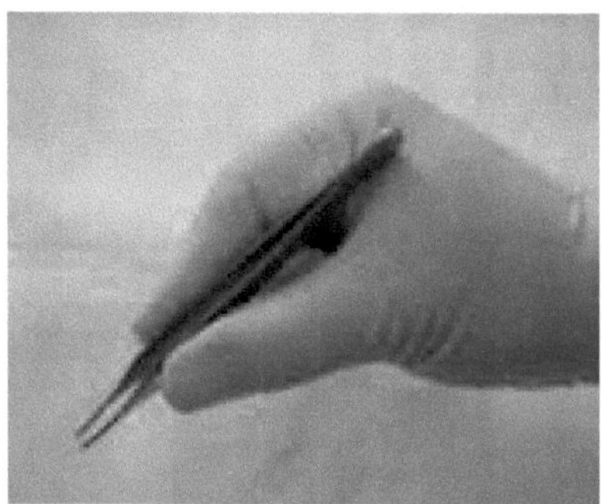

Figura 13 a. Modo correcto de tomar las pinzas de disección.

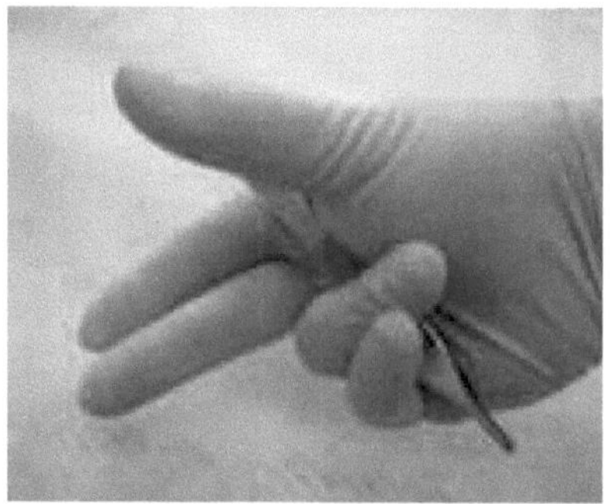

Figura 13 b. Cómo "guardarse" las pinzas en la mano.

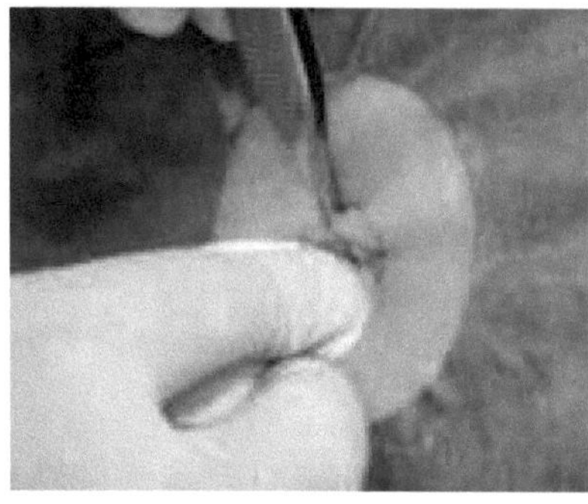

Figura 14. Para manipular tejidos usar siempre pinzas de disección con dientes

Posición de las pinzas de disección

Las pinzas se sujetan de manera similar a un lápiz, entre el primero, segundo y tercer dedos (fig. 13a). Generalmente se usa con la mano no dominante, mientras que la dominante maneja el bisturí, la tijera o el porta-agujas. Mientras no se utiliza, puede guardarse en la palma, entre el cuarto y quinto dedos y la palma, evitando tener que dejarlo sobre el campo quirúrgico o sobre la mesa auxiliar (fig.13b).

Se debe disponer de unas pinzas de Adson con dientes, de 12 cm de largo, para manejar la piel, y de una pinza de Adson sin dientes para retirada de puntos. En su defecto se emplearán unas pinzas estándar pequeñas, con dientes y sin ellos. Es importante manipular siempre la piel con una pinza con dientes (fig. 14).

Manejo de las pinzas de hemostasia

Las pinzas de hemostasia poseen diversos usos: hemostasia, tracción de tejidos, sujeción de materiales (torundas, paños quirúrgicos) y disección roma. Para la sujeción y la tracción no se deben emplear pinzas pequeñas, por el riego de dañar el instrumento. El hemostato más empleado en cirugía menor es el Mosquito curvo de 12 cm sin dientes.

Posición de las pinzas de hemostasia

Se introduce el pulgar y el cuarto dedo por las anillas, mientras que el segundo dedo se dirige hacia la punta (fig. 15a). El mecanismo de cremallera de la mayoría de los instrumentos quirúrgicos está diseñado para ser abierto y cerrado con la mano derecha; si se ha de manejar con la mano izquierda, la posición ha de variarse según muestra la figura 15b.

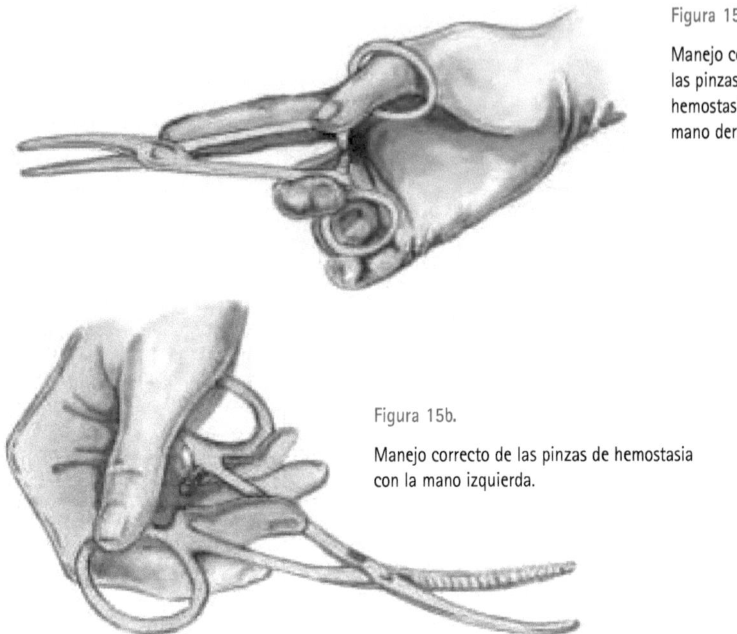

Figura 15a.

Manejo correcto de las pinzas de hemostasia con la mano derecha.

Figura 15b.

Manejo correcto de las pinzas de hemostasia con la mano izquierda.

Tipos de maniobras con las pinzas de hemostasia

- **Hemostasia** (véase el capítulo correspondiente de esta sección).

- **Disección roma**: las pinzas hemostáticas permiten realizar la disección roma de manera similar a como se haría con unas tijeras de disección. La pinza más adecuada para ello es el Mosquito curvo sin dientes (fig.16).

- **Tracción**: las pinzas de hemostasia sirven para realizar tracción de tejidos o materiales, de manera similar a como lo hacen las pinzas de disección, con la diferencia de que no es preciso, gracias al sistema de cremallera, mantener la presión con los dedos. Sin embargo, no deben emplearse para traccionar la piel, porque la aplastarían.

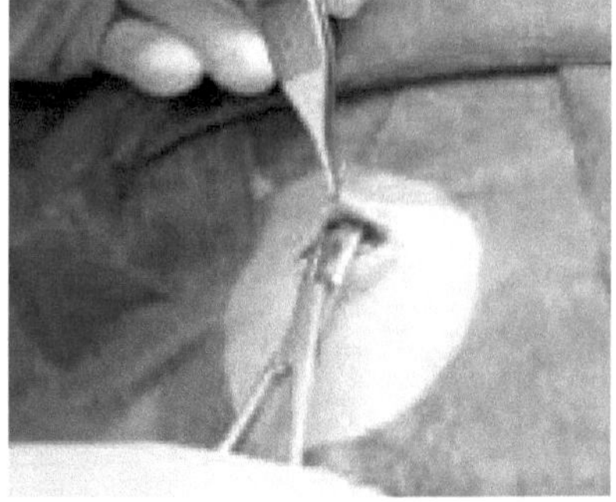

Figura 16. Disección roma con pinzas de Mosquito.

Manejo de los separadores

Los separadores permiten exponer el campo quirúrgico, mediante la separación o retracción de los bordes de la herida. Existen diversas clases de separadores, en función del tipo

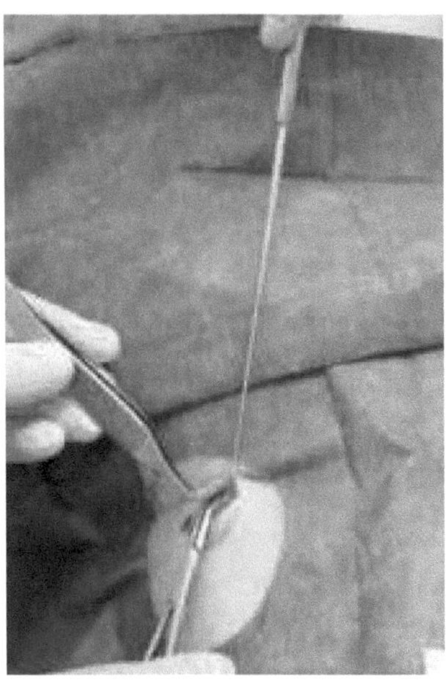

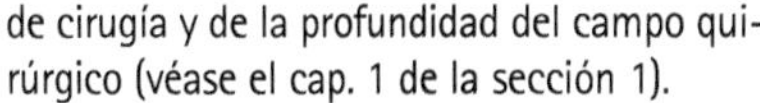

Figura 17. Utilización del gancho para separar tejidos.

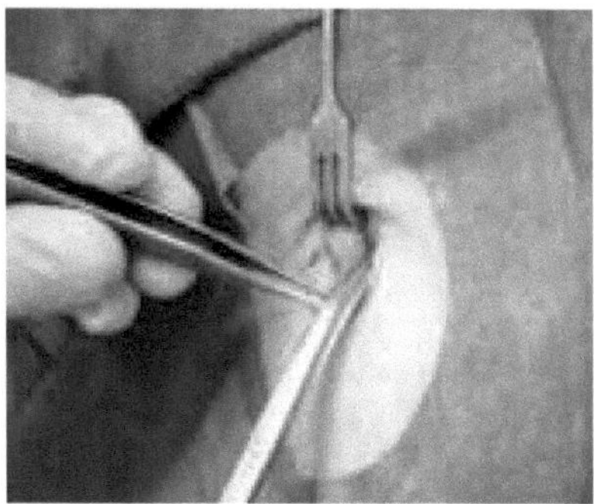

Figura 18. Utilización del separador de doble uso para separar tejidos.

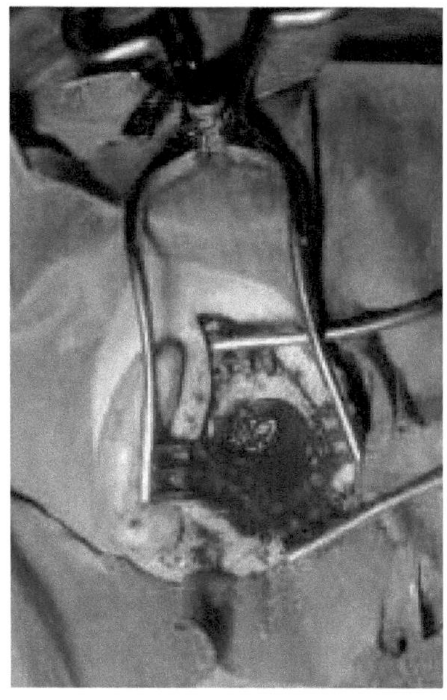

Figura 19. Separadores automáticos: mantienen una retracción continua de los bordes de la herida.

de cirugía y de la profundidad del campo quirúrgico (véase el cap. 1 de la sección 1).

Si la cirugía se está realizando con un ayudante, será éste el que use los separadores (fig. 17). En caso contrario, es el propio cirujano el que los maneja con la mano no dominante, mientras que la dominante sujeta el instrumento principal (por ejemplo, bisturí o tijeras) (fig. 18). Los separadores automáticos, gracias al sistema de cremallera, mantienen la retracción del campo de manera constante (fig. 19).

Procedimientos de corte e incisiones quirúrgicas

J.R. Castelló, J.M. Arribas, S. Fernández-Cañadas

El conocimiento y dominio de la técnica quirúrgica son una premisa ineludible para garantizar la calidad en la realización de la cirugía menor; uno de los elementos más importantes de cualquier técnica quirúrgica es el diseño de la incisión, de manera que permita una exposición conveniente de la lesión que se va a tratar, sin lesionar ninguna estructura anatómica importante y que, a la vez, resulte en una cicatriz aceptable para el paciente. Es por tanto imprescindible, no sólo conocer la anatomía del área que se va a tratar, sino los principios básicos que permitirán obtener un resultado estético y funcional óptimo.

Por otra parte, es imprescindible conocer que, cuando realicemos maniobras de corte o disección, las realicemos de forma delicada y con una buena exposición del campo, nunca a ciegas, para no dañar estructuras importantes de manera irreversible; para ello es fundamental conocer la anatomía topográfica de la zona operatoria.

En cirugía menor, el nivel de disección más habitual debe ser: para la cara y el cuello, el correspondiente a la unión entre la dermis y el tejido subcutáneo; para el cuero cabelludo, el plano subgaleal y, para el tronco y las extremidades, el correspondiente a la unión entre la fascia superficial y la profunda.

Planeando una incisión quirúrgica

Para planear una incisión quirúrgica es preciso tener en cuenta determinados elementos, como la anatomía de la zona que se va a intervenir, las líneas de mínima tensión y la biología de la lesión que se va a tratar. Además es necesario, como en cualquier otro procedimiento quirúrgico, haber realizado una correcta valoración preoperatoria (véase el capítulo 21 de la sección 4) y disponer del instrumental adecuado para llevarlo a efecto.

Anatomía quirúrgica

Antes de realizar una incisión, es imperativo poseer un conocimiento adecuado de la anatomía superficial de esa zona, sobre todo en áreas como la cara, el cuello y la mano (véase el capítulo 35 de la sección 6). En las lesiones no superficiales, como lipomas o quistes epidérmicos, la incisión debe planearse de manera que permita una exposición suficiente de la lesión que se va a tratar.

Líneas de mínima tensión

Las incisiones o escisiones quirúrgicas deben orientarse de manera que resulten en una cicatriz adecuada, tanto desde el punto de vista estético como funcional. Para ello, es preciso orientarlas de manera paralela a las líneas de mínima tensión. Es preferible efectuar una incisión más larga bien orientada que no una más pequeña y mal orientada. Las líneas de mínima tensión o líneas de Langer son el resultado de las distintas fuerzas que actúan sobre la piel, como los músculos y las articulaciones. Las incisiones paralelas a estas líneas están sometidas a menos tensión, de forma que

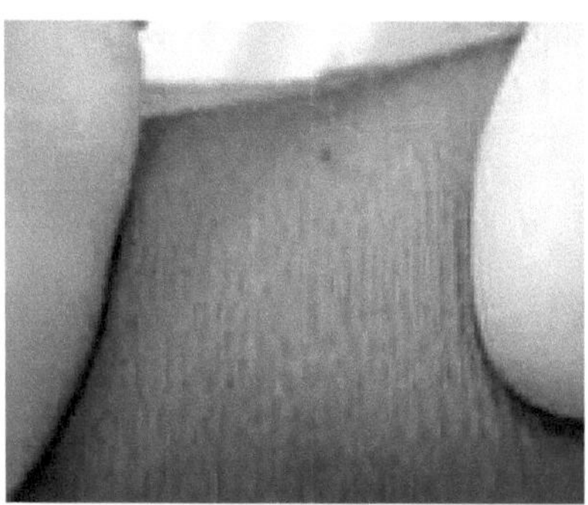

Figura 1a. Pellizco de piel para observar las líneas de mínima tensión.

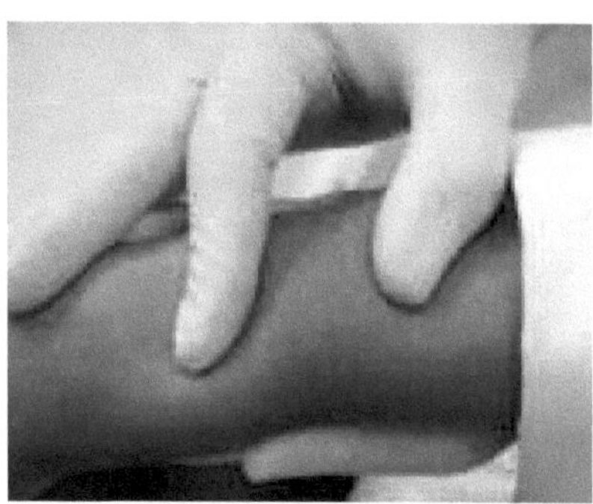

Figura 1b. Pellizco de piel para observar las líneas de mínima tensión.

producirán una cicatriz más fina y menos visible. Las líneas de mínima tensión coinciden con las líneas de expresión facial (surco nasolabial, párpados, arrugas de la frente, etc.), con las líneas de relajación cutánea (líneas de flexión de los miembros, líneas horizontales del cuello) y suelen ser perpendiculares a la musculatura subyacente, sobre todo en las extremidades.

En pacientes ancianos es relativamente sencillo determinar las líneas de mínima tensión. Sin embargo, en pacientes jóvenes, su situación no suele ser tan obvia debido a la elasticidad cutánea. Pellizcar la piel en varias direcciones observando si aparecen arrugas (fig. 1a y b) paralelas o pedirle al paciente que gesticule, cuando se trata de la cara, son maniobras útiles para determinar la situación de estas líneas. Existen también diagramas de las líneas de mínima tensión (figs. 2 y 3) que pueden consultarse para planear una incisión.

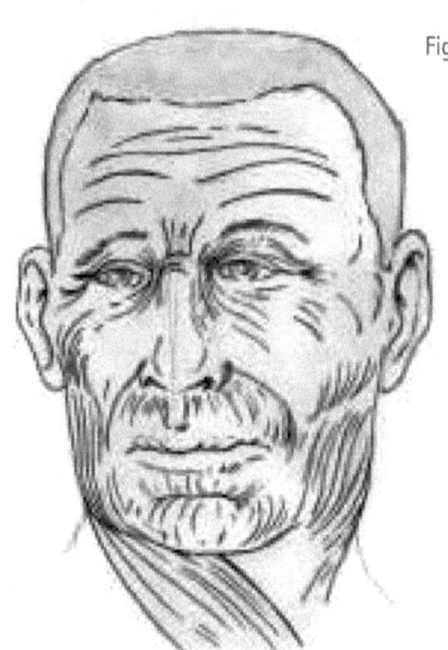

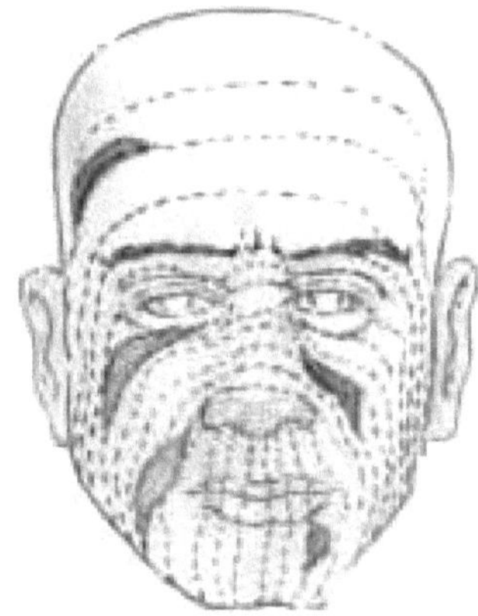

Figura 2a. Líneas de mínima tensión de la cara.

Figura 2b. Detalle.

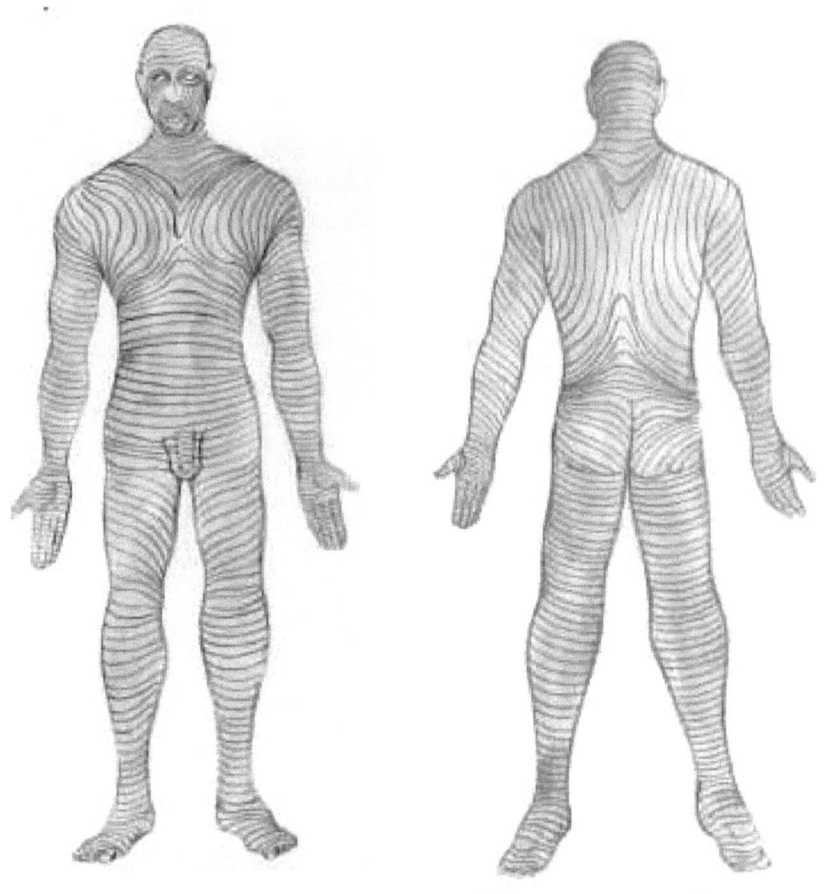

Figura 3. Líneas de mínima tensión corporales. Las incisiones paralelas a estas líneas producen cicatrices más finas que las situadas de manera perpendicular.

Biología de la lesión

El diseño de las incisiones o escisiones debe realizarse teniendo en cuenta el tipo de lesión que se va a tratar. Para las biopsias escisionales, es necesario dejar un margen adecuado (1-2 mm) de piel sana alrededor de la lesión y en profundidad, en función de cada lesión. Para las biopsias parciales o incisionales, la incisión debe planearse de manera que pueda ser incluida en una futura extirpación.

En lesiones malignas cutáneas el margen adecuado puede ser mayor (> 4 mm en espinocelular, o mayores en caso de melanoma). En estos casos en que la sospecha es de dichos diagnósticos, la obligación del médico de familia es derivar a otros servicios especializados y no la de intervenir.

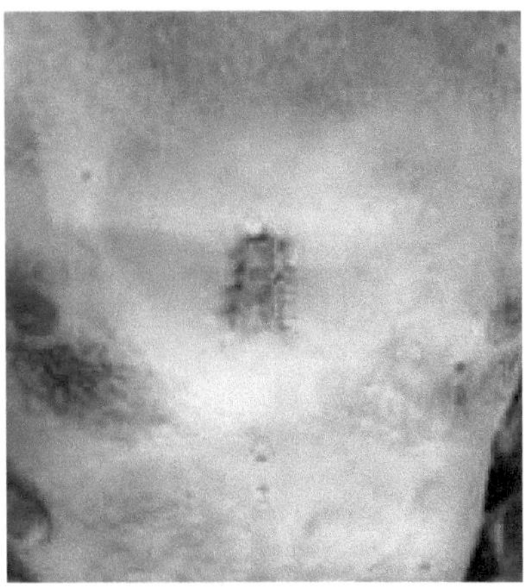

Figura 4.a. Queloide tras intervención en la región anterior del tórax.

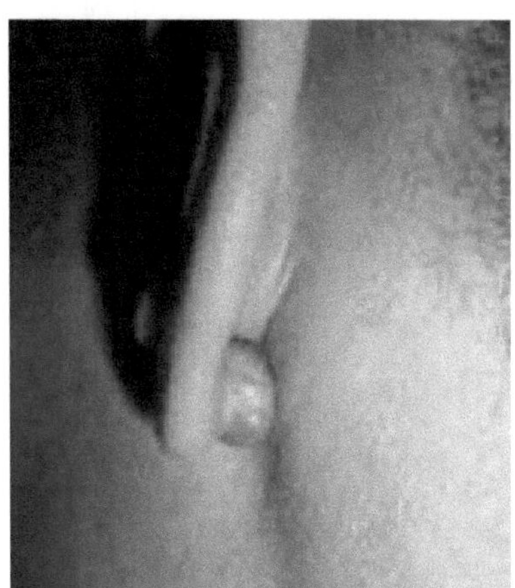

Figura 4.b. Queloide tras intervención en el lóbulo de la oreja de una mujer negra.

Areas problemáticas

(Véanse la sección 9 y la sección 6).

Existen determinadas regiones anatómicas con una mayor tendencia a la presentación de cicatrices patológicas. Antes de extirpar una lesión en una de estas áreas, es importante discutir con el paciente esta posibilidad, sobre todo en los casos en los que la extirpación obedezca a criterios estéticos, no diagnósticos o terapéuticos.

La región deltoidea y el hombro, la región esternal y la región interescapular, son especialmente propensas a la aparición de queloides y cicatrices hipertróficas (fig. 4a). La raza negra presenta una incidencia mucho mayor de queloides (fig. 4b). Durante la infancia hay una mayor tendencia a las cicatrices hipertróficas.

Realizando una incisión quirúrgica

En muchas ocasiones, resulta útil pintar la incisión planeada, de manera que no se pierdan las referencias tras colocar los

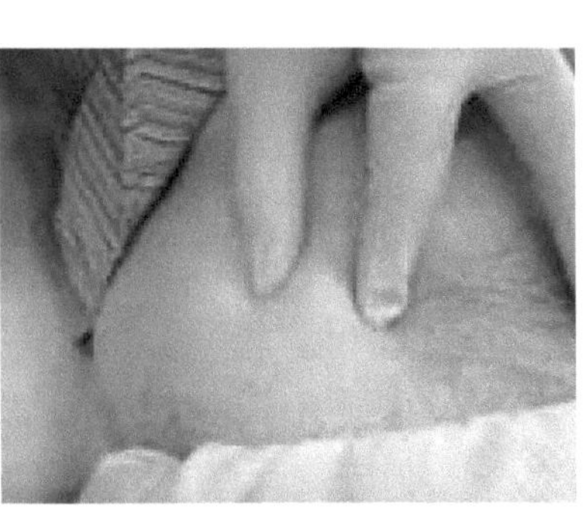

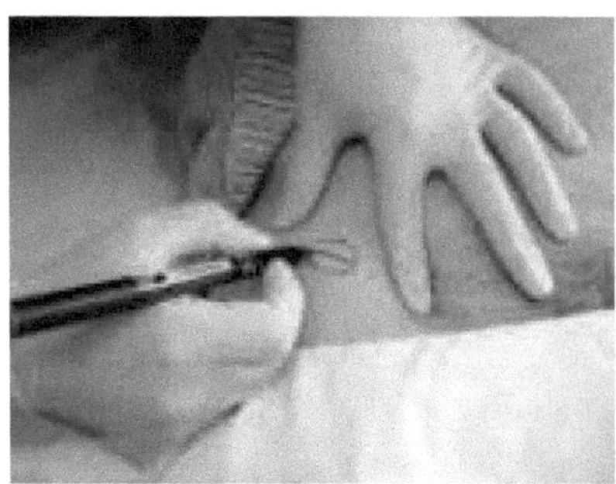

Figura 5.a, b. Palpamos los límites de la lesión (a) y después definimos dichos límites con el rotulador y dibujamos la incisión (b).

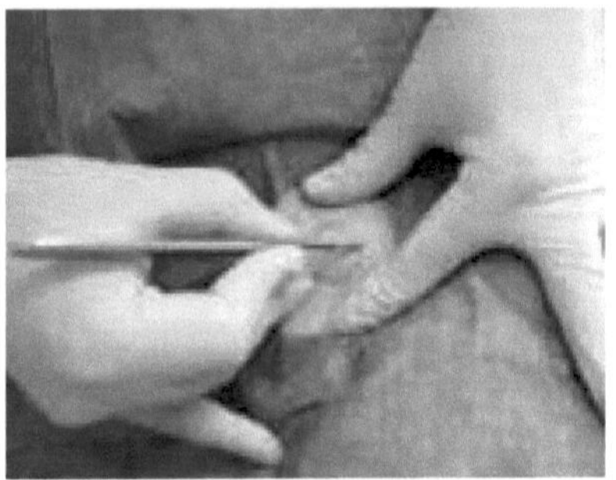

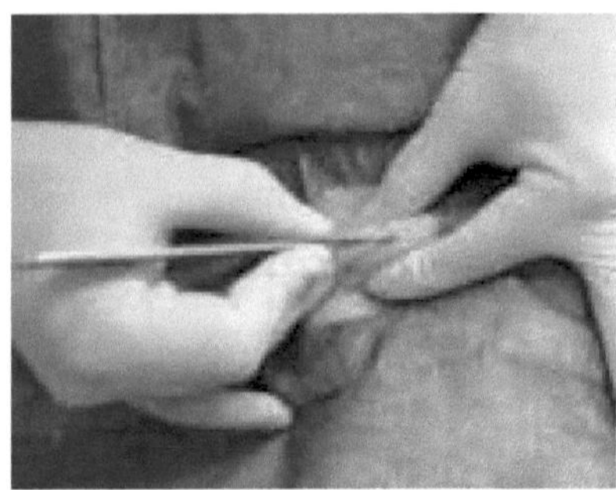

Figura 6. Posición de las manos para realizar una incisión: la mano dominante sujeta el bisturí como si fuese un lápiz, mientras que la mano no dominante tensa la piel en dirección perpendicular a la incisión.

Figura 7. Corte limpio de la piel con bisturí y con los dedos de la otra mano pellizcamos la piel para aumentar la nitidez del corte.

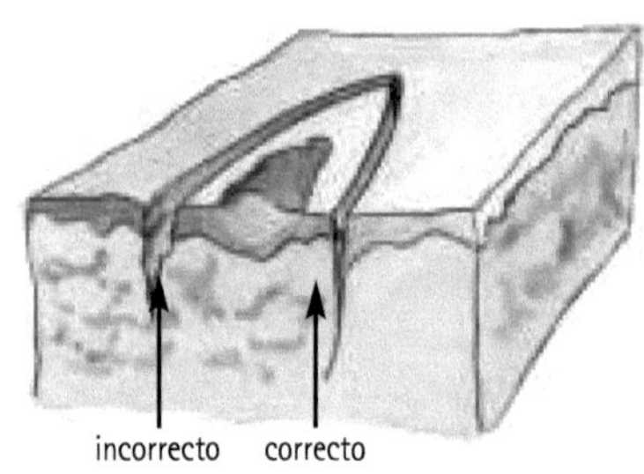

Figura 8. La realización de varios cortes distintos en una misma incisión puede producir un borde quirúrgico irregular (izqda.), dando lugar a una cicatrización menos adecuada, en comparación con una incisión de bordes regulares (dcha.).

el bisturí debe tensar la piel, de manera que éste produzca un corte limpio (fig. 6). El bisturí debe orientarse de forma que produzca un corte perpendicular a la piel, no biselado, excepto en zonas pilosas (por ejemplo cuero cabelludo o cejas) donde debe inclinarse de manera paralela a la salida del pelo, para no lesionar los folículos pilosos (véase el cap. anterior).

Una alternativa para conseguir aumentar la precisión y nitidez del corte con el bisturí es pellizcar la piel de la zona a cortar, con los dedos de la mano no dominante (fig. 7). Con dicha maniobra, al mismo tiempo, se reduce el sangrado por la presión en la vascularización subcutánea que produce el pellizco.

No es necesario cortar todo el espesor de la piel de una sola pasada; sin embargo, muchas pasadas disminuyen la precisión del corte (fig. 8). La cantidad de presión necesaria para cortar la piel hasta que sea visible el tejido subcutáneo se adquiere con experiencia.

No es recomendable emplear el bisturí eléctrico convencional como instrumento de corte para la piel, pues la cantidad de calor que genera puede quemar la piel

paños quirúrgicos o cuando empiece a sangrar la piel. Para ello pueden emplearse rotuladores previamente esterilizados o se puede pintar la incisión antes de realizar la antisepsia de la zona (fig. 5a y b).

Para efectuar la incisión, el bisturí se coloca de manera vertical en uno de los extremos de la incisión, formando, a medida que se avanza, un ángulo de 45° con la piel, hasta volver a colocarse verticalmente al final de la incisión. La mano que no emplea

Figura 9.

Tipos de incisiones:
incisión lineal (1),
incisión en ángulos (2),
incisión curva (3),
escisión fusiforme (4).

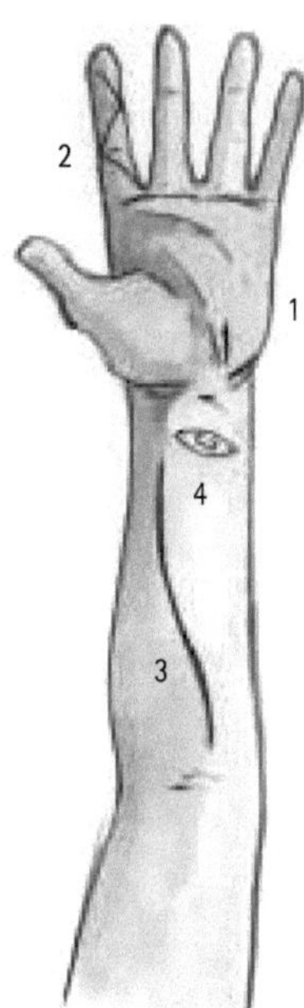

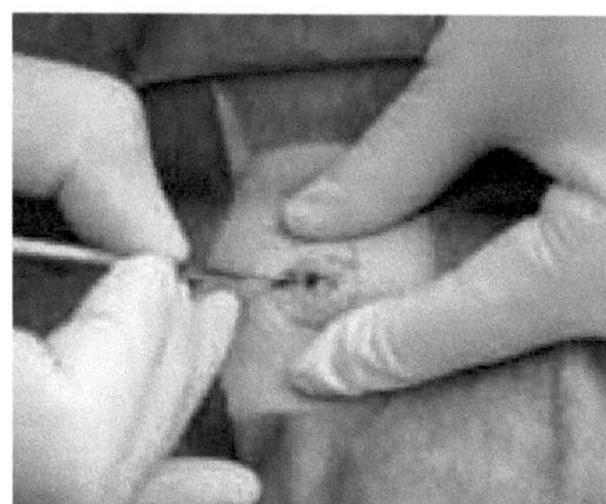

Figura 10. Escisión para la extirpación de un lipoma

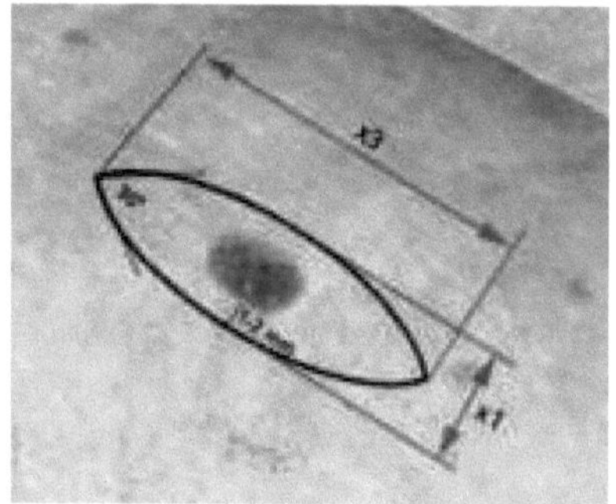

Figura 11. Escisión fusiforme: la longitud de la elipse debe ser el triple de la anchura y los extremos han de tener 30 grados. El margen de seguridad alrededor de la lesión depende del tipo de lesión.

adyacente y lesionar los folículos pilosos adyacentes, resultando una cicatrización más lenta y un peor resultado cosmético.

El empleo del láser CO_2 como instrumento de corte ofrece, en cirugía menor, pocas ventajas respecto al bisturí convencional.

Tipos de incisiones en cirugía menor

Incisión

Se utiliza para conseguir una exposición quirúrgica de planos más profundos (lipomas, quistes epidérmicos, biopsias ganglionares, etc.) o para realizar drenajes de abscesos. Puede ser lineal, en ángulos o curvada, en función del área anatómica que se va a tratar y del tipo de cirugía a usar(fig. 9). Es característica la incisión que se realiza para extirpar los lipomas (fig. 10).

Escisión fusiforme

Se emplea para extirpar lesiones cutáneas con un margen de piel sana alrededor de la lesión (en general de 1-2 mm) y en profundidad (véase el capítulo de la sección 8, volumen 2). Como regla general, la longitud de la elipse debe ser tres veces su anchura y los extremos han de tener 30 grados (fig. 11). Debe orientarse según las líneas de mínima tensión, no según el eje mayor de la lesión.

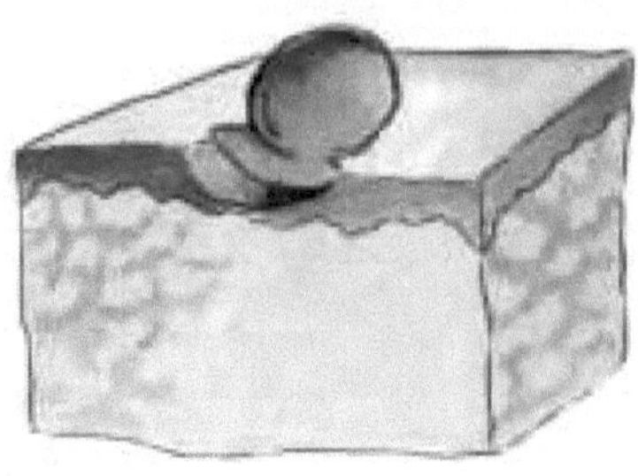

Figura 12. Escisión tangencial o afeitado: se extirpan sólo los componentes más superficiales de la piel; el defecto creado se deja cicatrizar por segunda intención.

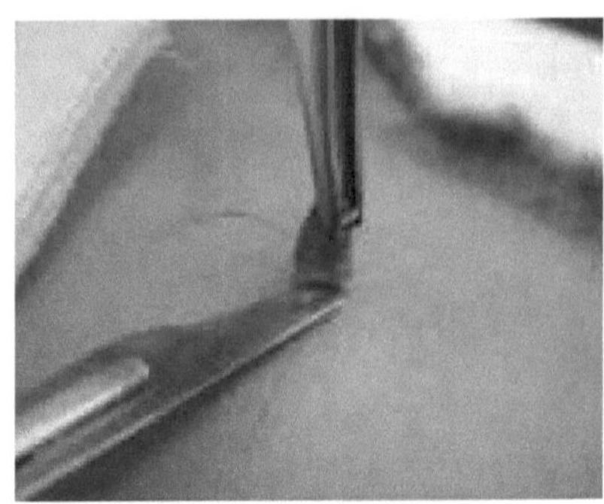

Figura 13. Afeitado de un fibroma con corte tangencial.

Escisión tangencial

Se denomina también "afeitado" y consiste en la extirpación, mediante bisturí o tijeras, de lesiones muy superficiales, eliminando sólo las capas más superficiales de la piel (fig. 12) (véase el capítulo de la sección 8, volumen 2). El defecto creado se deja cicatrizar por segunda intención. Sólo se debe emplear para extirpar determinadas lesiones que no planteen ninguna duda diagnóstica y que sólo afectan a los estratos más superficiales de la piel (por ejemplo, fibromas) (fig. 13).

Procedimientos de sutura quirúrgica

J.R. Castelló, J.M. Arribas, A. Sánchez Olaso

El cierre de la herida es una de las partes primordiales del acto quirúrgico; una reposición adecuada de la barrera cutánea protege contra la infección y proporciona un resultado funcional y estético más aceptable.

Con frecuencia se piensa que el resultado del cierre depende principalmente del tipo de sutura empleado. Sin embargo, aunque este factor es importante, son otros, como la tensión de la herida, la eversión de los bordes, el cierre por planos o el tiempo de retirada de los puntos, los que influyen en la calidad de la cicatriz obtenida. En el presente capítulo se describen las técnicas de sutura más utilizadas en cirugía menor y, en el capítulo siguiente, las formas más habituales para anudar estas suturas. La elección del material apropiado para realizar estas suturas se describe en el cap. 3 de la sección 1.

Principios de las suturas quirúrgicas

El objetivo de una sutura es aproximar tejidos de las mismas características con el fin de que cicatricen correctamente. Para obtener un cierre quirúrgico óptimo se deben tener en cuenta los siguientes principios (fig. 1a y b):

- **Evitar la tensión:** cerrar una herida a tensión disminuye la vascularización de sus bordes, incrementando los problemas de cicatrización y el riesgo de infección. La disección de la piel de los planos más profundos con frecuencia permite un cierre sin tensión; en caso contrario, puede

ser preciso emplear técnicas más complejas, como injertos o colgajos. Por otro lado, una manipulación poco cuidadosa de los tejidos o la utilización de instrumental inadecuado (por ejemplo, pinzas sin dientes para tirar de la piel) puede condicionar también un mal resultado quirúrgico.

- **Eversión de los bordes de la herida:** debido a la tendencia de las cicatrices a contraerse con el tiempo, unos bordes quirúrgicos ligeramente elevados sobre el plano de la piel irán aplanándose progresivamente y proporcionarán un resultado estéticamente más aceptable. De igual modo, las heridas que no se evierten durante el cierre producirán una cicatriz invertida o deprimida. Una de las claves para conseguir una correcta eversión de los bordes quirúrgicos consiste en introducir la aguja formando un ángulo de 90° con el plano de la piel para que el recorrido del hilo, tras ser anudado, eleve la piel (fig. 2). Otra forma de lograr una eversión adecuada es emplear suturas de colchonero (véase más adelante).

- **Cierre por planos:** la mayoría de las intervenciones en cirugía menor sólo precisan un cierre en un plano, el cutáneo. Sin embargo, si existe tensión, si la herida es muy profunda e implica a varios planos o si hay mucho espacio muerto (fig. 3), puede ser necesario el cierre en varios planos. Para ello, es necesario que haya fascia o una dermis gruesa que permita la colocación de suturas internas, ya que la grasa soporta muy mal las suturas.

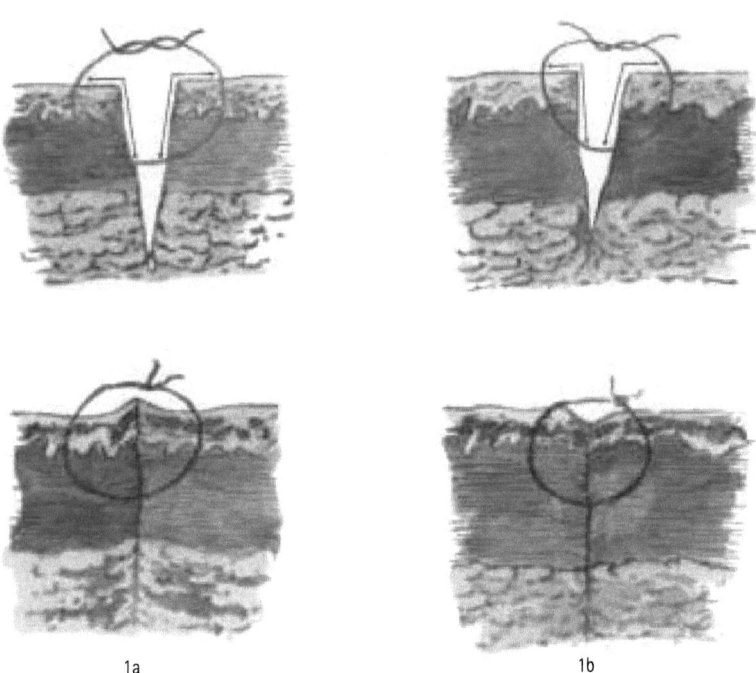

1a   1b

Figura 1. a) Forma correcta de realizar una sutura evertiendo los bordes de la herida. La aguja debe penetrar la piel de manera perpendicular (formando un ángulo de 90°) y el trayecto que efectúa el hilo debe ser igual o más ancho en la profundidad que en la superficie.
b) Forma incorrecta de realizar una sutura, resultando en una inversión de los bordes de la herida.

- **Tipo de sutura:** es un factor menos importante que los otros principios descritos. Si una sutura se mantiene durante demasiado tiempo, produce cicatrices en las zonas de entrada y salida de la sutura ("marcas de puntos"). Para evitarlas, se deben retirar los puntos tan pronto como sea posible. La elección del material de sutura y el grosor del hilo también son factores que se han de considerar (tabla I). En general, se debe intentar emplear el menor número de puntos para conseguir una buena aproximación de los bordes de la herida y eliminar los espacios muertos, puesto que colocar muchos puntos no mejora el resultado estético.

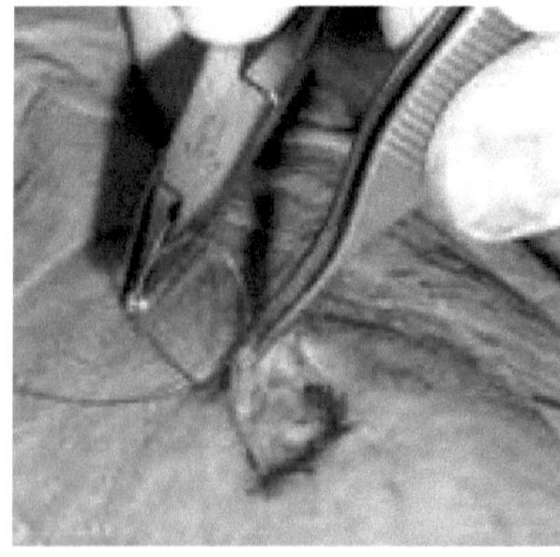

Figura 2. Cómo introducir la aguja (angulo de 90°) para conseguir la eversión de los bordes.

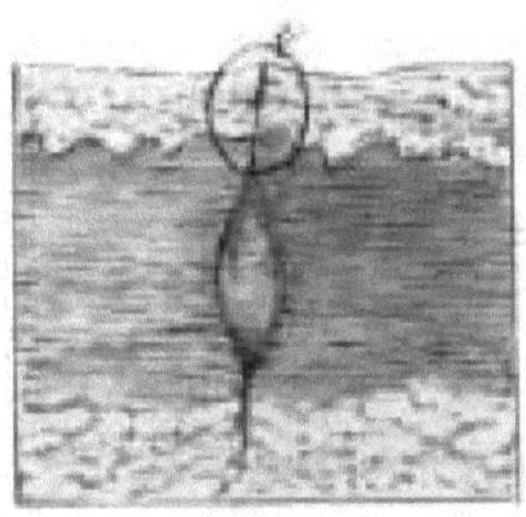
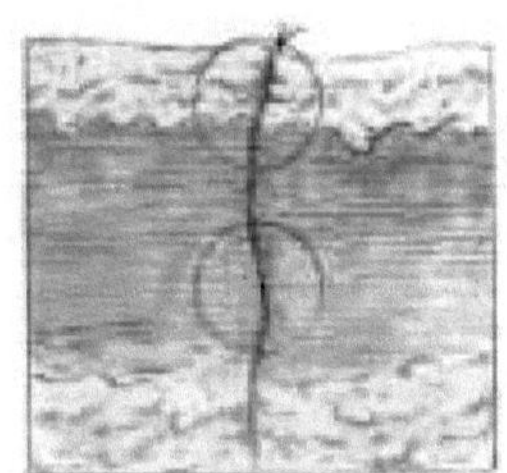

Figura 3. Sutura incorrecta de una herida (izquierda), dejando espacio muerto, y sutura correcta (derecha), obliterando el espacio muerto con una sutura profunda.

Tabla I • Tiempo recomendado para la retirada de puntos (en días)

Región anatómica	Sutura cutánea	Sutura subcutánea*	Retirada de puntos Adultos	Niños
Cuero cabelludo	grapas seda 2/0	Vicryl® o Dexon® 3/0	7-9	6-8
Párpados	monofilamento 6/0 seda 6/0	–	3-5	3-5
Orejas	monofilamento 4/0-5/0 seda 4/0-5/0	–	4-5	3-5
Nariz	monofilamento 4/0 seda 4/0	Vicryl® o Dexon® 4/0	4-6	3-5
Labios	monofilamento 4/0 seda 4/0	Vicryl® o Dexon® 4/0	4-6	4-5
Frente/resto de la cara Cuello	monofilamento 4/0-5/0 seda 4/0-5/0	Vicryl® o Dexon® 4/0	4-6	3-5
Tronco/abdomen	monofilamento 3/0-4/0	Vicryl® o Dexon® 3/0	7-12	7-9
Espalda	monofilamento 3/0-4/0	Vicryl® o Dexon® 3/0	12-14	11-13
Extremidad superior/mano	monofilamento 4/0	Vicryl® o Dexon® 3/0	8-10	7-9
Pulpejo	monofilamento 4/0	–	10-12	8-10
Extremidad inferior	monofilamento 3/0 grapas	Vicryl® o Dexon® 3/0	8-12	7-10
Pie	monofilamento 4/0	Vicryl® o Dexon® 3/0	10-12	8-10
Pene	monofilamento 4/0	Vicryl® o Dexon® 3/0	7-10	6-8
Mucosas oral, nasal y lengua	Vicryl® 3/0	–	–	–

(*) Cuando sea precisa

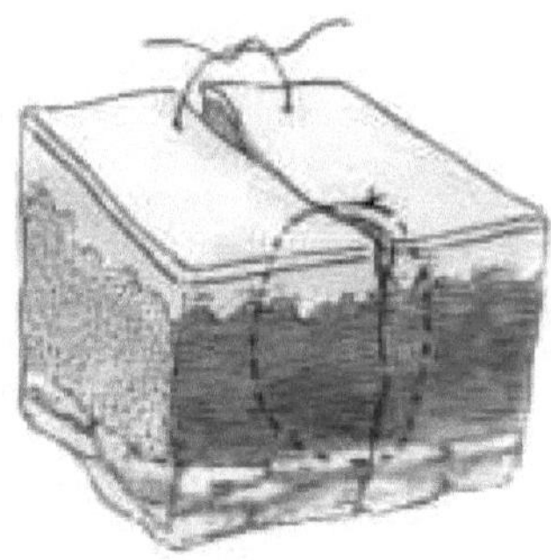

Figura 4. Punto simple (percutáneo).

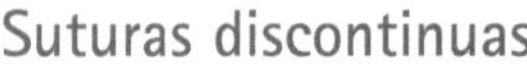

Suturas discontinuas

Las suturas discontinuas son aquellas en las que cada punto realizado es independiente del siguiente, repartiéndose de manera uniforme a lo largo de la herida. Son las más apropiadas en cirugía menor, pues es más fácil distribuir la tensión, favorecen el drenaje de la herida y los puntos se retiran con mayor facilidad.

Punto simple (percutáneo)

Es el tipo de sutura más empleado por su rapidez y sencillez de ejecución; debe abarcar la piel y una porción de tejido subdérmico, y quedar tan ancho como profundo. Es la sutura de elección para suturar la piel en cirugía menor y se usa sola o en combinación con puntos enterrados si la herida es más profunda (fig. 4).

Cuando ejecutemos el punto simple conviene introducir la aguja primero en un borde de la herida quirúrgica y después en el otro; no intentar (sobre todo al principio del aprendizaje) abarcar la entrada y la salida de la aguja en el otro labio de la herida, en un solo movimiento. La distancia entre la entrada y el borde de la herida debe ser idéntica a la distancia entre la salida de la aguja y el otro borde y la profundidad también similar a dicha distancia (fig. 5a y b).

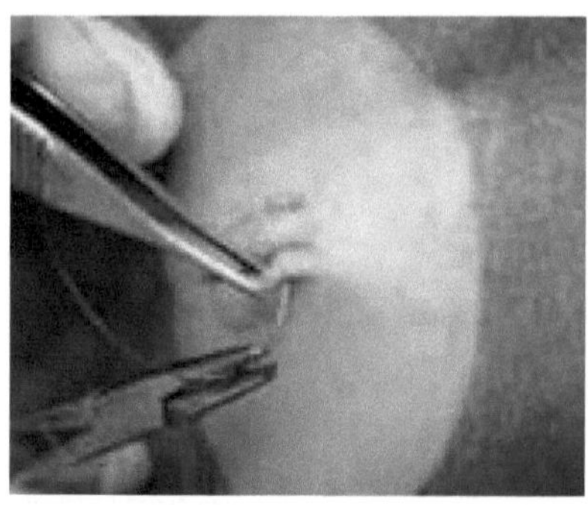

a

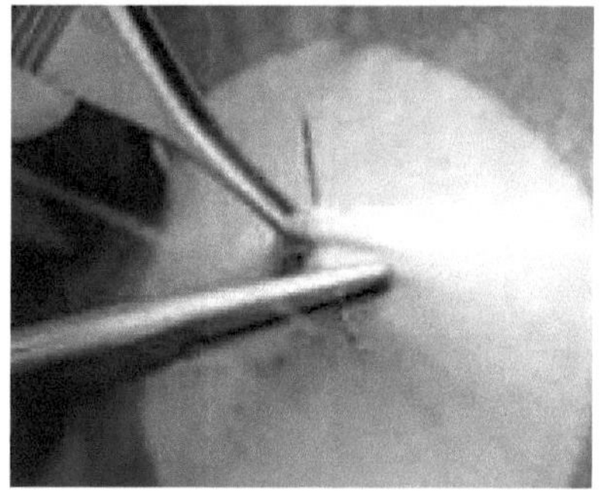

b

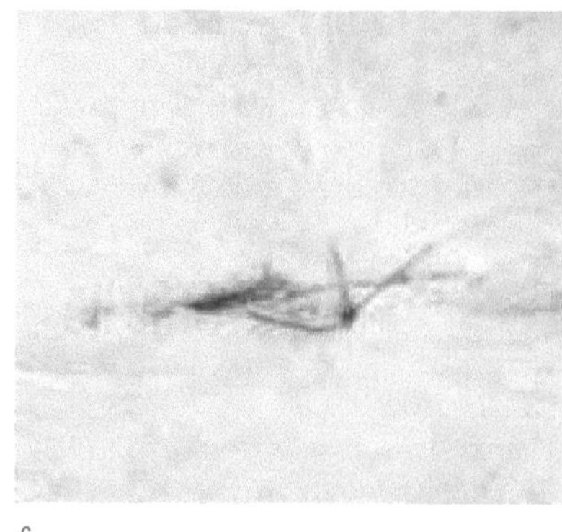

c

Figura 5a, b y c. Secuencia del punto simple (la distancia entre la entrada y el borde de la herida debe ser idéntica a la distancia entre la salida de la aguja y el otro borde y la profundidad también similar a dicha distancia).

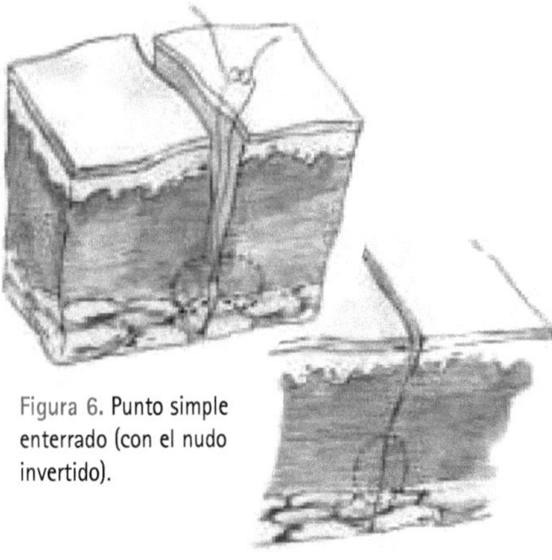

Figura 6. Punto simple enterrado (con el nudo invertido).

Punto simple con el nudo invertido (enterrado)

Se emplea para aproximar los planos profundos, disminuyendo la tensión, y para obliterar espacios muertos, antes de suturar la piel; no es necesario en heridas superficiales. Se utiliza material reabsorbible y se realiza de tal manera que el nudo queda en la profundidad de la herida, disminuyendo la posibilidad de que el punto se exponga a través de la incisión. El nudo se corta al ras para disminuir la cantidad de material extraño en el interior de la herida (fig. 6).

Cuando ejecutamos el punto con nudo invertido procederemos, con ayuda de las pinzas con dientes, a evertir el borde de la herida y entonces introducimos la aguja desde la profundidad de la herida y la sacamos por la dermis. En el siguiente paso introducimos la aguja desde la dermis hacia la profundidad del otro borde y a continuación, con los dos cabos en el mismo lado, anudaremos (fig. 7 a, b, c y d).

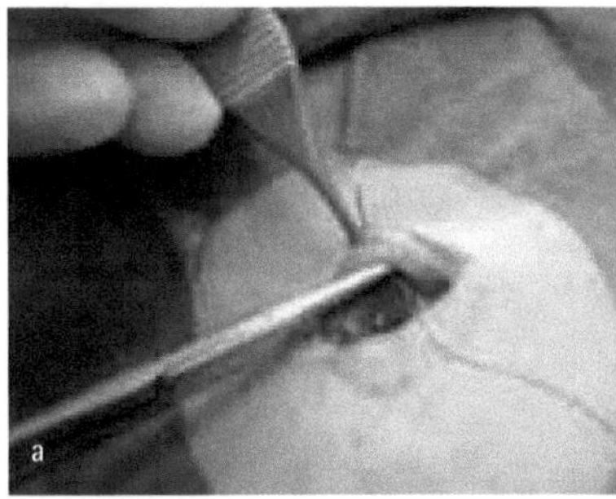
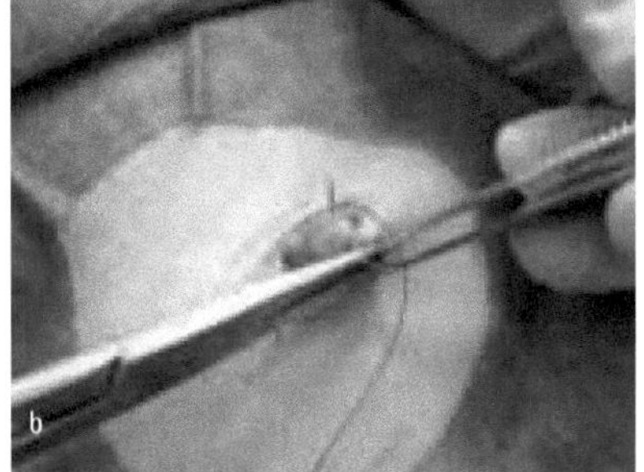
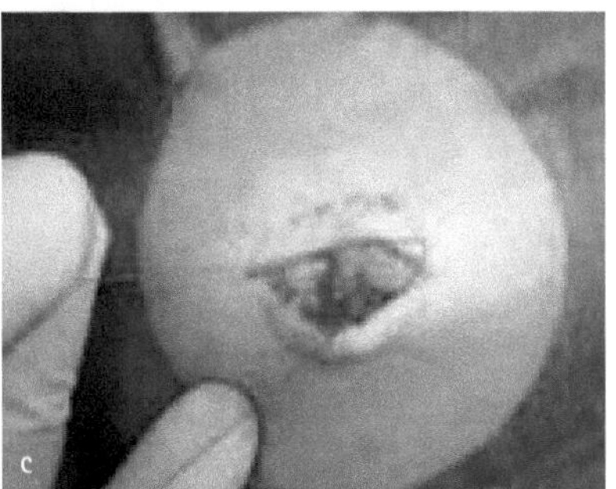
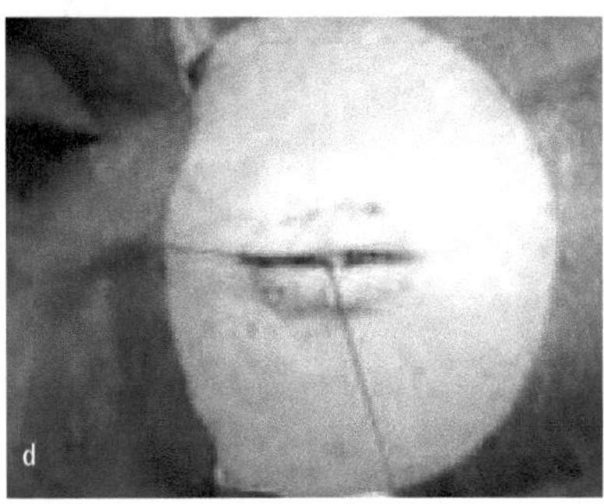

Figura 7a, b, c y d. Secuencia de punto encerrado: a) introducir la aguja desde la profundidad de la herida y salir por la dermis. b) introducir la aguja desde la dermis hacia la profundidad del otro labio de la herida. c) Observar los cabos que terminan en la profundidad. d) Anudado y corte del nudo al ras.

Punto de colchonero o en "U"

– Punto de colchonero vertical (fig. 8): es una sutura útil en zonas de piel laxa (dorso de la mano, codo), donde los bordes de la herida tienen tendencia a invaginarse. Además de proporcionar una buena eversión de los bordes de la herida, esta sutura tiene la característica de obliterar adecuadamente espacios muertos, evitando la necesidad de colocar puntos enterrados en heridas que no tienen la suficiente profundidad. Para efectuarlo se introduce la sutura a unos 10 mm del borde de la herida y se saca por el borde opuesto a la misma distancia; después se vuelve a introducir cerca de donde se había salido, unos milímetros más cerca del borde de la herida, y se saca unos milímetros más cerca del primer punto de entrada. Su uso en cirugía menor debe ser excepcional.

– Punto de colchonero horizontal (fig. 9): este tipo de sutura también proporciona una buena eversión de los bordes de la herida, sobre todo en zonas donde la dermis es gruesa (por ejemplo, palma y planta del pie). Para realizarla, la aguja se introduce en la piel de manera similar al punto simple, saliendo por el lado opuesto de la herida; luego se vuelve a introducir la sutura a unos 5 mm lateralmente al punto de salida, saliendo también a unos 5 mm lateralmente al punto de entrada inicial.

– Punto de colchonero horizontal semi-enterrado (fig. 10): se emplea para suturar esquinas de heridas (fig. 10a) o bordes quirúrgicos de distinto espesor (fig. 10b) (amplia información en la sección 9 del volumen 2).

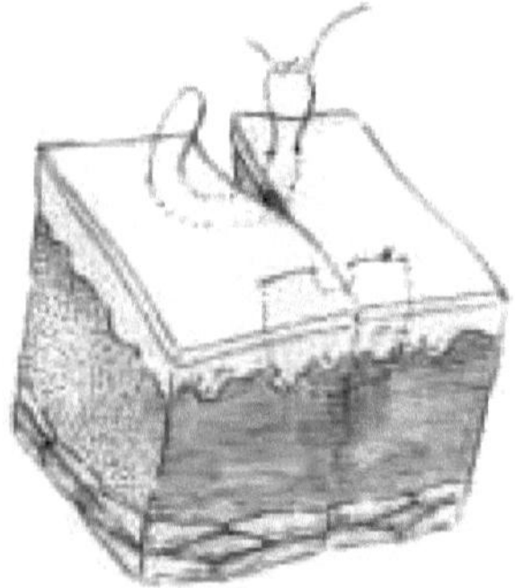

Figura 8. Punto de colchonero vertical.

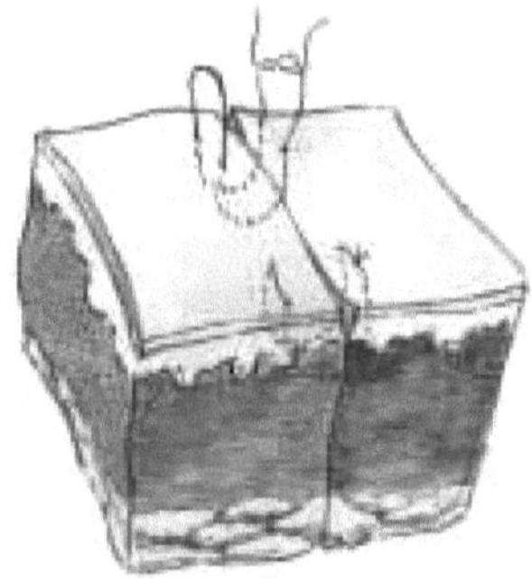

Figura 9. Punto de colchonero horizontal.

Figura 10. Punto de colchonero horizontal semi-enterrado:
a) para la sutura de esquinas.
b) para suturar heridas con bordes de distinto espesor.

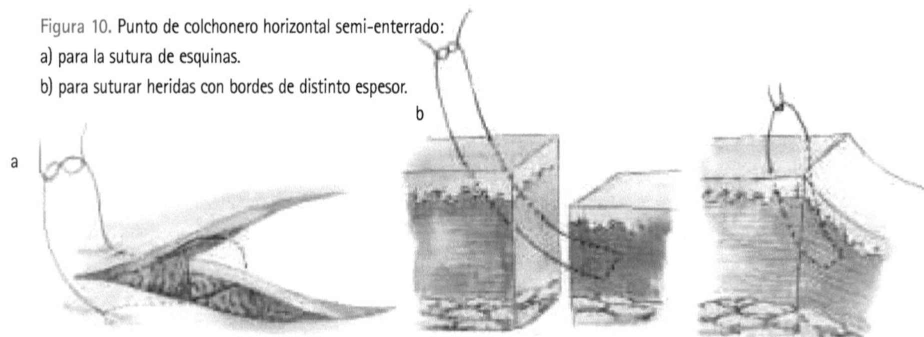

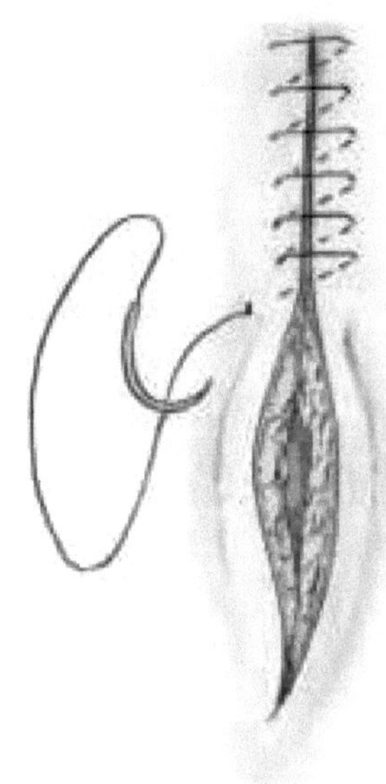

Figura 11. Sutura continua simple.

Suturas continuas

En las suturas continuas los puntos se realizan continuamente, sin cortar el hilo. Aunque se efectúan con mayor rapidez que las discontinuas, se emplean menos en cirugía menor. Dificultan el drenaje de la herida, por lo que están contraindicadas si hay sospecha de infección o en heridas muy contaminadas. Los puntos se retiran con mayor dificultad, no existiendo la posibilidad de retirarlos en varias sesiones.

Sutura continua simple

Es una sucesión de puntos con un nudo inicial y otro final. Es muy rápida de ejecutar pero resulta difícil ajustar su tensión y no siempre proporciona una adecuada eversión de los bordes. Se usa poco en cirugía menor (fig. 11).

Sutura continua intradérmica (subcuticular)

Este tipo de sutura permite realizar una sutura sin atravesar la piel, evitando las cicatrices por "marcas de puntos" y proporcionando un resultado estético óptimo. Se realiza pasando la sutura por la dermis en sentido horizontal, a lo largo de toda la herida; en los extremos, la sutura puede salir fuera de la piel (sutura intradérmica extraíble), en cuyo caso se realiza con material irreabsorbible monofilamento (por ejemplo, Prolene®) o anudarse en el interior de la herida (sutura intradérmica no extraíble), en cuyo caso se realiza con material reabsorbible. Se debe evitar efectuar esta sutura con material multifilamento como la seda, puesto que sería muy difícil retirar el material de sutura. Se emplea en heridas en que será preciso mantener durante mucho tiempo la sutura (más de 15 días). No debe existir tensión en la herida. En cirugía menor su utilidad es limitada (figs. 12 y 13).

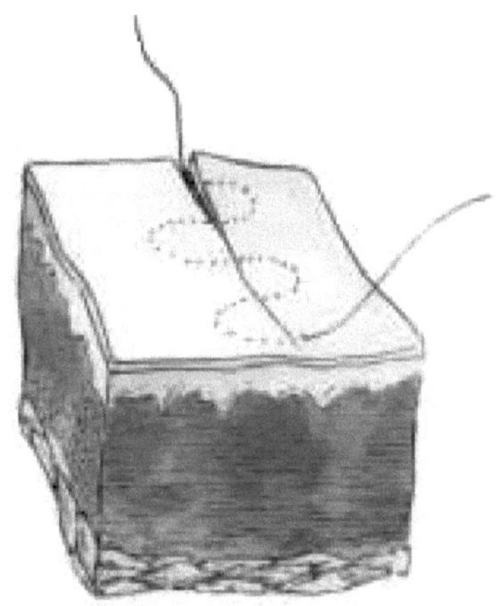

Figura 12. Sutura continua intradérmica extraíble.

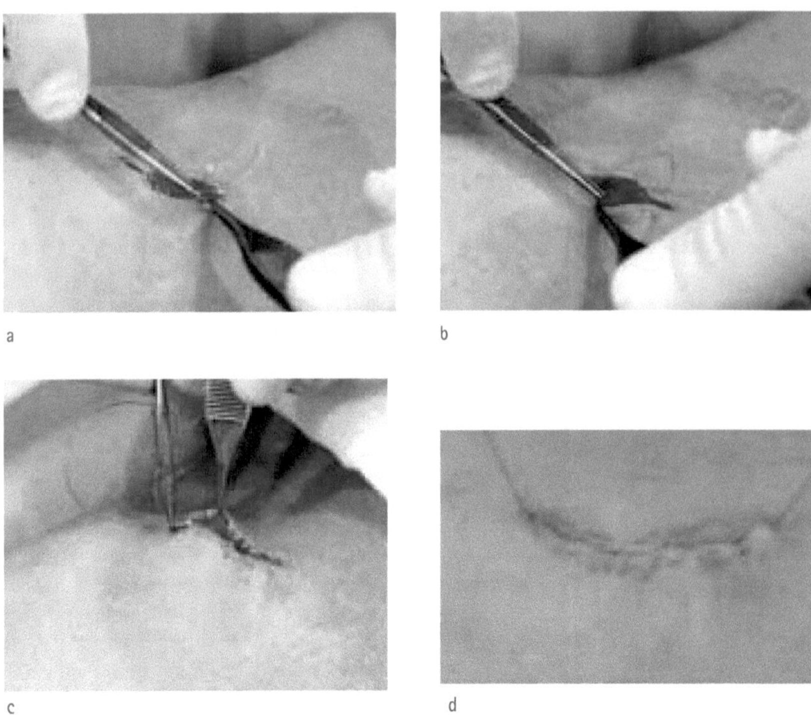

Figura 13a, b, c y d. Secuencia de la sutura intradérmica (a, b, c y d: véase texto).

Otras suturas

La sutura con grapas y con cinta adhesiva microporosa (Steri-Strip®) se describe en el cap. 3 de la sección 1.

Retirada de puntos

El tiempo recomendado para la retirada de los puntos se describe en la tabla I. Las cifras propuestas son aproximadas y deben individualizarse para cada herida en función de la tensión a la que fue suturada, de si existen suturas profundas, si la incisión es paralela a las líneas de mínima tensión, etcétera.

En la cara, donde la cicatriz será visible, es importante retirar la sutura tan pronto como sea posible, al tiempo que se coloca Steri-Strip® durante siete días más, pues durante este período existe el riesgo de que la herida se abra ante pequeños traumatismos. En otras regiones anatómicas, donde el resultado estético no es tan importante y la cicatrización no resulta tan rápida como en la cara, las suturas han de dejarse durante más tiempo. En particular, en las zonas periarticulares, sometidas a movimientos continuos, y en la extremidad inferior, que posee una velocidad de cicatrización más lenta, los puntos se retirarán más tarde de lo habitual.

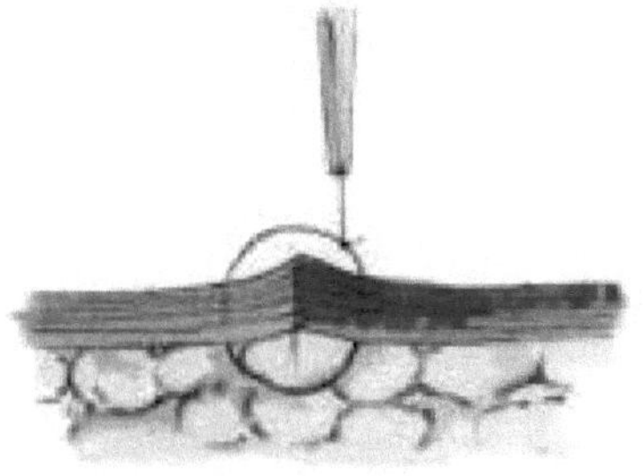

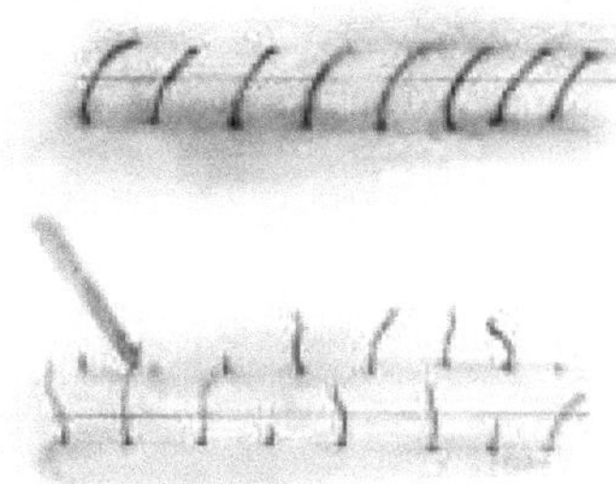

Figura 15. Retirada de una sutura continua simple.

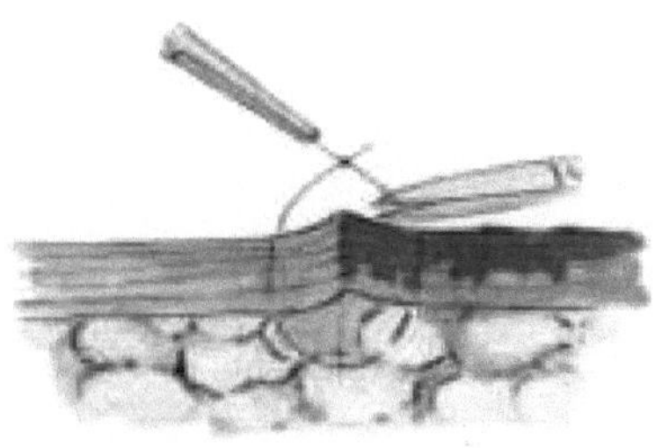

Procedimiento de retirada de puntos

La retirada de puntos se debe realizar con una pinza sin dientes y una hoja de bisturí de los números 11, 12, o unas tijeras finas con puntas, tipo Iris o de Spencer (véase el cap. 1 de la sección 1). Las tijeras de Mayo de punta roma suelen ser demasiado gruesas para retirar puntos con precisión.

Si la herida tiene muchas costras, se puede limpiar con peróxido de hidrógeno, de manera que sea más sencillo identificar las suturas. El punto se debe cortar entre el nudo y la piel, de manera que, al tirar, pase la mínima cantidad de hilo a través de la herida. Es importante tirar del hilo en la dirección que cierra la herida, pues en este momento todavía existe riesgo de que la herida se abra (fig. 14).

La sutura continua se retira cortando lazadas alternativamente y tirando de ellas (fig. 15). La sutura continua intradérmica se retira tirando de uno de los extremos.

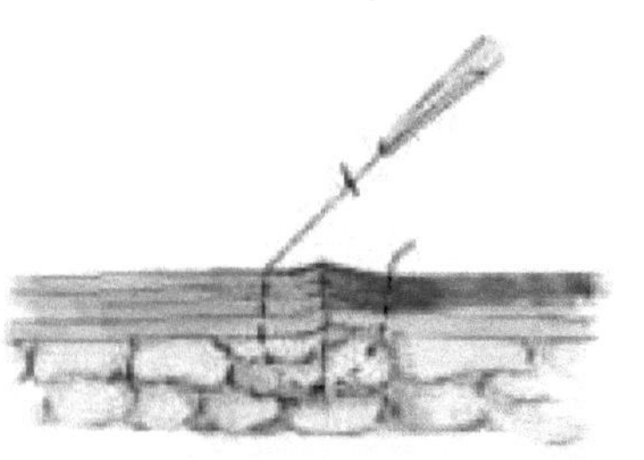

Figura 14. Técnica para retirar puntos simples (véase texto).

Nudos y procedimientos de anudado

J.R. Castelló, J.M. Arribas, C. Mínguez

La realización de nudos seguros es una de las bases de la técnica quirúrgica. Existen distintas formas de realizar nudos, que deberán practicarse antes de efectuar una sutura.

Conseguir nudos bloqueados (no corredizos) y de tensión idónea son premisas que se deben incluir en el aprendizaje de esta técnica.

El anudado adecuado de los puntos de sutura evita complicaciones del cierre quirúrgico. Así, el nudo flojo provocará que se reabra la herida quirúrgica y un anudado excesivamente tenso puede provocar isquemia del borde quirúrgico y la posible necrosis del mismo.

Existen dos modalidades de anudado: el instrumental y el manual. En cirugía menor, como demostraremos más adelante, es el anudado instrumental el que mejores resultados nos ofrece.

Los principios generales del anudado aplicables a todas las suturas se enumeran en la tabla I.

Tabla I • **Principios del anudado**

1. El nudo terminado debe ser firme y tan tenso que su deslizamiento sea prácticamente imposible.
2. El nudo debe ser tan sencillo y pequeño como sea posible, para evitar una excesiva reacción del tejido cuando se usen hilos reabsorbibles, o para minimizar la reacción a cuerpos extraños provocada por las suturas no reabsorbibles. Los extremos deben dejarse tan cortos como sea posible en las suturas enterradas.
3. Al realizar un nudo, debe evitarse la fricción entre los hilos ("efecto de sierra"), que puede debilitar la integridad de la sutura.
4. No debe ocasionarse daño en el material de sutura durante el anudado: debe evitarse aplastar la sutura con el instrumental, excepto cuando se sujeta el extremo libre con el portaagujas.
5. No se debe aplicar una tensión excesiva, que puede provocar la ruptura del hilo o romperle. Especialmente las suturas empleadas en la aproximación no deben anudarse demasiado fuerte, porque pueden favorecer la estrangulación de los tejidos.
6. Después de realizar la primera lazada, es necesario mantener la tracción en uno de los lados del hilo para evitar que se afloje si el punto se está aplicando bajo cualquier tipo de tensión.
7. La dirección final de las lazadas deben ser tan horizontal como sea posible.
8. El cirujano no debe de dudar a la hora de cambiar su posición en relación con el paciente para realizar un nudo seguro y plano.
9. La aplicación de mas nudos adicionales a las tres o cuatro que se indican, no sirven para incrementar la resistencia del nudo, sino que sólo contribuyen a aumentar su calibre.

Anudado con instrumental

El anudado instrumental se realiza con el porta-agujas y con agujas curvas. En cirugía menor, donde el área quirúrgica es superficial y accesible al instrumental, el nudo instrumental es la técnica preferida, pues proporciona mayor precisión a la sutura y un ahorro significativo en el material de sutura, excepto para la realización de ligaduras de pequeños vasos, donde es preferible realizar un anudado manual.

El nudo que debe practicarse es el de cirujano (fig. 1), que consiste en una lazada doble seguida por varias lazadas simples. La ventaja de este nudo es la seguridad que proporciona la primera lazada doble, que evita que el nudo se deshaga mientras realizamos las siguientes lazadas.

Procedimiento de anudado instrumental

1. Tomar con la mano izquierda el hilo de la sutura que lleva la aguja. La mano derecha sujeta el porta-agujas. Hacer dos lazadas alrededor del extremo distal del porta-agujas (pasando el hilo por encima y luego por debajo del porta-agujas, dos veces) (fig. 2-1).

2. Tomar con el porta-agujas el extremo corto del hilo y tirar de él para pasarlo a través de las dos lazadas (fig. 2-2).

3. Tirar de ambos extremos con suavidad para apretar el nudo y enfrentar los bordes de la herida. Al bajar el nudo es **importante cruzar los cabos para conseguir un nudo plano cuadrado**, no torcido (fig. 2-3).

4. Soltar el extremo corto del hilo del porta-agujas y realizar una nueva lazada (esta vez simple) en dirección contraria (fig. 2-4).

5. Tomar de nuevo el extremo corto del hilo y pasarlo a través de la lazada (fig. 2-5).

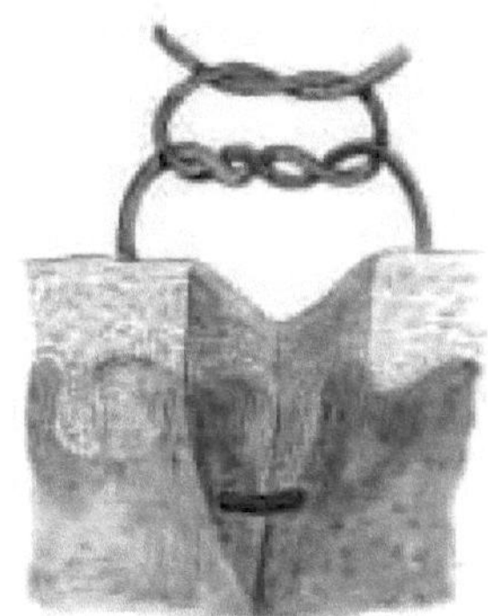

Figura 1. Nudo de cirujano: la primera lazada es doble, las siguientes, simples.

6. Tirar de ambos extremos con suavidad hasta que el nudo contacte con el anterior (fig. 2-6).

7. Repetir los tres pasos previos, alternando la dirección con cada nueva lazada.

Si anudamos con un hilo multifilamento (por ej., seda) es suficiente con realizar tres lazadas (la primera doble, las dos siguientes simples). Si es un monofilamento (por ej., nilón, polipropileno) resulta preferible hacer una lazada más, para aumentar la seguridad del nudo.

Es conveniente que el nudo quede colocado a uno de los lados de la herida, en lugar de encima de la incisión (figs. 3a y b). Ello permitirá una mejor visualización de la herida, interferirá menos con la cicatrización y facilitará la retirada de los puntos.

Anudado manual

El anudado manual se realiza con las manos. En cirugía menor, esta técnica se emplea para realizar los nudos de las ligaduras. En cirugía mayor se emplea también en aquellas situaciones en las que resulta difícil maniobrar con el porta-agujas (por ej., cavidades) o cuando se sutura a mucha tensión (por ej., fascias abdominales).

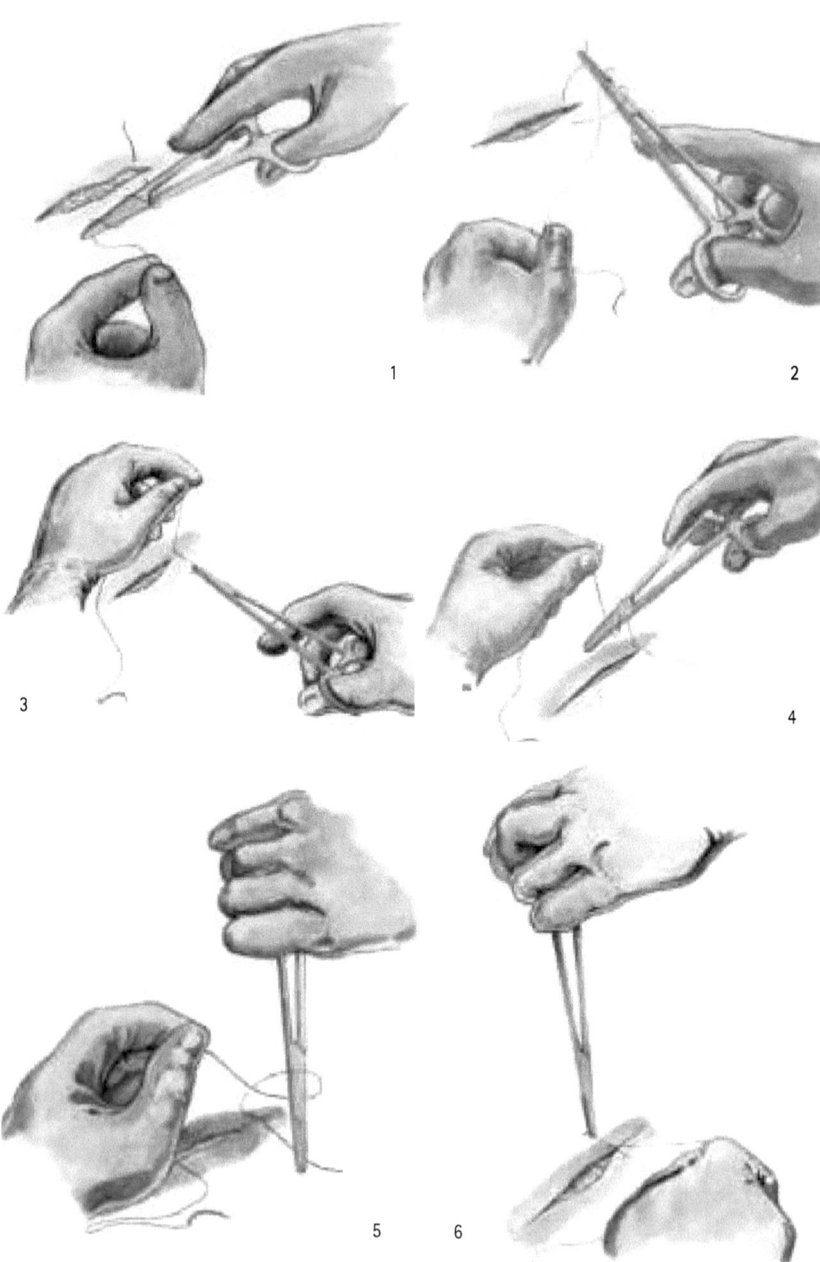

Figura 2. Sutura instrumental (véase texto).

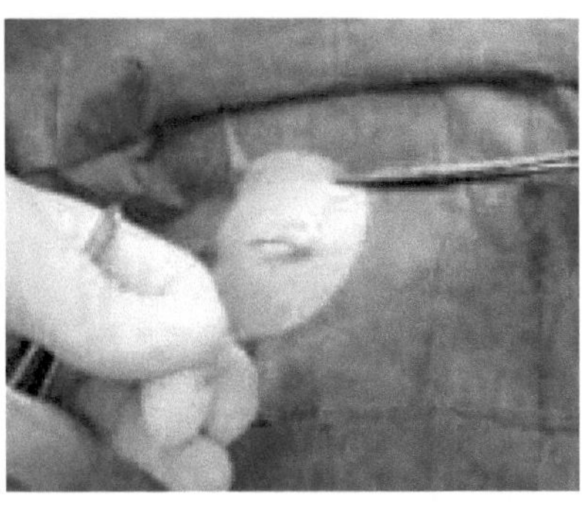

a

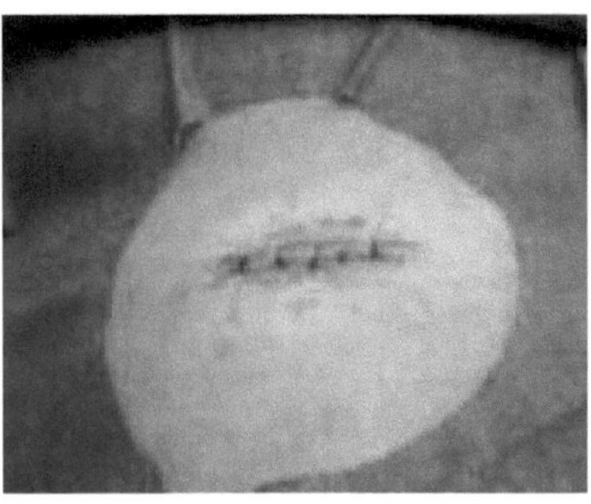

b

Figura 3a y b. Anudado instrumental (a) con nudo en uno de los lados del cierre (b).

Procedimiento de anudado manual

Existen distintas maneras de realizar nudos con las manos. Las más comunes son:

- Técnica de anudado manual con dos manos (fig. 4).

- Técnica para realizar nudos de cirujano mediante anudado manual (fig. 5). Esta técnica se emplea como sustitutivo al anudado instrumental para suturar la piel (por ej., si empleamos agujas rectas) o para suturas a tensión (por ej., fascias o tendones).

- Técnica de anudado manual con dos manos para ligaduras (fig. 6).

- Técnica alternativa de anudado manual con dos manos para ligaduras (fig. 7).

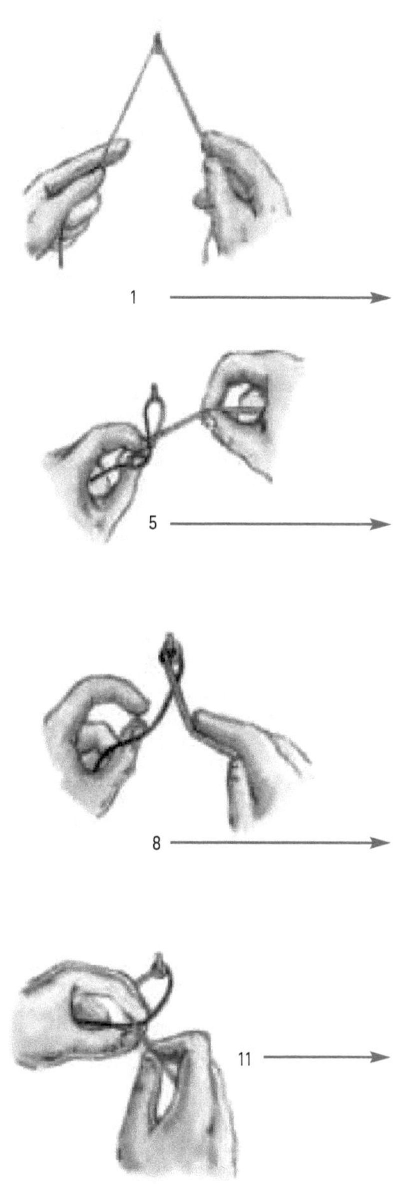

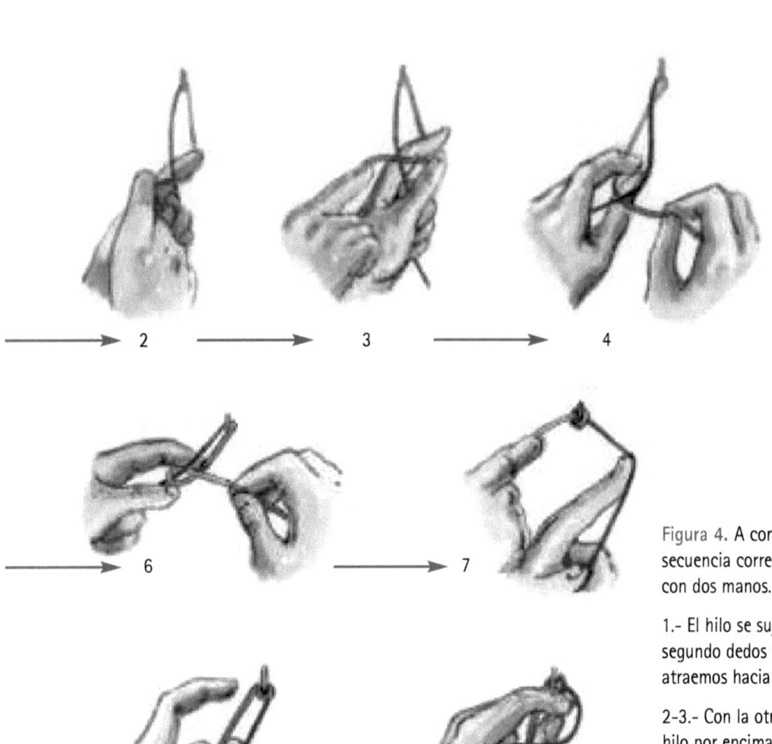

Figura 4. A continuación se muestra la secuencia correcta del anudado manual con dos manos.

1.- El hilo se sujeta entre el primero y segundo dedos y con los dedos 3° y 4° lo atraemos hacia nosotros.

2-3.- Con la otra mano cruzamos el otro hilo por encima y con el dedo 3° se enlaza el hilo sujeto con los dedos primero y segundo y lo arrastra hasta atraparlo con el 4° dedo.

5.- La pinza del 1° y 2° dedos suelta el hilo, que ahora puede pasar la lazada.

6.- Para hacer un nudo plano tenemos que traccionar con el dedo índice el hilo activo lejos de nosotros.

Para realizar el segundo y tercer nudos procedemos de la misma manera.

7-11. -El hilo se sujeta entre el primero y segundo dedos y, con la otra mano, cruzamos el otro hilo por encima y con el dedo 3° se enlaza el hilo sujeto y lo arrastra hasta conseguir la lazada y, así, de forma consecutiva.

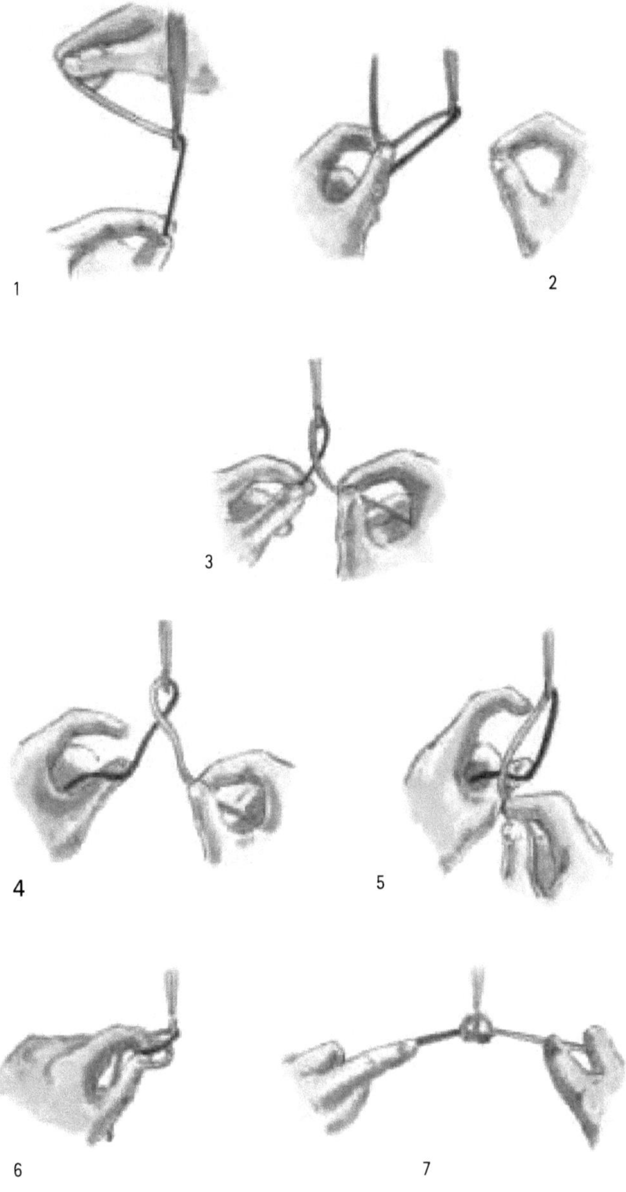

Figura 5. Técnica para realizar nudos de cirujano mediante anudado manual.

La segunda lazada, que no se ilustra, es simple y se puede realizar como en el anudado manual para ligaduras.

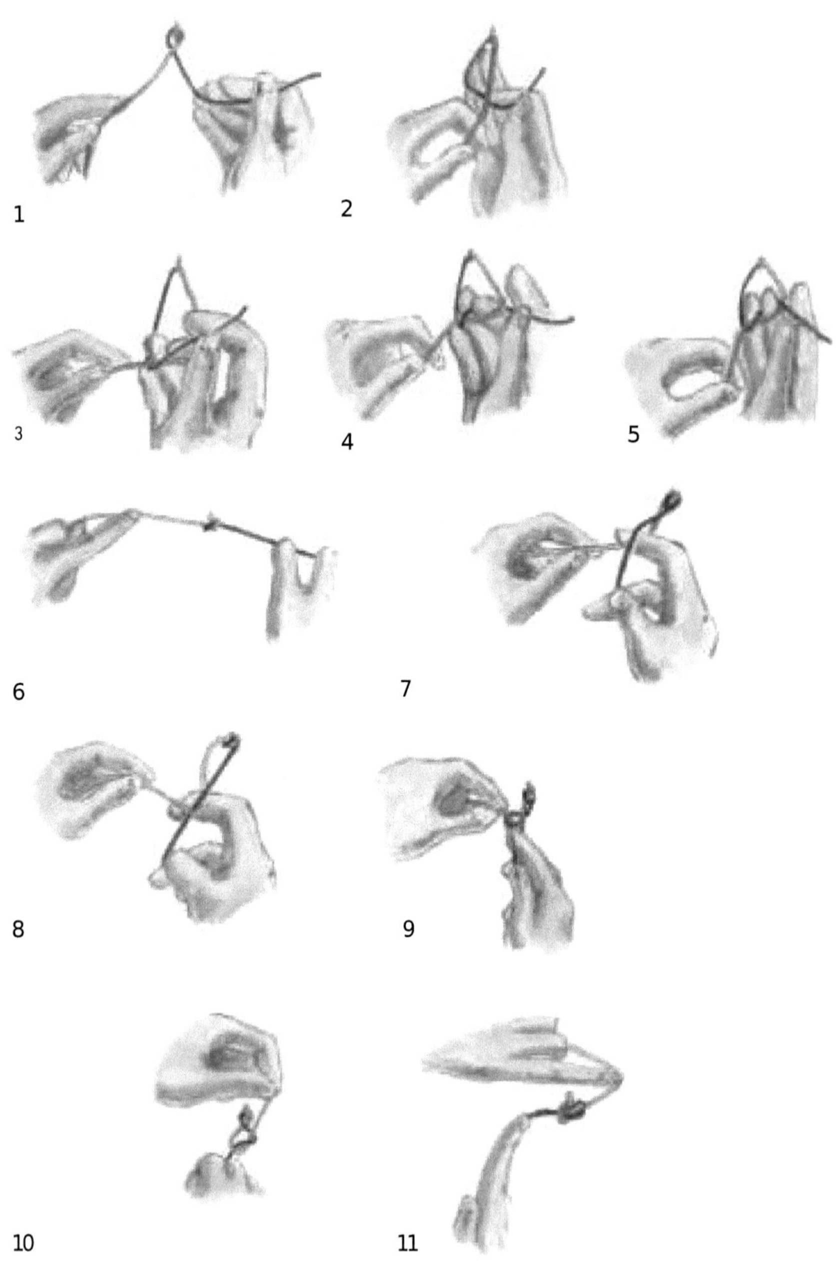

Figura 6. Anudado manual con una mano para ligaduras.

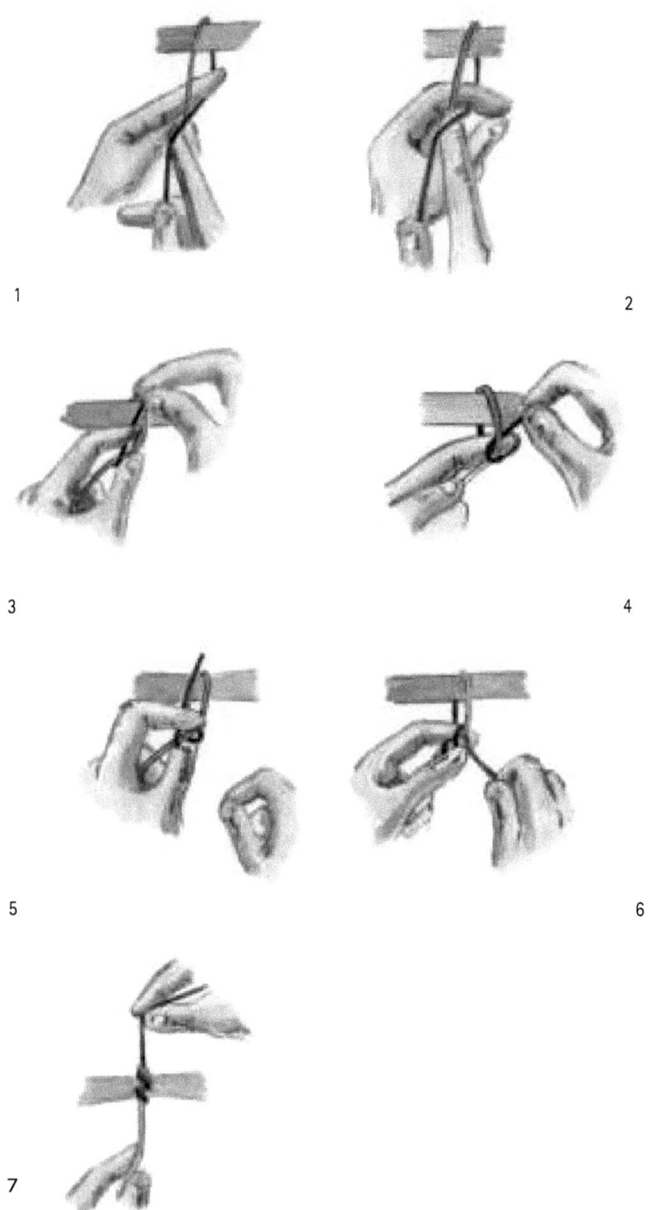

Figura 7. **Alternativa de anudado manual**, con dos manos, para ligaduras.

Procedimientos de hemostasia

J.R. Castelló, J.M. Arribas, L. Garro

La hemostasia se define como el control de la hemorragia. Permite, no sólo el control de los fluidos vitales, sino que posibilita al cirujano aclarar la visión de la anatomía quirúrgica. Los métodos empleados para obtener hemostasia dependen de la ubicación y profundidad de la herida y del tipo de tejidos implicados.

Antes de decidir la hemostasia definitiva de un sangrado, deben valorarse las posibles estructuras vasculares lesionadas; si la interrupción del vaso puede dejar isquémico un territorio importante (zonas de circulación axial, como un dedo) o existen posibilidades de realizar un reimplante microquirúrgico, se ha de aplicar un vendaje compresivo y derivar a un centro hospitalario para el tratamiento definitivo. La mayoría de las hemorragias de los miembros son controlables con un vendaje compresivo y elevación; excepto en casos extremos, no hay que aplicar un torniquete.

Según su origen, se distinguen los siguientes tipos de hemorragia:

- **Hemorragia arterial**: la sangre es roja, rutilante, de flujo pulsátil, manando a distancia con cada latido; suele ser abundante aun con vasos de fino calibre. La compresión no es normalmente suficiente para detener este tipo de hemorragia, siendo precisa la aplicación de una ligadura o de electrocoagulación.

- **Hemorragia venosa**: la sangre es más oscura y de flujo continuo; cede fácilmente con la compresión.

- **Hemorragia capilar**: es un flujo de sangre en sábana, habitualmente en menor cantidad que las anteriores (por ejemplo, el sangrado del plexo capilar subepidérmico al realizar un corte en la piel con el bisturí); cede fácilmente mediante compresión (presión digital, vendaje compresivo).

Presión externa

Constituye el método de hemostasia más empleado en cirugía menor, donde las incisiones o heridas no suelen afectar vasos sanguíneos importantes. Asimismo, es un procedimiento provisional para detener una hemorragia importante hasta que el paciente pueda ser trasladado.

Presión digital

La aplicación de presión digital a un área sangrante reduce la hemorragia y permite una actuación más precisa. Se puede realizar aplicando directamente el dedo o mediante una gasa o compresa. La desventaja obvia de la presión digital es que no puede emplearse en forma permanente. Cuando se hace una incisión, se presiona sobre la piel a ambos lados de ésta para facilitar la visión de la anatomía quirúrgica y ayudar a controlar el sangrado subcutáneo hasta que se aplique un método definitivo de hemostasia, en caso de que sea necesario (fig. 1 a y b).

Taponamiento

Se emplea para lograr hemostasia y eliminar espacios muertos en zonas donde la

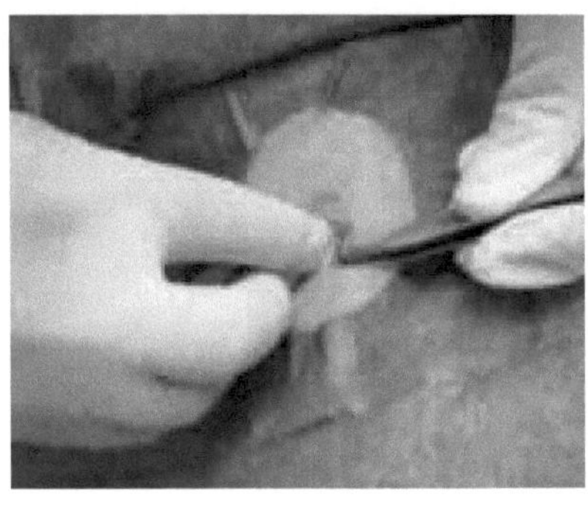

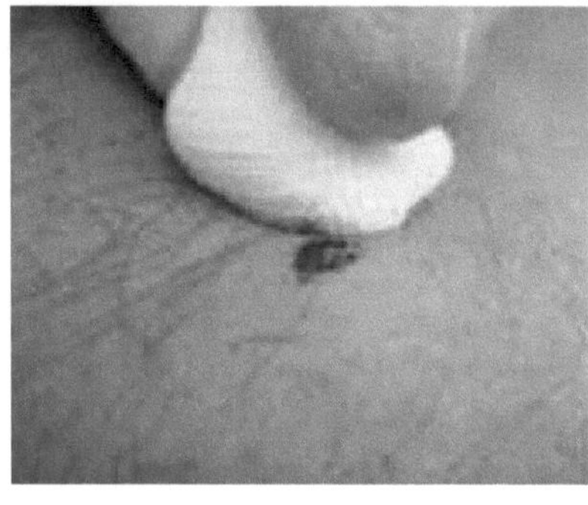

a

b

Figura 1. a) Aplicación de presión digital con una gasa sobre una herida quirúrgica para disminuir el sangrado.
b) Aplicación de la presión para cohibir la hemorragia después de afeitado de una lesión.

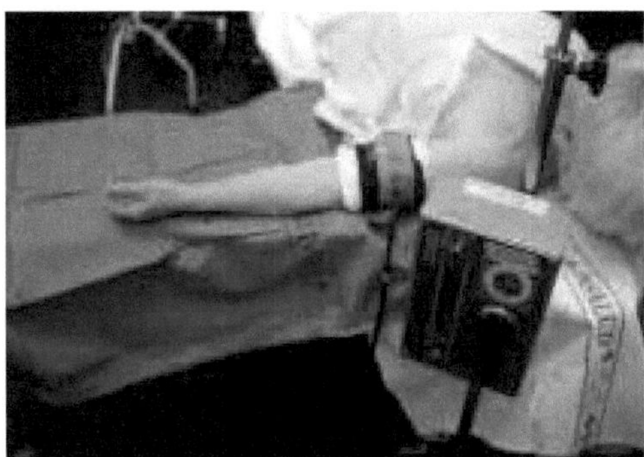

Figura 2. Aplicación de un manguito de isquemia en la extremidad superior antes de realizar una intervención sobre la mano.

mucosa precisa un apoyo (por ejemplo, nariz, vagina o recto) o para asegurar el cierre de una herida desde la base hacia el exterior (por ejemplo, en la cicatrización por segunda intención). El taponamiento se puede impregnar con un antiséptico y debe ser retirado o recambiado a las 24-48 horas.

Vendaje compresivo

La presión sobre la herida en el período postoperatorio inmediato disminuye la acumulación de líquido, la hemorragia y, por tanto, la posibilidad de que se forme un hematoma. Se utiliza en algunas heridas extensas para eliminar los espacios muertos y evitar la hemorragia capilar, y en las heridas de las extremidades, en combinación o no con un drenaje.

Torniquetes

El torniquete no es un método de hemostasia *per se*, aunque proporciona un control temporal de la hemorragia, permitiendo explorar la herida y disminuir el tiempo quirúrgico. Debe realizarse una hemostasia definitiva antes de liberar el torniquete. Se emplea sobre las extremidades y los dedos mediante distintos procedimientos:

– Venda de Esmarch: es un vendaje de caucho de unos 7,5 cm de anchura que se aplica a la extremidad de manera ajustada, desde la parte distal hacia la proximal. Se retira el vendaje en forma parcial desde la parte distal, dejando sólo las tres últimas vueltas en la raíz de la extremidad, funcionando como torniquete. Actualmente se usa en combinación con el torniquete neumático.

– Torniquete neumático o manguito de isquemia (fig. 2): consiste en un manguito inflable, similar al del esfigmomanómetro, que se coloca en la raíz de la extremidad, se hincha mediante gas comprimido y se controla a través de un manómetro. Antes de aplicarlo, hay que conseguir un drenaje venoso de la extremidad mediante una venda de Esmarch o elevando la extremidad durante unos minutos. En adultos, para el brazo se emplean presiones de 250 mmHg, y para la pierna, de 450 mmHg. No es recomendable sobrepasar los 90 minutos de aplicación. Su empleo en cirugía menor es limitado, puesto que bajo anestesia local es mal tolerado (no sobrepasar los 15 minutos y basta con conseguir 15 mm de Hg por encima de la presión arterial sistólica del paciente). Como alternativa, se puede usar el manguito del esfigmomanómetro.

– Guante de goma o drenaje de Penrose: su aplicación en la base del dedo permite realizar intervenciones en un campo exangüe. No deben sobrepasarse los 15 minutos.

Pinzas de hemostasia (hemostato)

Las pinzas de hemostasia son el instrumento quirúrgico empleado más frecuentemente para realizar hemostasia. Están disponibles en una amplia variedad de formas y tamaños, siendo la pinza tipo mosquito curva sin dientes la más utilizada en cirugía menor (véase el cap. 1 de la sección 1 y el cap. 8 de la sección 2).

Procedimiento de hemostasia mediante pinzas de hemostasia

Tras identificar un vaso sangrante, se pinza con el extremo de una pinza de hemostasia sin dientes (tipo mosquito), observando que al clamparlo cesa la hemorragia. En ocasiones, la presión de la pinza sobre el vaso es suficiente para contraerlo y que deje de sangrar. En otros casos, será preciso aplicar una ligadura o el bisturí eléctrico.

Los intentos de pinzar a ciegas un vaso sangrante en el lecho de una herida sangrante deben evitarse a toda costa por el riesgo de lesionar estructuras importantes (por ejemplo, nervios o tendones).

Ligaduras

Una ligadura es un hilo que se ata alrededor de un vaso sanguíneo para ocluir la luz y evitar la hemorragia.

Procedimiento de hemostasia mediante ligadura

Tras la identificación del vaso sangrante, se debe sujetar mediante una pinza de hemostasia, preferentemente curva. Se pasa el hilo por debajo de la pinza y se anuda. Si se dispone de un ayudante, la pinza se suelta al tiempo que se realiza el nudo; en caso contario, se suelta una vez se haya terminado de anudar. Los cabos se dejan cortos. Hay que usar un hilo reabsorbible fino (3/0 generalmente), excepto para vasos de mayor calibre (fig. 3) (véanse técnicas de anudado en el capítulo anterior).

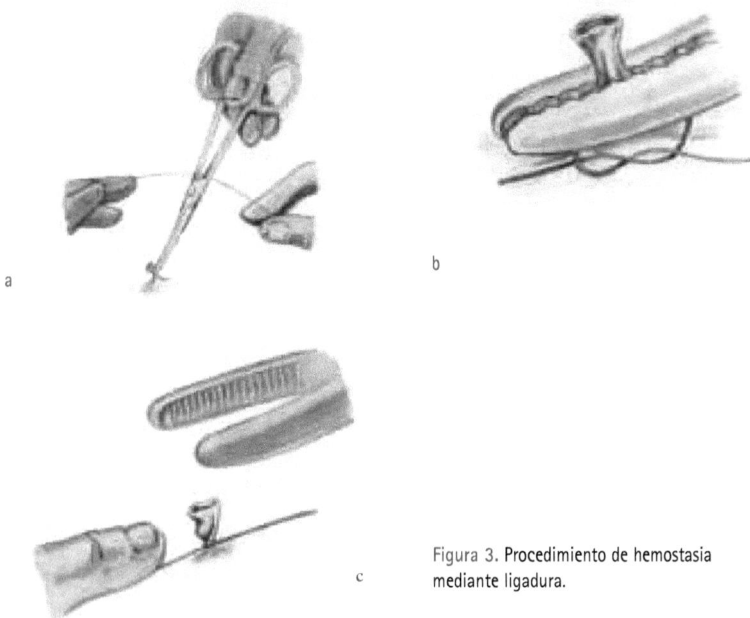

Figura 3. Procedimiento de hemostasia mediante ligadura.

Electrocirugía (bisturí eléctrico)

Procedimiento de hemostasia mediante bisturí eléctrico

Tras la identificación del vaso sangrante, se debe pinzar mediante una pinza de hemostasia (mosquito) (fig. 4a) o una pinza de disección sin dientes (fig. 4b). Se pone en contacto el terminal del bisturí eléctrico con la pinza y se presiona el botón azul (y el pedal en otros tipos de electrobisturí) durante uno o dos segundos. Se despinza el vaso y se confirma que ha dejado de sangrar.

Si el sangrado es en sábana, se puede aplicar directamente el terminal del bisturí eléctrico sobre el lecho sangrante, teniendo la precaución de limitar el contacto al tiempo mínimo para no extender el efecto térmico a los tejidos de alrededor.

El funcionamiento del bisturí eléctrico y las normas de seguridad que deben observarse para su manejo se describen en el cap. 7 de la sección 1.

Métodos químicos

La acción hemostática de las sustancias químicas es variable: algunas son vasoconstrictoras, mientras que otras tienen propiedades coagulantes. Suelen emplearse en lechos capilares sangrantes (hemorragias en sábana).

Celulosa oxidada (Oxycel®, Hemo-Pak®, Surgicel®)

Apósitos de celulosa que se pueden cortar en trozos y aplicar sobre lechos capilares

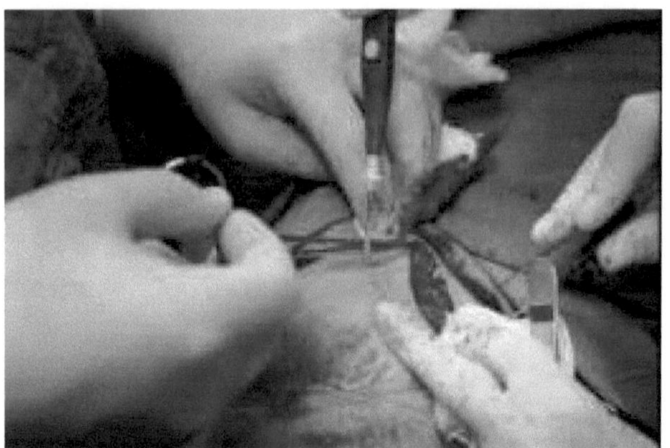

a

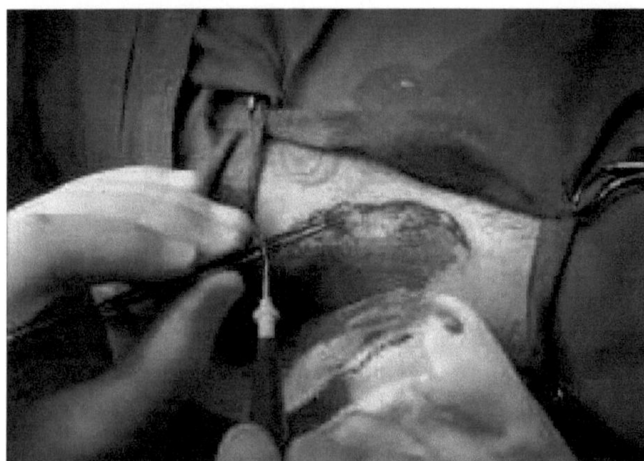

b

Figura 4. Técnica de hemostasia con bisturí eléctrico, mediante una pinza de hemostasis tipo mosquito (a) o gracias a unas pinzas de disección sin dientes (b).

sangrantes a fin de controlar una hemorragia en sábana. La celulosa absorbe la sangre, se hincha y provoca la coagulación en el sitio. Puede retirarse o dejarse en la herida, donde se elimina por licuefacción. Estos materiales son atóxicos pero pueden interferir en la cicatrización (fig. 5).

Gelatina absorbible (Spongostan®, Gelfoam®)

La gelatina es una sustancia absorbente disponible en láminas que pueden ser cortadas y aplicadas sobre un lecho sangrante. Cuando se

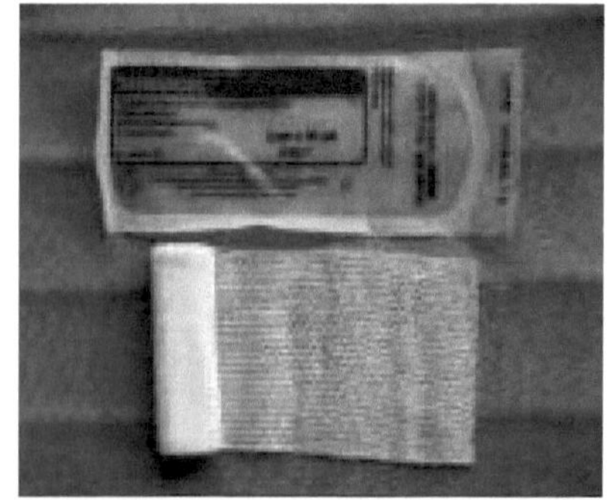

Figura 5. Apósito de celulosa (Surgicel®).

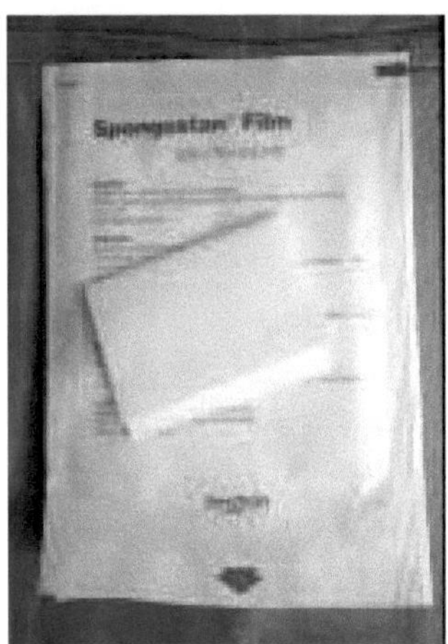

Figura 6. Láminas de gelatina absorbible (Spongostan ®).

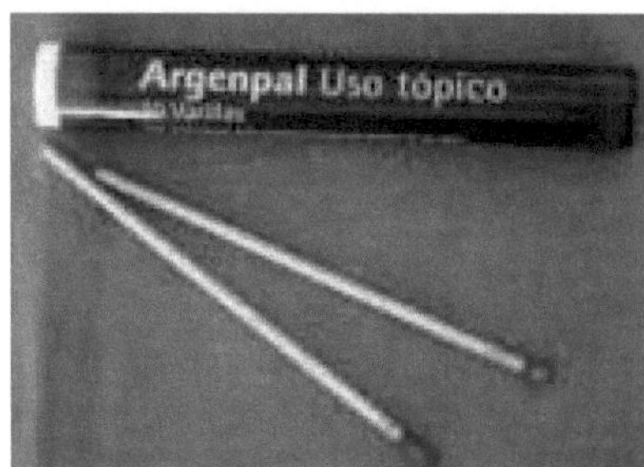

Figura 7. Varillas de nitrato de plata (Argenpal ®).

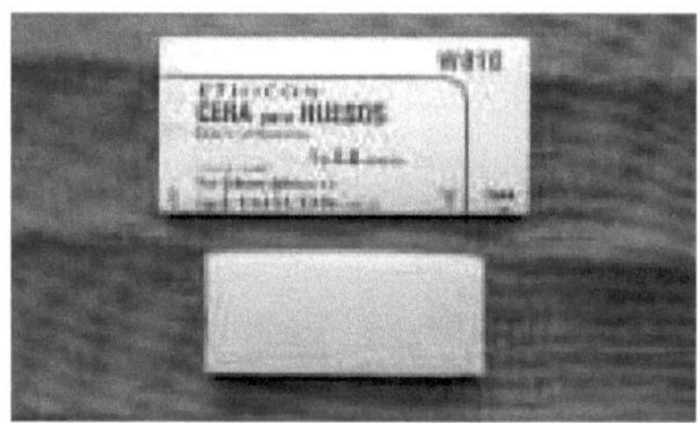

Figura 8. Cera de hueso.

aplica sobre un área de hemorragia capilar, la fibrina se deposita en los intersticios y la lámina se hincha, formándose un coágulo resistente, sobre todo cuando se combina con trombina tópica. Se deja en la herida, donde será reabsorbida por el organismo (fig. 6).

Adrenalina (1:100.000)

Detiene la hemorragia por vasoconstricción. Se emplea en combinación con los anestésicos locales para disminuir el sangrado de la incisión o de manera tópica en un apósito de gelatina absorbible. Su aplicación extensa puede producir efectos sistémicos.

Nitrato de plata (Argenpal®)

Se aplica de forma tópica mediante varillas, sobre todo en heridas evolucionadas con abundante tejido de granulación o quemaduras. Tiene un efecto astringente y antimicrobiano (fig. 7).

Trombina tópica (Thrombostat®)

Es una enzima extraída de componentes sanguíneos bovinos empleada como hemostáti-co tópico mediante su aplicación directa a un lecho capilar sangrante mediante gasas o impregnando un apósito de gelatina absorbible. Nunca debe ser inyectada.

Colágeno microfibrilar (MCH®, Avitene®)

Derivado del colágeno bovino que se aplica en su forma seca en el sitio sangrante, donde finalmente será absorbido por el organismo. Debe comprimirse la zona antes de que el colágeno se humedezca de forma definitiva con la sangre.

Cera ósea

Es una cera de abejas procesada que se usa tópicamente sobre el hueso para controlar el sangrado en sábana de su superficie. Viene empaquetada en una barra fina que puede partirse en trozos para su aplicación (fig. 8).

Drenajes

M.E. Morell, J.L. Quintana

El drenaje es un sistema de extracción de líquidos de una cavidad corporal o herida, estén infectados o no lo están. Las indicaciones básicas para el drenaje son la obliteración de espacios muertos y la eliminación de material extraño o nocivo en una localización determinada. El drenaje nunca debe sustituir una técnica meticulosa ni una hemostasia correcta.

Hay bastantes tipos de material para drenajes. Su elección y composición dependen del objetivo y localización del drenaje; deben, no obstante, ser blandos y flexibles de forma que no se enclaven ni irriten los tejidos circundantes; firmes para permanecer en el lugar indicado y no han de debilitarse o descomponerse por exposición al líquido drenado. Probablemente en medicina de familia el drenaje más utilizado es la tira de gasa. Sin embargo este procedimiento es poco recomendable ya que empaqueta la cavidad y dificulta que salga el líquido que pretendemos que drene. Por ello, siempre es recomendable que el drenaje se ejecute de manera que facilite dicha salida de pus o de material sero-sanguinolento. La aplicación del tubo de *Penrose* y un dedo de guante de látex (limpio de talco y siempre que el paciente no sea alérgico) son las mejores alternativas (fig. 1). Estos tres tipos de drenaje actúan por capilaridad o por efecto de la gravedad.

Descripción de los drenajes

- **Tira de gasa**: se trata de una gasa de 1 ó 2 cm de ancho, útil para drenar pequeños

abscesos (no evacua coágulos, restos de tejidos, etc.).

- Ventajas: disponibilidad, manejabilidad y coste.

- Inconvenientes: menor capacidad de drenaje, posibilidad de desprender pequeños fragmentos de hilo y tendencia a resecarse y adherirse a la cavidad drenada.

Para su colocación, se empapa la tira con povidona yodada y se introduce en la cavidad utilizando una pinza, una sonda acanalada o un Mosquito. No conviene apretarla demasiado ya que puede perder su capacidad de drenaje. No es necesario, como norma general, fijarla a la piel porque no tiende a salirse (fig 2).

- **Tubo de *Penrose***: es un tubo de látex muy blando y flexible con mayor capacidad de drenaje que la tira de gasa. Está disponible en varias anchuras (0,6-2,5 cm) y longitudes.

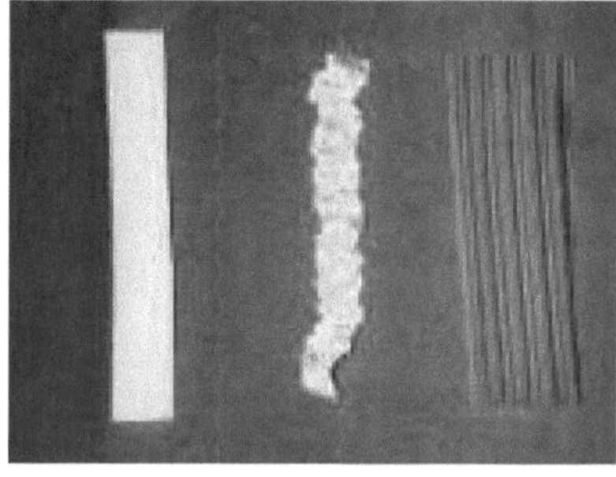

Figura 1. Drenajes más empleados en cirugía menor (de izquierda a derecha): Penrose, tira de gasa y tejadillo.

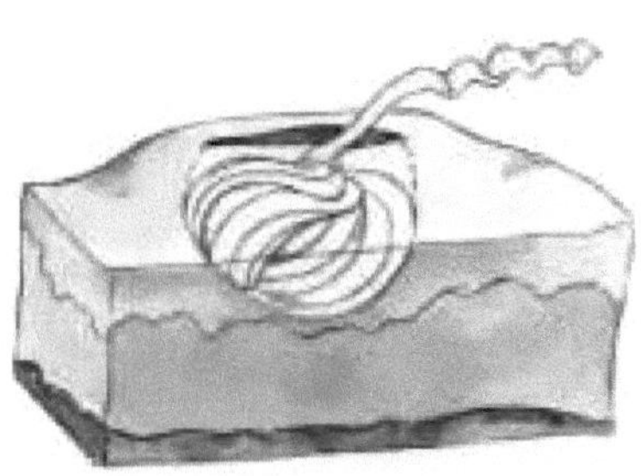

Figura 2. Drenaje de un absceso mediante tira de gasa (poco recomendable).

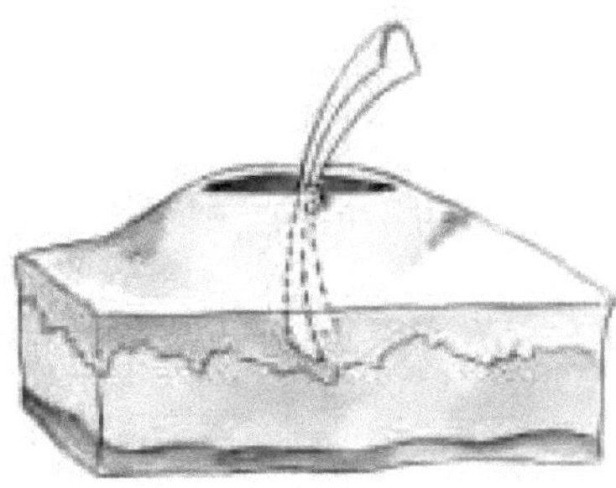

Figura 3. Drenaje de un absceso mediante Penrose sujetado con un punto simple (más recomendable).

Se coloca con la ayuda de una pinza y se puede fijar a la piel con un punto simple de seda, cuando sea necesario (fig. 3). Puede mantenerse durante más tiempo que la tira de gasa, puesto que es un material más inerte.

Puede utilizarse en su lugar un dedo de guante cortado por sus dos extremos, pero es poco recomendable porque suele llevar talco en su interior y puede formar granulomas.

- **Drenaje de tejadillo**: es una lámina ondulada de goma más rígida que el tubo de *Penrose*. Puede cortarse según el tamaño de la cavidad que se va a drenar. Al igual que el anterior, se fija a la piel con un punto de seda, cuando sea preciso.

Indicaciones

- **Abscesos**: tras eliminar el pus de un absceso, se coloca un drenaje para evitar la acumulación de exudado que dificulte su curación. Puede colocarse a través de la misma incisión utilizada para abrir el absceso o, en caso de que tienda a salirse, realizando una contraabertura, como se indica en el capítulo dedicado a los abscesos cutáneos (secc. 8 , vol. 2).

- **Heridas con alto riesgo de infección o sangrado**: con un drenaje se evitará la formación de seromas o hematomas y se eliminarán los *detritus*.

Si se coloca un drenaje en una herida que va a ser suturada, hay que tener cuidado al suturar la piel para no incluir también el drenaje en la sutura.

El tiempo de retirada del drenaje es variable, dependiendo del tipo y cantidad de líquido que drena, número de curas, etc. Cuando el líquido que se va a drenar es muy escaso o nulo, suele indicar que el drenaje debe ser retirado. En abscesos pequeños puede, por lo general, retirarse en 24-48 horas; en abscesos grandes se mantendrá durante varios días. Cuando se emplea tira de gasa, suele ser necesario recambiar ésta periódicamente (cada 48 horas), hasta su retirada definitiva (véase el capítulo correspondiente de la sección 8 del volumen 2).

Perlas en las habilidades de cirugía menor

J.M. Arribas, J.R. Castelló, V. Baos

Manejo del instrumental

El médico de familia debe tener un conocimiento profundo sobre el manejo del instrumental quirúrgico.

Bisturí

Se maneja con la mano dominante, como si fuese un lápiz. La mano debe estar parcialmente apoyada sobre la superficie de trabajo para aumentar la precisión del corte y, con la mano contralateral, se debe tensar la piel en dirección perpendicular a la dirección de la incisión. El bisturí debe efectuar un corte perpendicular a la piel (no-biselado), excepto en zonas pilosas (cuero cabelludo o cejas) donde ha de inclinarse de manera paralela a la salida del pelo, para no lesionar los folículos.

Tijeras

Se manejan introduciendo parte de las falanges distales del pulgar y el cuarto dedo en las anillas, apoyando el segundo sobre las ramas del instrumento. Para la disección se emplea una tijera de Metzembaum.

No se recomienda emplear las tijeras de disección para cortar materiales.

Porta-agujas

Al igual que los otros instrumentos que tienen anillas, el porta-agujas se maneja introduciendo parcialmente las falanges distales del pulgar y del cuarto dedo de la mano dominante en las anillas, mientras que el índice se dirige hacia la punta.

La aguja se toma por una zona entre el tercio medio y el posterior de ésta. Se recomienda la utilización de un porta estándar pequeño o mediano (12 a 15 cm) con una punta capaz de manejar agujas de hasta 4/0.

Al realizar la sutura, el porta debe describir un movimiento de prono-supinación para facilitar el paso de la aguja a través de los tejidos. El ángulo de entrada de la aguja sobre la piel debe ser de 90° para lograr una correcta eversión de los bordes de la herida. La mano no dominante sujeta la piel con una pinza de disección o un separador, oponiéndose a la presión de la aguja.

Es importante no emplear el porta para manipular otros materiales que no sean la aguja o el hilo.

Pinzas de disección

Las pinzas se sujetan de manera similar a un lápiz, entre el primero, segundo y tercer dedos. Usadas con la mano no dominante, son el instrumento auxiliar más importante. Se deben utilizar unas pinzas de Adson con dientes, de 12 cm de largo, para manejar la piel, y de una pinza de Adson sin dientes para la retirada de los puntos.

Es importante no manipular nunca la piel con una pinza sin dientes.

Pinzas de hemostasia

En cirugía menor las pinzas de Mosquito curvas sin dientes son muy útiles para hacer tracción de los tejidos, para hemostasia y, en algunos casos, para hacer disección roma cuando no dispongamos de unas tijeras pequeñas. No deben usarse como porta-agujas.

Separadores

Se debe disponer de un separador por lo menos, idealmente del tipo de doble uso o Senn-Mueller.

Estos instrumentos permiten exponer el campo quirúrgico mediante la separación o retracción de los bordes de la herida. Si la cirugía se está realizando con un ayudante, será éste el que use los separadores; en caso contrario, es el propio cirujano el que los maneja con la mano no dominante.

Otros materiales quirúrgicos

Punch-biopsia: nunca usar en dorso de manos o pies (riesgo de lesion de tendones).

Técnicas de corte

Incisiones quirúrgicas

En cirugía menor las incisiones se deben realizar con un bisturí con una hoja del núm. 15, excepto para los abscesos, en que se realizan con una hoja del núm. 11.

Las incisiones o escisiones quirúrgicas deben orientarse de manera que resulten en una cicatriz adecuada, tanto desde el punto de vista estético como funcional.

Para ello, es preciso orientarlas de manera paralela a las líneas de mínima tensión. Para averiguar la orientación de dichas líneas, un truco útil consiste en pellizcar la piel en varios sentidos; aquel en el que los pliegues se formen con más facilidad será el de las líneas de mínima tensión.

Resulta útil pintar la incisión planeada.

Disección quirúrgica

La disección roma se realiza con unas tijeras de Metzembaum curvas de punta roma, de 11,5 cm de longitud o, en su defecto, con unas pinzas de Mosquito curvas sin dientes.

Las maniobras de disección deben realizarse de forma delicada y con una buena exposición del campo, nunca a ciegas, para no dañar estructuras importantes de manera irreversible; para ello es fundamental conocer la anatomía topográfica de la zona operatoria.

En cirugía menor, el nivel de disección más frecuente debe ser: para la cara y el cuello, el correspondiente a la unión entre la dermis y el tejido subcutáneo; para el cuero cabelludo, el plano subgaleal, y para el tronco y las extremidades, el correspondiente a la unión entre la fascia superficial y la profunda.

Técnicas de anudado

Para conseguir un nudo bloqueado es importante que antes de apretar el nudo se crucen los cabos de manera sucesiva en cada nudo.

El nudo más práctico en cirugía menor es el nudo ejecutado con instrumental. Dicho nudo también puede ser empleado incluso con fines hemostáticos; el nudo manual se empleará si utilizamos agujas rectas o para realizar ligaduras vasculares.

Técnicas de sutura

La sutura de elección en cirugía menor es el punto simple discontinuo, tanto normal como enterrado; este tipo de sutura permite un cierre adecuado de cualquier tipo de herida.

Los materiales sintéticos del monofilamento, tales como *nylon* o polipropileno, son preferibles a la seda, por un menor riesgo de infección y de reactividad tisular.

Utilizar siempre el tamaño más pequeño del material de la sutura siempre que éste garantice el soporte adecuado del cierre. El grosor de los hilos de uso habitual se encuentra en la gama 3/0 (grueso) a 6/0 (fino).

Como guía general:

- Tronco y miembros inferiores - 3/0

- Cuero cabelludo - 3/0, 4/0

- Miembros superiores - 4/0

- Cara - 5/0, 6/0

Reducir los tamaños recomendados del adulto al suturar las heridas de los niños.

Abrir sólo las suturas necesarias para el procedimiento que vayamos a realizar.

Cuando montemos la aguja no es recomendable dejar la sutura montada sobre la mesa accesoria, pues puede despuntarse o dañarse la aguja.

Cuando utilicemos suturas monofilamento con memoria se puede estirar el nylon o polipropileno con los dedos (con guantes puestos) para eliminar la memoria del embalaje.

Montaremos las suturas tirando suavemente de ellas ya que pueden inutilizarse si las extraemos del sobre de manera enérgica

Evitaremos aplastar o pinzar los hilos de sutura con los instrumentos quirúrgicos ya que podemos crear zonas de debilidad que, aunque no se vean a simple vista, pueden ocasionar roturas durante el procedimiento.

Técnicas de hemostasia

La mayoría de las hemorragias, en cirugía menor, son controlables con presión.

El bisturí eléctrico facilita enormemente la realización de la hemostasia.

No hay que realizar hemostasia con ligadura o con bisturí eléctrico sin tener bien identificado el vaso a ligar o electrocoagular.

Bibliografía recomendada para la sección 2

- Alam M, Goldberg LH. Utility of fully buried horizontal mattress sutures. *J Am Acad Dermatol* 2004 Jan;50(1):73-6.
- Arribas JM, editor. Cirugía menor y procedimientos en medicina de familia.
- Atkinson LJ. Técnicas de quirófano. 4ª ed. México: Nueva Editorial Interamericana 1994.
- Autio L, Olson KK. The four S's of wound management: staples, sutures, Steri-Strips, and sticky stuff. *Holist Nurs Pract.* 2002 Jan;16(2):80-8. Review.
- Brown PA, Kernohan NM, Smart LM, Atkinson P, Robinson S, Russell D, Kerr KM. Skin lesion excision in general practice. *Br J Gen Pract* 1992 Jul;42(360):300.
- Dunlavey E, Leshin B. The simple excision. *Dermatol Clin* 1998 Jan;16(1):49-64.
- Edlich RF, Reddy VR. 5th Annual David R. Boyd, MD Lecture: Revolutionary advances in wound repair in emergency medicine during the last three decades. A view toward the new millennium. *J Emerg Med* 2001 Feb;20(2):167-93.
- Epstein E. The buried horizontal mattress suture. *Cutis* 1979 Jul;24(1):104-6.
- Fuller JR. Instrumentación quirúrgica: principios y práctica. 1ª ed. Buenos Aires: Editorial Médica Panamericana 1995.
- Goldberg LH, Alam M. Elliptical excisions: variations and the eccentric parallelogram. *Arch Dermatol* 2004 Feb;140(2):176-80.
- Hohenleutner U, Egner N, Hohenleutner S, Landthaler M. Intradermal buried vertical mattress suture as sole skin closure: evaluation of 149 cases. *Acta Derm Venereol* 2000 Sep-Oct;80(5):344-7.
- Information from your family doctor. Fusiform excision procedure. *Am Fam Physician* 2003 Apr 1;67(7):1553-4.
- McLatchie GR, Leaper GR. Oxford handbook of operative surgery. Oxford: Oxford University Press 1996.
- Moy RL, Lee A, Zalka A. Commonly used suturing techniques in skin surgery. *Am Fam Physician* 1991 Nov; 44(5):1625-34.
- Munz Y, Moorthy K, Bann S, Shah J, Ivanova S, Darzi SA. Ceiling effect in technical skills of surgical residents. *Am J Surg* 2004 Sep;188(3):294-300.
- Pfenninger John L, Grant C Fowler (2003) Procedures for Primary Care Physicians 2ND Edition. Mosby Year Book, Inc.St Louis, Missouri.
- Reichel JL, Peirson RP, Berg D. Teaching and evaluation of surgical skills in dermatology: results of a survey. *Arch Dermatol* 2004 Nov;140(11):1365-9.
- Richey ML, Roe SC. Assessment of knot security in continuous intradermal wound closures. *J Surg Res* 2005 Feb;123(2):284-8.
- Sadick NS, D'Amelio DL, Weinstein C. The modified buried vertical mattress suture. A new technique of buried absorbable wound closure associated with excellent cosmesis for wounds under tension. *J Dermatol Surg Oncol.* 1994 Nov;20(11):735-9.
- Skaria AM. The buried running dermal subcutaneous suture technique with a tacking knot. *Dermatol Surg* 2002 Aug;28(8):739-41.
- Snell GF, Ross AE. Office diagnostic procedures. *Prim Care* 1986 Sep;13(3):565-78.
- Stiff MA, Snow SN. Running vertical mattress suturing technique. *J Dermatol Surg Oncol* 1992 Oct;18(10):916-7.
- Williams RB, Burdge AH, Jones SL. Skin biopsy in general practice. *BMJ* 1991 Nov 9;303(6811):1179-80.
- Zitelli JA, Moy RL. Buried vertical mattress suture. *J Dermatol Surg Oncol* 1989 Jan;15(1):17-9.
- Zuber TJ, Dewitt DE. The fusiform excision. *Am Fam Physician* 1994 Feb 1;49(2):371-6, 379-80.
- Zuber TJ. Fusiform excision. *Am Fam Physician* 2003 Apr 1;67(7):1539-44, 1547-8, 1550.
- Zuber TJ. The mattress sutures: vertical, horizontal, and corner stitch. *Am Fam Physician* 2002 Dec 15;66(12):2231-6. Review.

Páginas Web:

- American Acaddemy of Family Physician: www.aafp.org
- Grupo de Trabajo de Cirugía Menor en Medican de Familia: www.cirugiamenor.com
- Limbs & Things Ltd: www.medicalplastic.com
- The National Procedures Institute: www.npinstitute.com
- Videorevista de Cirugía Menor: www.videorevista.com

Preparación del quirófano y del cirujano

Vestuario, posición del cirujano y de sus ayudantes

F. Angulo, M. Pascual, A. Cerdán

Vestuario

Para minimizar el riesgo de transmisión de enfermedades infectocontagiosas, en la actualidad se propone la aplicación de medidas universales de precaución.

El vestuario que se utiliza durante los procedimientos quirúrgicos tiene como función el aislamiento recíproco del paciente y del personal de quirófano, durante el procedimiento quirúrgico, y con ello contribuir a evitar dicho riesgo

El vestuario para la realización de intervenciones quirúrgicas se compone de:

- Calzas.
- Bata quirúrgica.
- Gorro.
- Mascarilla.
- Gafas.
- Guantes.

Calzas

El uso de calzas está recomendado de foma universal en el quirófano, aunque no se ha probado su eficacia como medida de control de infecciones.

Bata quirúrgica

Cubre el cuerpo y piernas del personal para evitar la contaminación del paciente. Con respecto al material, diversos estudios demuestran una reducción significativa de

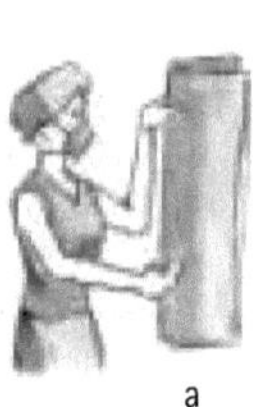

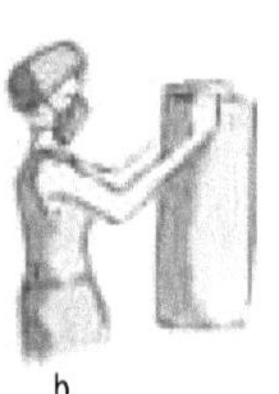

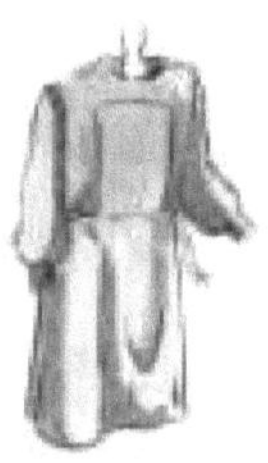

Anverso de la bata, destinado al contacto con el campo estéril

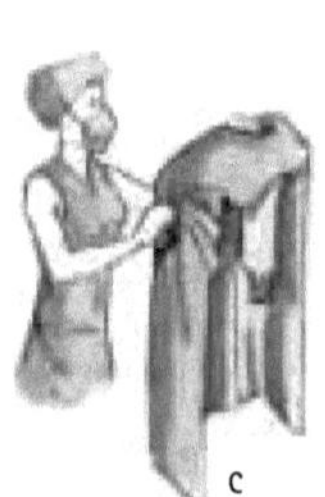

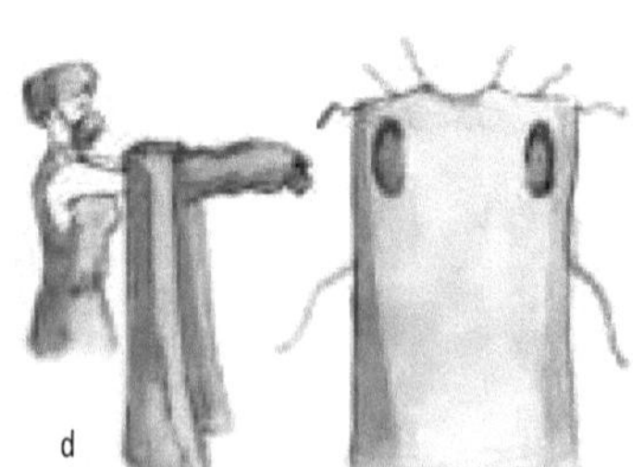

Reverso de la bata que estará en contacto con el cuerpo del cirujano.

Figura 1. Técnica autónoma de colocación de la bata (pasos a, b, c, y d).

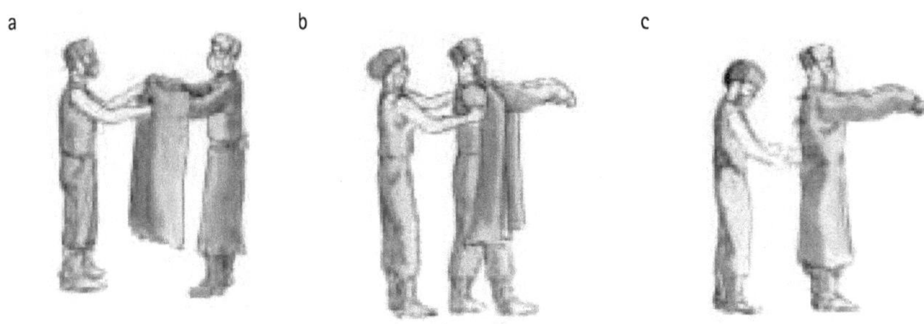

Figura 2. Técnica asistida de colocación de la bata (pasos a, b y c).

la infección de la herida postoperatoria cuando se emplean batas desechables en comparación con las de tela reutilizables. Dichas batas son muy útiles en cirugía menor.

Son también eficaces barreras frente a los fluidos corporales del paciente.

Colocación de la bata estéril

Existen unos procedimientos rigurosos para ponerse la bata estéril. El objetivo es mantener la superficie externa, que puede entrar en contacto con el material quirúrgico y con el campo, libre de contaminación. Existen dos técnicas de colocación de la bata estéril: técnica autónoma (fig. 1) y técnica asistida (fig. 2).

Mascarilla

Se deben utilizar las mascarillas quirúrgicas de alta eficacia (fig. 3), que constan de varias capas de materiales que actúan como filtros. Evitan la contaminación de la herida quirúrgica por los aerosoles respiratorios y la contaminación del personal frente a los fluidos corporales.

Deben ajustarse y tapar la boca y la nariz completamente (fig. 4).

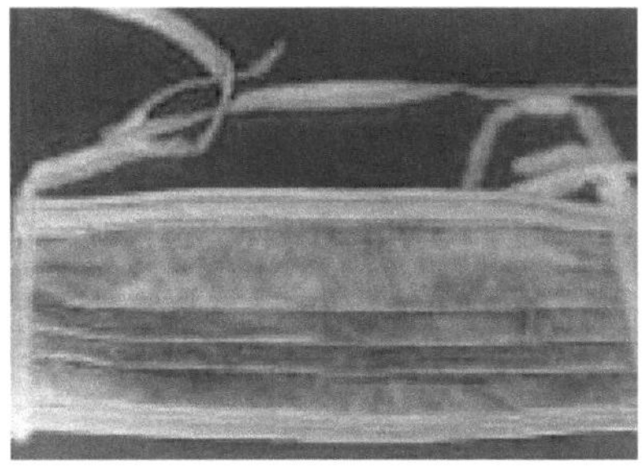

Figura 3. Mascarilla de alta eficacia. Su uso en cirugía menor debería ser sistemático.

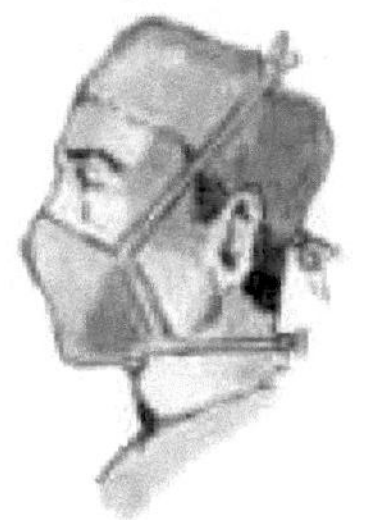

Figura 4. Forma correcta de colocación de la mascarilla.

Gorro quirúrgico

Hay diferentes formas según la distribución y cantidad del cabello del personal (fig. 5). Evita la contaminación de la herida quirúrgica por los gérmenes del cuero cabelludo.

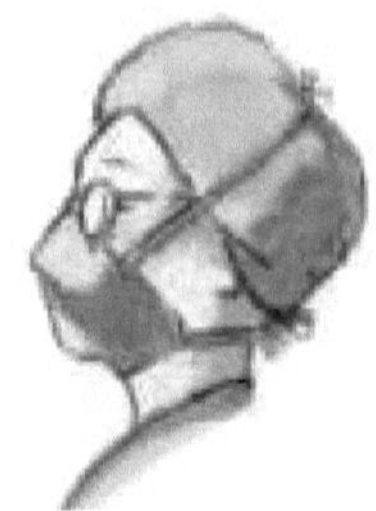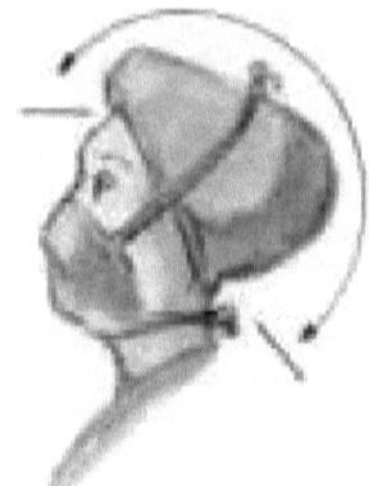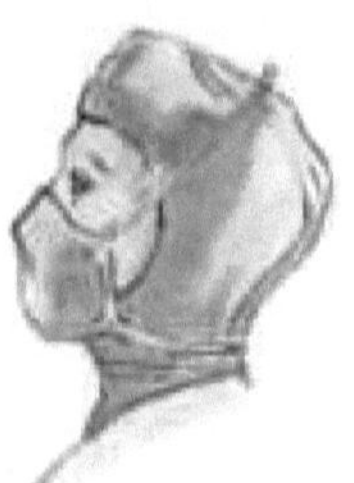

Figura 5. Distintos gorros quirúrgicos. Posición correcta de éstos.

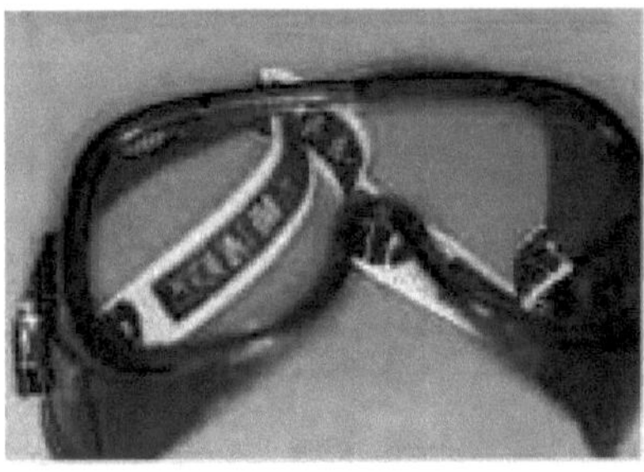

Figura 6. Gafas quirúrgicas.

Gafas y otras protecciones oculares

Evitan la contaminación del ojo de los fluidos corporales del paciente (fig. 6).

Guantes

(Véase el capítulo 18 en esta sección)

No es sustitutivo del lavado de manos, que es una medida muy eficaz contra la contaminación de la herida quirúrgica. Sin embargo, sí se considera incuestionable su acción de barrera frente a los fluidos corporales por punciones o cortes accidentales. En algunos casos se recomienda el uso de doble guante.

Vestuario en cirugía menor

En los procedimientos de cirugía menor consideramos imprescindibles el uso de bata blanca limpia (o bien, bata desechable) y los guantes estériles. Se consideran muy recomendables la mascarilla quirúrgica y las gafas de protección ocular (sobre todo ante riesgo de salpicaduras por material contaminado como los abscesos o en zonas de mucho sangrado).

Personal-ayudantes

En todo procedimiento quirúrgico intervienen habitualmente:

– Un **cirujano.**

– Un **ayudante de campo,** cuya función es facilitar el procedimiento al cirujano (instrumentar, separar, cortar hilos de sutura, etcétera).

– Un **ayudante circulante**, que se encarga de proveer al cirujano del material necesario para realizar el procedimiento.

No siempre se dispone de este personal en los centros de salud, por lo que se hace precisa una buena planificación del acto quirúrgico para disponer de antemano de todo el material que se pueda necesitar durante la cirugía (hay que recordar que, una vez lavados, no estaremos en disposición de

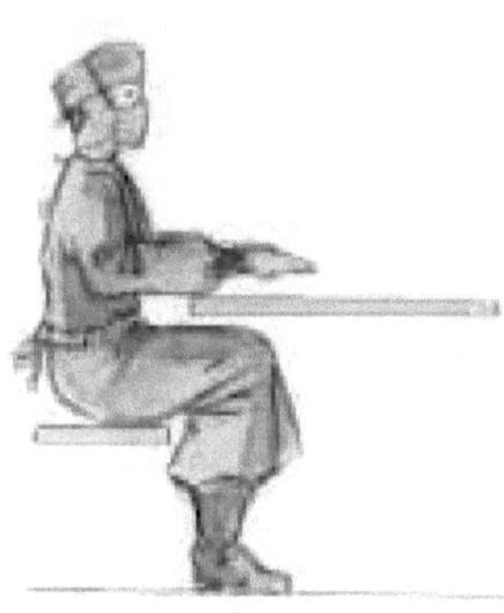

Figura 7. Posición del cirujano sentado.

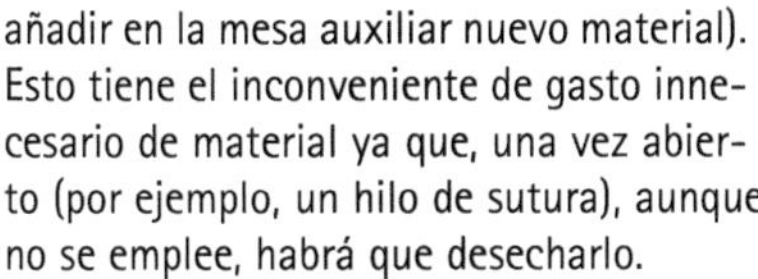

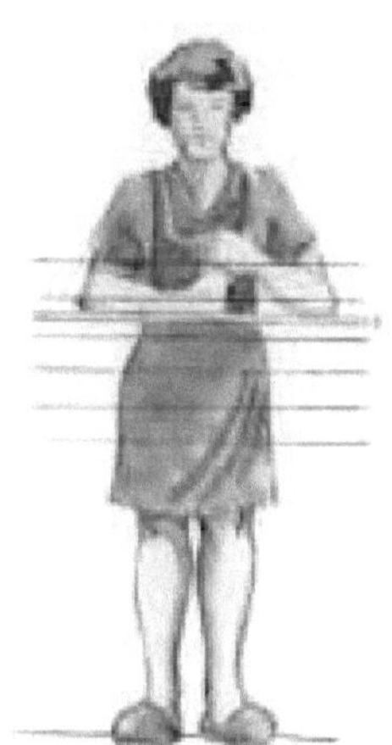

Figura 8. Posición de pie.

añadir en la mesa auxiliar nuevo material). Esto tiene el inconveniente de gasto innecesario de material ya que, una vez abierto (por ejemplo, un hilo de sutura), aunque no se emplee, habrá que desecharlo.

Posición del cirujano

En el capítulo 6 de la sección 1 se ha hablado sobre otros aspectos ergonómicos en los procedimientos quirúrgicos, como las condiciones de iluminación, las características del mobiliario, etcétera.

Durante cualquier acto quirúrgico y, sobre todo, en procesos largos, es importante adoptar posturas adecuadas para evitar patologías, tanto agudas como crónicas, del sistema musculoesquelético.

Estos trabajos de precisión se pueden efectuar en posición de sentado o de pie.

Dependiendo de estas posiciones, se han establecido las medidas óptimas de altura desde el suelo al área de trabajo, que se especifican en las figuras 7 y 8. Como se puede ver, hay un rango variable de altura que depende de la altura y del sexo del individuo que lleva a cabo el procedimiento. Obviamente, para obtener estas medidas adaptadas a cada individuo, es imprescindible, como se comenta en el apartado del mobiliario, disponer de una silla y de una mesa de quirófano regulables en altura.

Otro aspecto es la posición de la columna, que debe estar en una postura fisiológica, evitando tanto el aumento como la disminución de la curvatura lumbar fisiológica.

Lavado quirúrgico de manos y colocación de guantes estériles

P. Artuñedo, A. López García-Franco, N. Plazas

Lavado quirúrgico de manos

Las manos son el principal vehículo de transmisión exógena de la infección. En la piel de las manos hay dos tipos de flora:

- **Flora transeúnte**: está formada por los microorganismos adquiridos por contacto en las tareas que realizamos. Es la más superficial y, por lo tanto, la que se elimina con más fácilidad. Potencialmente es la más patógena. Se trata de una flora muy variada en tipos y patogenicidad (*Staphylococcus epidermidis, Staphylococcus aureus, enterobacteriaceas*).

- **Flora residente**: está compuesta por microorganismos más persistentes y por la flora profunda de las glándulas sebáceas y de los folículos pilosos. Sólo es patógena en un 5% de los casos, aunque resulta mucho más difícil de eliminar.

El médico debe realizar un lavado de manos y antebrazos antes de cualquier procedimiento invasivo que requiera condiciones de esterilidad.

Para un procedimiento que no requiera esterilidad, como una cura, se pueden lavar las manos con una solución jabonosa normal, sin necesidad de usar cepillo, frotando correctamente todas las zonas de pliegues. En cualquier caso, no se han de olvidar las medidas generales descritas en la tabla I.

Tabla I • **Medidas generales sobre el lavado que es preciso no olvidar**

- El lavado de manos es la maniobra más importante para impedir la diseminación de infecciones.

- El agua corriente elimina mecánicamente los gérmenes, el jabón reduce la tensión superficial y emulsiona las materias extrañas, lo que facilita la eliminación de la suciedad.

- El jabón, si es en pastilla, no permanecerá nunca sobre el lavabo, es mejor que sea líquido y con dispensador accionable con el codo.

- No deben utilizarse toallas comunes sino desechables.

- Es fundamental que la piel esté totalmente seca, ya que los bacilos Gram – en la humedad encuentran un medio favorable para su desarrollo. Hay que comprobar que los espacios interdigitales han quedado bien secos.

- En el lavado quirúrgico, las manos deben quedar más altas que los codos para que el agua escurra de las partes limpias hacia las sucias.

- En el lavado ordinario, las manos se mantienen más bajas que los codos para evitar que los microorganismos contaminen los antebrazos.

- La utilización de guantes estériles exige un adecuado lavado de manos.

Tabla II • Jabones para el lavado de manos

Jabón antiséptico	*Espectro de acción*	*Indicación de uso*
Povidona yodada	Activo frente a bacterias Gram + y Gram –, micobacterias, hongos y virus.	Lavado quirúrgico de manos.
Clorhexidina	Menos activo frente a Gram –, hongos y micobacterias que el anterior. Acción residual más prolongada.	Lavado de manos en los aislamientos por estafilococos áureos meticilinresistentes. Alternativa en el lavado quirúrgico.
Polixilenol con lanolina	Menos activo frente a Gram – que la povidona yodada.	Alternativa en caso de problemas dérmicos con los dos productos anteriores para el lavado quirúrgico.
Antiséptico de base alcohólica		Desinfección rápida de manos y como sustitución del lavado higiénico, cuando éste no se pueda realizar. Permite un lavado antiséptico de manos sin utilizar agua ni toalla.
Gel para lavado de manos (con agentes dermoprotectores)		Lavado higiénico de manos.

Material necesario

- Jabón de lavado quirúrgico (tabla II).

- Cepillo-esponja.

- Compresas estériles o toallas de celulosa estériles.

Procedimiento

Para la realización correcta de las técnicas de lavado, es imprescindible tener las uñas recortadas, sin esmaltes, y no llevar sortijas ni pulseras, ya que son lugares en los que se acumulan los gérmenes. Durante el lavado, hay que mantener las manos por encima de los antebrazos.

Existen diferentes métodos de lavado quirúrgico. Describiremos dos tipos. El **lavado anatómico** y el **lavado higiénico**.

Lavado anatómico

Tiene una duración mínima de 5 minutos y consta de los siguientes pasos (figs. 1-4):

1. Humedecer bien manos y antebrazos bajo el agua corriente (fig. 1).

2. Aplicar el jabón de lavado quirúrgico. Es muy útil disponer de aplicador (fig. 2). Se comienza por las manos, continuando por los antebrazos con movimientos circulares, no sobrepasando la flexura de los codos. Si se usa jabón líquido anti-

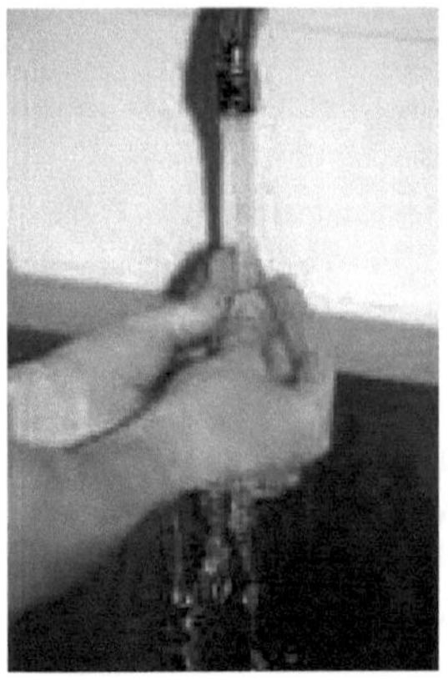

Figura 1

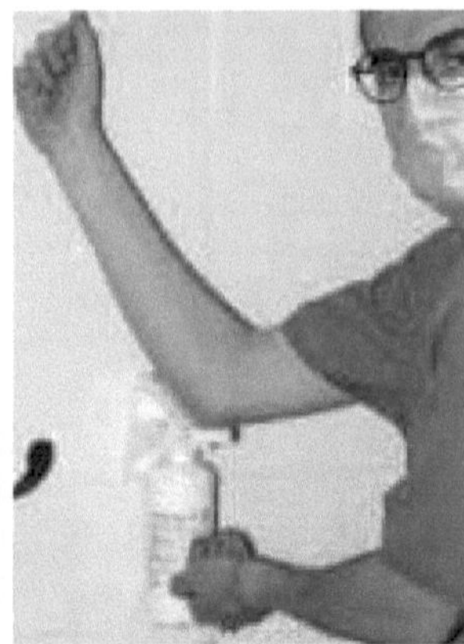

Figura 2

Figuras 1-5. Secuencia del lavado quirúrgico anatómico de manos.

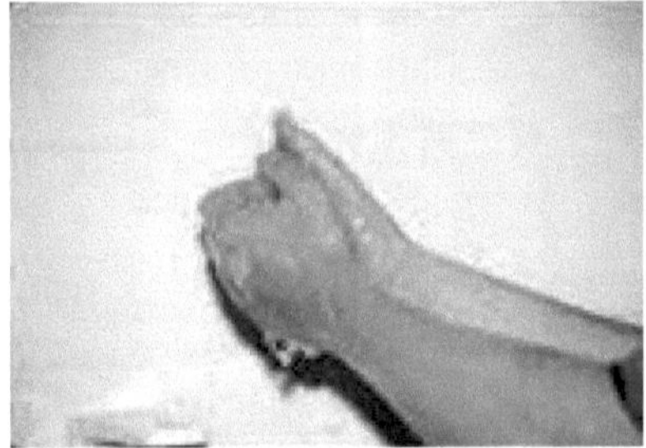

Figura 3

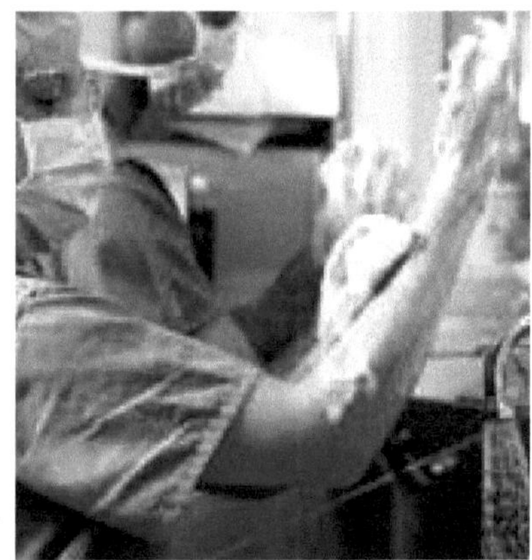

Figura 4

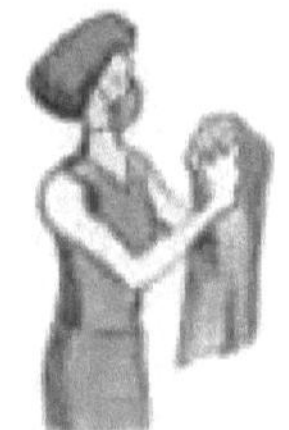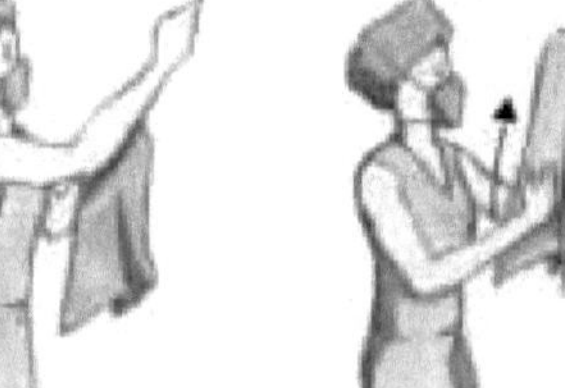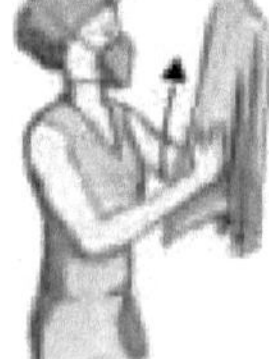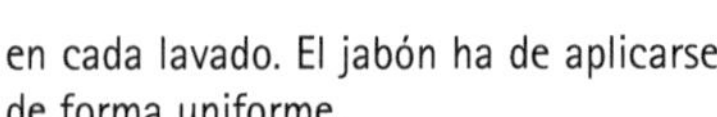

Figura 5

séptico, en cada lavado se empleará al menos una dosis (3 cc) para cada mano en cada lavado. El jabón ha de aplicarse de forma uniforme.

Figura 6.
Secuencia del
lavado higiénico
de las manos.

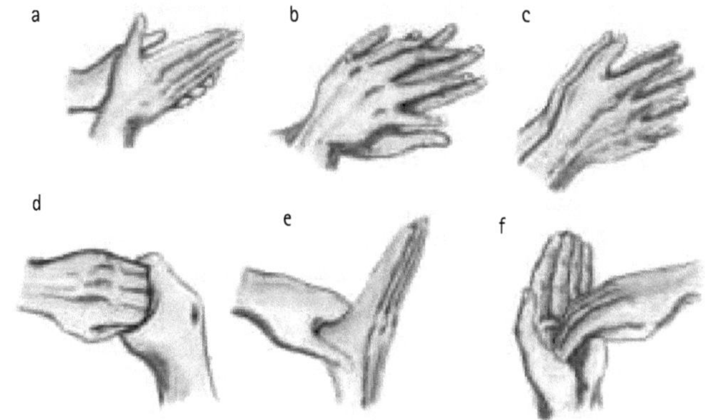

3. Lavar sistemática y ordenadamente antebrazos y manos (fig. 3) con jabón antiséptico, haciendo hincapié en los espacios interdigitales y en el contorno de las uñas (por este orden) durante dos minutos, uno para cada mano. No se deben poner en contacto las zonas ya frotadas con las pendientes de lavar. No está indicado el uso del cepillo en la piel por los microtraumatismos que pudieran producirse (fig. 4).

4. Aclarar con abundante agua manteniendo las manos hacia arriba, para que no caiga desde zonas "sucias" a otras limpias, y repetir el lavado de nuevo con jabón durante otros dos o tres minutos. En caso de tocar una zona contaminada, se comenzará el procedimiento desde el principio.

5. Secar por aplicación con un paño o una toalla estéril (uno para cada mano), comenzando por los dedos y terminando por los codos (fig. 5).

Lavado higiénico

Duración mínima: 20 segundos. Consta de los siguientes pasos (fig. 6):

1. Abrir el grifo y mojar abundantemente las manos.

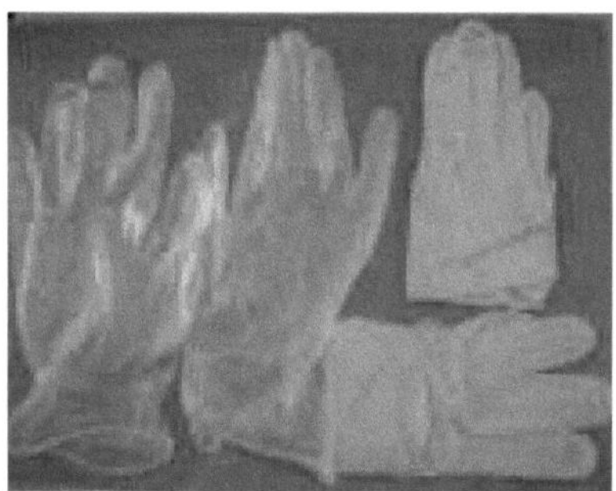

Figura 7. Guantes más utilizados en cirugía menor (látex y polivinilo).

2. Aplicar con el dosificador una sola dosis de gel/jabón líquido antiséptico.

3. Extender el jabón, frotando por toda la superficie de las manos, prestando especial atención a los pliegues interdigitales y al contorno de las uñas (repetir tres veces esta acción).

4. Aclarar abundantemente hasta eliminar completamente los restos de jabón.

5. Secar con toallas de papel, sin deslizar éste sobre la piel, hasta que las manos queden completamente secas.

6. Cerrar el grifo con el papel de manos, evitando cualquier contacto de los dedos con el grifo.

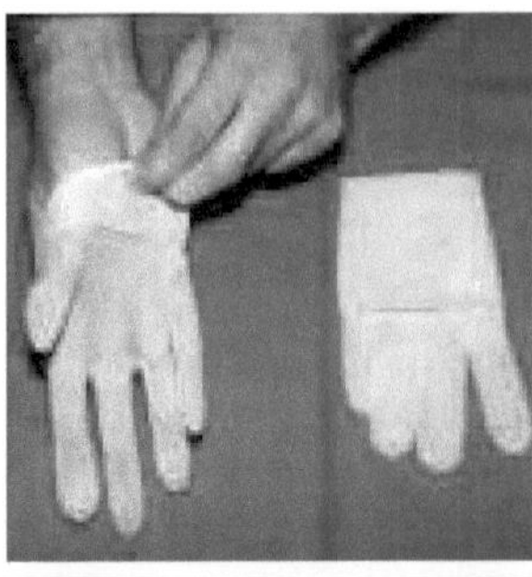

Figura 8

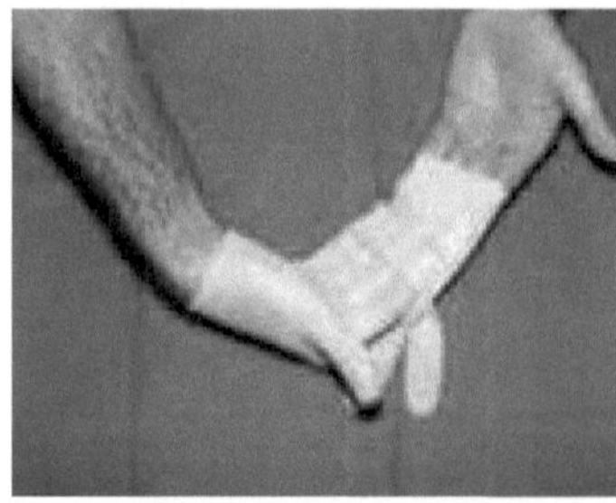

Figura 9

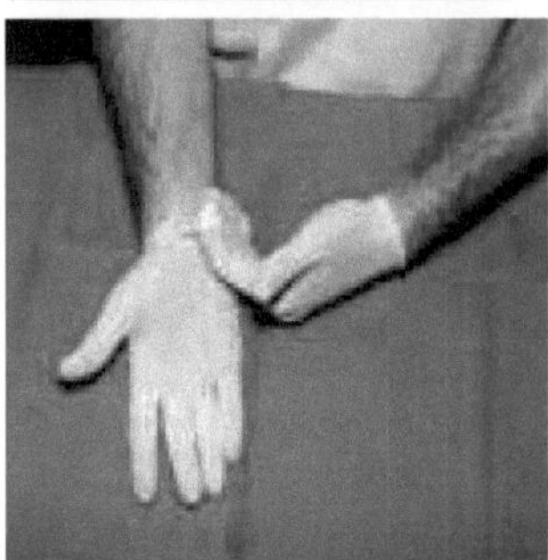

Figura 10

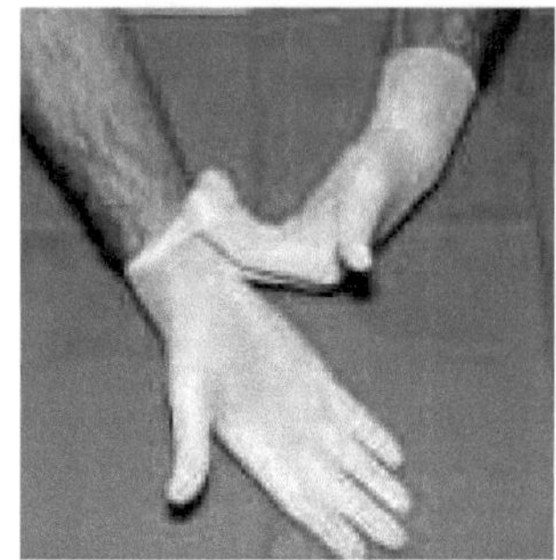

Figura 11

Figuras 8-11. Secuencia de colocación de los guantes estériles (véase texto).

Colocación de los guantes

Los guantes quirúrgicos tienen una doble finalidad: defender a los enfermos de los micro-organismos del personal sanitario y proteger al cirujano de infecciones del propio paciente. Por ello y, debido a estos dos objetivos, existen diferentes tipos de guantes según las necesidades que haya, tanto para el propio sanitario, como para el paciente; la tabla III muestra una amplia clasificación de los tipos e indicaciones de cada tipo de guante (fig. 7).

Se describe a continuación pormenorizadamente la técnica de colocación de los guantes estériles, para que sigan siendo estériles después de puestos.

El uso de guantes no excluye el lavado de manos, ya que los microorganismos crecen mucho más rápidamente por debajo de los mismos. Por lo tanto, después del lavado de manos, se colocan los guantes. La parte talcada o interna se puede tocar con las manos y la parte no talcada o externa sólo con los guantes.

Seguidamente se explica el procedimiento cuando el cirujano se coloca los guantes sin ayudante.

- El primer guante se introduce cogiéndolo por la zona evertida, tocando la cara interna con la mano contraria (fig. 8).

- Se introducen los dedos separándolos para facilitar su colocación.

- Con la mano enguantada en primer lugar se toma el segundo guante por la parte externa (fig. 9).

- Se tracciona del guante hasta introducir correctamente los dedos (fig. 10).

Tabla III • Tipos de guantes: indicaciones para su uso

Tipo de guantes	*Objetivo*	*Requisitos*	*Indicaciones*
Estériles:			
Quirúrgicos (Látex o similar: alta resistencia y sensibilidad)	Mantener asepsia cuando se rompen las barreras naturales (piel, mucosas., etc.).	- Lavado quirúrgico de manos antes de ponerse los guantes. Cambio periódico en intervenciones prolongadas. - Lavado higiénico después de retirados.	- Intervenciones quirúrgicas - En quirófano: sondaje vesical y cateterización venosa central.
Guante estéril para técnicas asépticas (Látex o similar)	Mantener la asepsia en técnicas y procedimientos invasivos.	Antes de ponerse los guantes: el tipo de lavado de manos que proceda, según el procedimiento que se va a realizar. Lavado higiénico después de su uso.	- Curas de heridas limpias. - Sondaje vesical. - Cateterizaciones venosas centrales. - Sutura de heridas. - Implantación y manejo de fístulas arteriovenosas. - Cualquier otro procedimiento que requiera técnica estéril.
Guante estéril de plástico (polietileno o similar: transparente)	Mantenimiento de la asepsia en técnicas y procedimientos simples no invasivos.	Lavado rutinario antes y después de su uso.	- Desinfección del campo quirúrgico preoperatorio.

* En caso de no disponer de este tipo, se puede sustituir por guantes de látex de técnicas asépticas.

Tabla III (continuación) • Tipos de guantes: indicaciones para su uso

Tipo de guantes	Objetivo	Requisitos	Indicaciones
No estériles:			
Guante desechable (látex o similar)	Evitar el contacto físico con secreciones, fluidos, piel, mucosas y materiales sucios o contaminados en maniobras y procedimientos de riesgo.	Lavado higiénico antes y después de su uso.	- Higiene y aseo pacientes encamados. - Obtenc. y manip. muestras análisis. - Canalizacón y retirada vías periféricas. - Aspiraciones orofaríngeas complejas. - Cambio bolsas colostomía. - Aislamientos entérico y cutáneo. - Manejo de secreciones, fluidos, excretas, orinas, etc. - Contacto con residuos biosanitarios. - Limpieza de instrumental y aparataje.
Guante de plástico (Polietileno o similar)	Ídem en maniobras y procedimientos de riesgo limitado.	Lavado higiénico antes y después de su uso.	-Movilización de pacientes. -Manejo esporádico de muestras de análisis. -Aspiraciones orofaríngeas simples.
Guante doméstico	Evitar el contacto con fluidos, productos y agentes traumáticos.	Lavado higiénico antes y después de su uso.	-Técnicas de limpieza. - Limpieza de material de instrumental de riesgo.

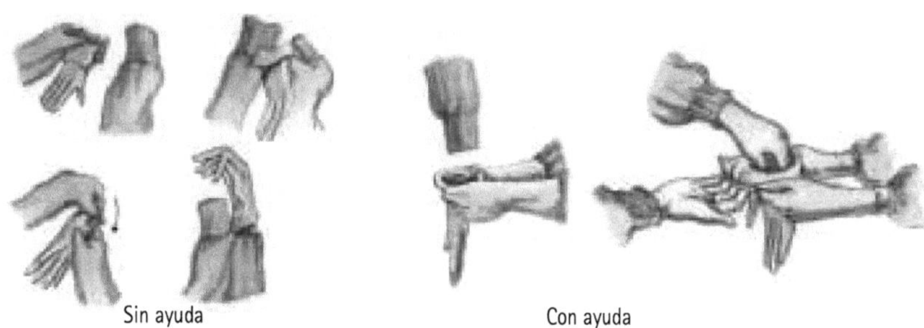

Figura 12. Colocación de guantes por técnica cerrada.

– Finalmente se acaban de ajustar los guantes (fig. 11).

Existe la técnica cerrada para colocarse los guantes en quirófano con ropa estéril. Se ponen sin sacar las manos de los puños elásticos de la bata, evitando de esta manera el contacto de las manos limpias, pero no estériles, con la superficie externa del guante. Esta modalidad se puede conseguir también con ayuda de otra persona que, calzando guantes estériles, ayuda abriendo los guantes para introducir la mano sin tocar la parte externa (fig. 12).

Preparación del campo y antisepsia

J.M. Arribas, J.R. Castelló, V. Baos

Antes de comenzar el acto quirúrgico, debe estar en disposición adecuada la región corporal del paciente al que se va a intervenir. Se han dividido en tres partes las actuaciones que se han de efectuar y el orden correcto de las mismas, para conseguir que el campo quirúrgico esté dispuesto y en condiciones de limpieza y asepsia:

- Rasurado.

- Desinfección.

- Pañeado.

Asimismo es imprescindible tener preparado el instrumental necesario (ya estéril), dispuesto cerca del campo quirúrgico donde se va a trabajar.

Preparación del material

Colocar en una superficie auxiliar, idealmente una mesa auxiliar con ruedas, un paño estéril donde depositar todo el material estéril que se prevea utilizar.

Dicho material (instrumental, gasas, guantes, suturas, etc.) se depositará directamente desde sus envases protectores sin manipularlo. No se deben colocar los utensilios no asépticos (medicación, envoltorios de material, etc.) sobre el paño, para evitar su contaminación.

Tampoco hay que olvidar que si el paño se humedece, deja de ser estéril al contactar por capilaridad con cualquier superficie (excepto si la superficie auxiliar ha sido esterilizada previamente).

Rasurado de la zona

Si la zona está cubierta de pelo o vello, antes de su desinfección se rasura con maquinillas desechables. En el momento actual no existe consenso sobre la indicación o no de rasurado previo a la cirugía; de realizar el rasurado, la mayoría de los expertos aconsejan hacerlo en los minutos previos a la intervención. No es aconsejable rasurar las cejas por la pérdida de la referencia anatómica (fig. 1).

Para intervenciones en el cuero cabelludo, hay que intentar que la zona rasurada sea la imprescindible para realizar la intervención. El cabello circundante al campo que moleste, pero que no precise ser afeitado, se puede apartar fijándolo con esparadrapo de papel (poco adherente).

En caso de señalar alguna estructura o de diseñar la incisión, se aconseja hacerlo antes de desinfectar la zona. Si se hace después, el rotulador debe estar esterilizado.

Limpieza de la zona

Se ha de lavar la zona con agua y jabón para eliminar suciedad y cuerpos extraños. En caso de heridas, puede efectuarse una limpieza por arrastre con suero fisiológico aplicándolo con presión con una jeringa.

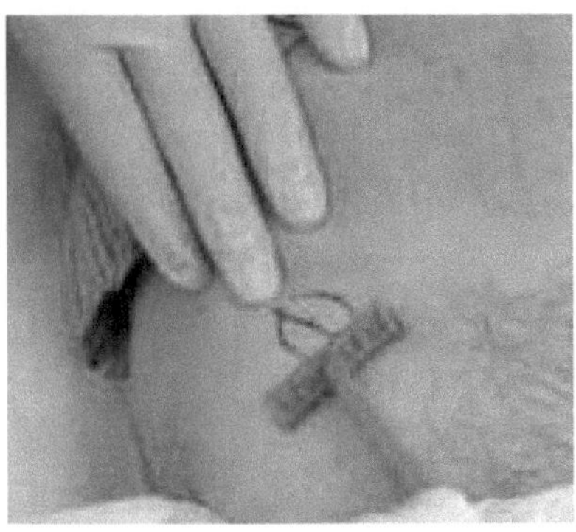

Figura 1. Rasurado. Obsérvese que antes de la desinfección se han pintado los márgenes de la lesión y la propia incisión con un rotulador.

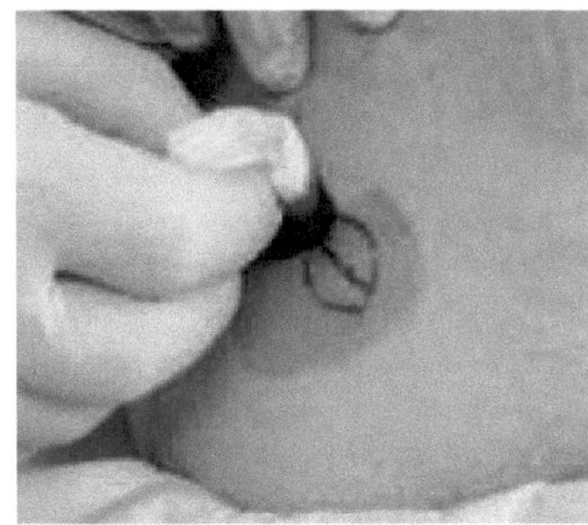

Figura 2a. Desinfección con povidona yodada.

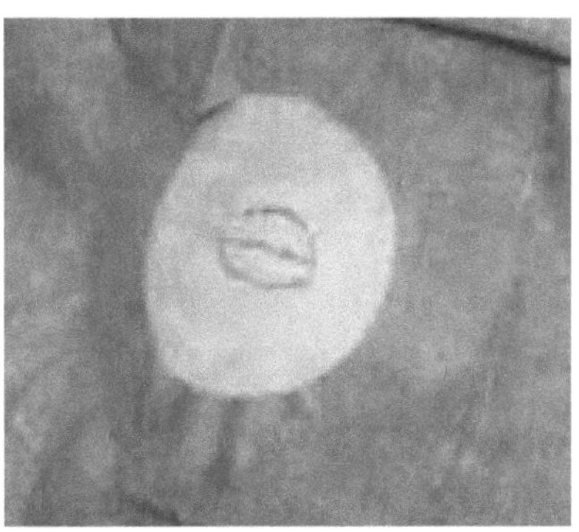

Figura 2b. Campo desinfectado más amplio que el orificio del paño fenestrado.

Desinfección de la zona

El secado del campo se realiza con gasas o compresas estériles.

Pincelar la zona con antiséptico, de elección povidona yodada al 10%. Se aplica con una torunda estéril que se hace doblando sobre sí misma una gasa y tomándola con una pinza de Pean o similar, o con la mano. Se pincela mediante círculos concéntricos del centro al exterior de la zona que se va a intervenir (fig. 2a). Al final de este capítulo se efectúa un repaso a todos los antisépticos usados y a los que ya se encuentran en desuso.

La extensión de la zona pintada debe ser amplia (mayor que el orificio del plano del paño fenestrado disponible) para evitar la contaminación de gérmenes de la piel adyacente (fig. 2b).

Pañeado del campo

Se realiza siempre con los guantes estériles, desplegando el paño antes de cubrir la zona.

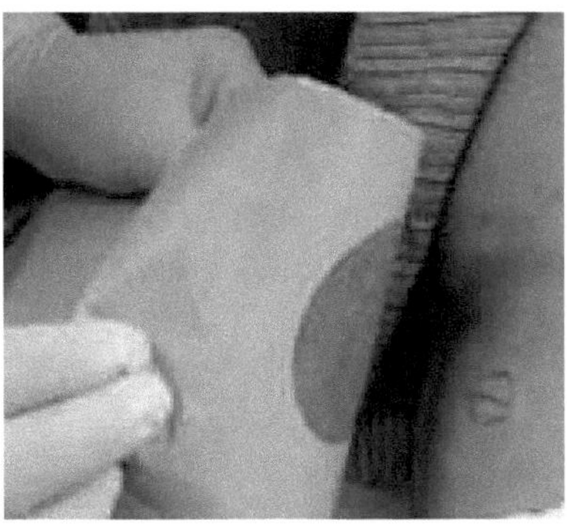

Figura 3. Aplicación del paño fenestrado autopegable.

Si la zona a delimitar se ajusta al tamaño del orificio, se pueden usar paños fenestrados. Tras su uso, se pueden lavar y esterilizar (consultar cap. 2 de la sección 1).

Si la zona que hay que delimitar es mayor que la abertura, o no se dispone de paños fenestrados, se utilizan paños sencillos, que se colocan después de doblarlos en los márgenes deseados y que pueden fijarse con las pinzas de campo, o sin fijar.

Una buena alternativa la constituyen los paños estériles de material desechable, con los márgenes de la ventana adhesivos a la piel para evitar su desplazamiento durante el procedimiento (fig. 3).

Eliminación de desechos clínicos

Se debe disponer de un receptor de restos quirúrgicos biocontaminados (gasa, suturas, guantes, etc.), manipulándolo adecuadamente hasta su eliminación por incineración.

El material cortante o punzante se eliminará en unos contenedores especiales de pared sólida y adecuadamente identificados (fig. 4).

Antisépticos

Las **cualidades** de un buen antiséptico son:

- Amplio espectro germicida y amplio margen de seguridad.

- Actuación rápida aun en presencia de exudados y tejido necrótico.

- Eficacia terapéutica prolongada.

- Indoloro, estable, inodoro y que no manche.
- Inocuo.

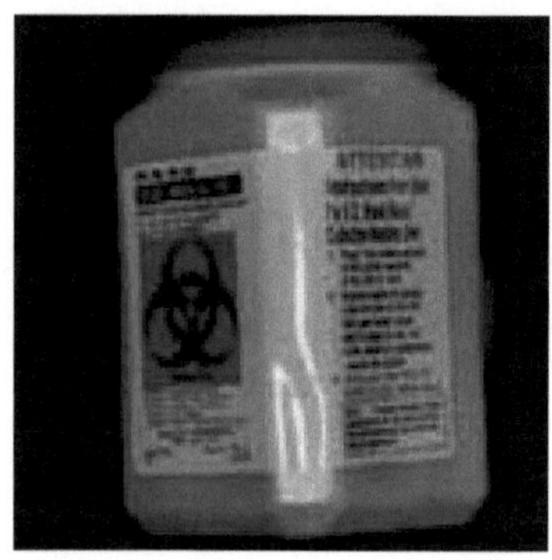

Figura 4. Contenedor para materiales cortantes contaminados.

Recomendaciones de uso

- Deben utilizarse siempre a las diluciones recomendadas, ni más diluidos, ya que serían ineficaces, ni más concentrados, ya que producirían irritación.

- Para la preparación de soluciones antisépticas, se puede emplear agua corriente, aunque debe tenerse en cuenta que en algunas poblaciones el agua es dura y puede inactivar el antiséptico. Se recomienda usar agua desmineralizada.

- Es aconsejable almacenar el antiséptico en envases de un solo uso y cerrados. Si han de reutilizarse estos envases, es conveniente lavarlos antes de volverlos a llenar. No se deben emplear envases abiertos tipo "porrón".

- Conviene recordar que la elección ha de ser individual en cada caso, considerando siempre tanto las propiedades del antiséptico como las de la zona que se va a tratar.

- Determinados antisépticos son muy irritantes en herida abierta (alcohol). Muchos antisépticos pueden utilizarse

Tabla I • Características y tipos de antisépticos

Medicamento	*Indicaciones y dosificación*
Sulfato de cobre	- Solución al 1 por mil en agua.
Sulfato de zinc	- Aplicar entre seis y ocho veces al día en compresa húmeda en heridas con costra.
Alcohol etílico 70%	- Preparación de la piel sana antes de la inyección o venopunción. - Profilaxis de escaras (alcohol de tanino al 5% o de romero). - Limpieza de objetos en contacto con piel sana: termómetro, fonendo.
Povidona yodada	- Limpieza de heridas con alto riesgo de infección, úlceras, abrasiones y preparación del campo quirúrgico al 10%. - Lavado quirúrgico de manos al 7,5%. - Antiséptico bucal 0,2%, vaginal 0,3-0,4%. - Si se sospecha contaminación de fluidos infectados por virus, es de elección la povidona yodada.
Clorhexidina	- Mordeduras de animal asociadas a detergentes catiónicos (savlon). - Antiséptico tópico al 0,05% (2,5 ml de clorhexidina al 20% en un litro de agua), para la desinfección de heridas. - Primera elección en la limpieza y desinfección en parto vaginal y cura de episiotomía. - Desinfección instrumental: solución acuosa al 0,05% (30 minutos de inmersión) en instrumentos limpios.

Tabla II • Uso de antisépticos en atención primaria

Antiséptico	*Piel intacta*	*Quemaduras*	*Lavado manos*	*Heridas*	*Cavidades corporales*	*Mordeduras de animales*
Clorhexidina	Al 0,05 %		Al 4-5%	Al 0,05%	Ocular 0,05% Irrigación vesical 0,02%	Asociar detergente catiónico (savlon)
Peróxido de hidrógeno				Sólo en heridas arenosas		
Povidona yodada	Al 10%	Al 10% si afecta a menos del 20% de la superficie corporal	Al 7,5%	Al 10%	Bucal 0,2% Vaginal 0,3-0,4%	
Sulfadiazina argéntica		Sólo infectadas Graves y extensas				

conjuntamente (alcohol + clorhexidina, alcohol + povidona yodada) y otros están contraindicados (mercuriales + povidona yodada).

Las tablas I y II muestran un resumen de las características y aspectos de interés de los antisépticos (véase el capítulo 26 de la sección 5) y las peculiaridades de su uso.

Bioseguridad. Actuación ante una herida de corte o por punción

J.M. Arribas, J.R. Castelló, A. López García-Franco

Los trabajadores sanitarios corren el riesgo de exposición ocupacional a patógenos contenidos en la sangre. Estos patógenos incluyen el virus de la hepatitis B (VHB), el virus de la hepatitis C (VHC), y el virus de la inmunodeficiencia humana (VIH). Las exposiciones ocurren cuando realizamos cirugía menor por pinchazos con agujas o por corte con bisturís u otros objetos cortantes contaminados con sangre infectada, o bien por contacto en los ojos, nariz, boca o piel con la sangre del paciente infectado.

No es posible conocer el estado serológico de cada paciente. En los casos en los que el paciente tiene un serología negativa no siempre se puede descartar la infección ante la posibilidad del período ventana (perído de 4-12 semanas en el que los métodos serológicos habituales no detectan anticuerpos a pesar de existir infección). Por ello:

En el medio sanitario se debe considerar a todo paciente como potencialmente infeccioso.

La mayoría de exposiciones no ocasionan una infección. Después de una exposición, el riesgo de infección depende del patógeno implicado, del tipo de exposición, de la cantidad de sangre en la exposición y de la cantidad del virus en la sangre del paciente al momento de la exposición.

Los factores importantes que pueden determinar el riesgo general de transmisión ocupacional de un patógeno en la sangre incluyen los siguientes: el número de

---

Tabla I • Medidas universales de precaución para el personal sanitario

---

- Vacunación de la hepatitis B.
- Protección de las heridas con apósitos impermeables.
- Lavado de manos antes y después de realizar cualquier procedimiento.
- Precaución en el manejo de objetos punzantes. No hay que encapuchar las jeringas tras ser utilizadas (fig. 1). Se han de depositar los objetos punzantes y cortantes en los envases especiales de recogida.
- Nunca hay que rellenar estos envases totalmente, sino que se deben retirar cuando estén ocupados en dos tercios de su volumen.
- Los residuos no cortantes (gasas, torundas, etc.) han de ser colocados en bolsas de plástico resistentes.
- Protección de barrera: guantes (reducen el volumen de sangre transferida hasta en un 50%), mascarilla, protección ocular.
- Correcta esterilización del material.

Tabla II • Fluidos infecciosos con riesgo de transmisión	
Fluidos infecciosos	No infecciosos
• Sangre	• Orina
• Semen	• Heces
• Secreciones vaginales	• Saliva
• Líquido cefalorraquídeo	• Esputo
• Líquido pleural	• Lágrimas
• Líquido sinovial	• Secreciones nasales
• Líquido amniótico	• Sudor
• Líquido peritoneal	• Vómitos
• Líquido pericárdico	
• Leche materna	
• Tejidos y órganos	

pacientes infectados entre la población de pacientes, la posibilidad de infectarse después de un solo contacto con la sangre de un paciente infectado, y el tipo y número de contactos con la sangre.

La estrategia esencial para prevenir la adquisición de VIH y de otros virus transmisibles por sangre es el seguimiento de las denominadas "precauciones universales" (tabla I).

El servicio de salud laboral debe tener un sistema para controlar las exposiciones, evaluar rápidamente el riesgo de infección, informar sobre los tratamientos disponibles para prevenir una infección, y comprobar si ha ocurrido una infección o si surgen efectos secundarios de los tratamientos.

Pauta de actuación ante inoculación accidental

La inoculación accidental se define como el contacto con sangre u otros fluidos orgánicos infecciosos (tabla II) a través de la inoculación percutánea o contacto con una herida abierta, piel no intacta o mucosas, durante el desarrollo de la actividad laboral.

Tras el accidente se realizarán los siguientes pasos, por este orden:

1. Actuación inmediata tras el accidente

Accidentes percutáneos

1. Retirar el objeto con el que se ha producido el pinchazo.

2. Limpiar la herida con agua corriente sin restregar. Permitir a la sangre fluir libremente durante dos o tres minutos bajo agua corriente.

3. Lavar enérgicamente con jabón. También se puede usar povidona y clorhexidina (tabla III). Ninguna evidencia científica indica que el usar productos antisépticos o el apretar la herida va a reducir el riesgo de transmisión del patógeno en la sangre. No se recomienda el usar un agente cáustico, como el cloro.

Tabla III • Antisépticos/desinfectantes para VHB y VIH

Antisépticos/desinfectantes	*Localización*	*Tiempo de acción*
Hipoclorito sódico 0,5% (10 partes de agua por 1 de lejía común)	Superficies y objetos no metálicos (1).	15 minutos
Etanol o alcohol isopropílico 70%	Superficies metálicas. Piel intacta. Termómetro, fonendo.	15 minutos 3-10 minutos
Povidona yodada (2) 7,5%-10%	Piel y mucosas contaminadas. Heridas abiertas y contaminadas.	3-10 minutos
Peróxido de hidrógeno	Instrumentos oftálmicos.	10 minutos
Glutaraldehído 0,13% (3) + fenol 0,4%	Instrumentos metálicos.	10-30 minutos

(1) El hipoclorito sódico puede ser corrosivo con los metales.

(2) La clorhexidina es un antiséptico general indicado específicamente para heridas pero, debido a su débil acción virucida, es recomendable el uso de povidona yodada.

(3) Se aconseja realizar lavado con agua y esterilización con autoclave. Para la esterilización con glutaraldehido se precisan diez horas y no se puede monitorizar biológicamente si la esterilización ha sido efectiva. Se utiliza el glutaraldehido para esterilizar materiales que puedan ser destruidos por el calor, y para material que ha estado en contacto con mucosas.

4. Cubrir la herida con un apósito impermeable.

Salpicadura de sangre o fluidos a la piel

Lavado con agua abundante.

Salpicadura de sangre o fluidos a las mucosas

1. Lavado con agua abundante.

2. Desinfección con clorhexidina al 0,05%.

En el caso de afectar a los ojos utilizar suero salino estéril.

▲ Ante toda inoculación accidental, se aconseja realizar en el caso índice de serología de VIH, VHB y VHC.

2. Comunicación del accidente a la unidad correspondiente

En España no se considera la infección VIH como enfermedad profesional sino como accidente laboral. En la enfermedad profesional no es necesario probar la relación con la exposición ocupacional (por ejemplo, la silicosis), mientras que en los accidentes laborales sí hay que documentar el caso realizando serología previa y control serológico posterior para valorar la seroconversión. Se debe demostrar la negatividad previa al supuesto contagio y evaluar VIH, VHB y VHC.

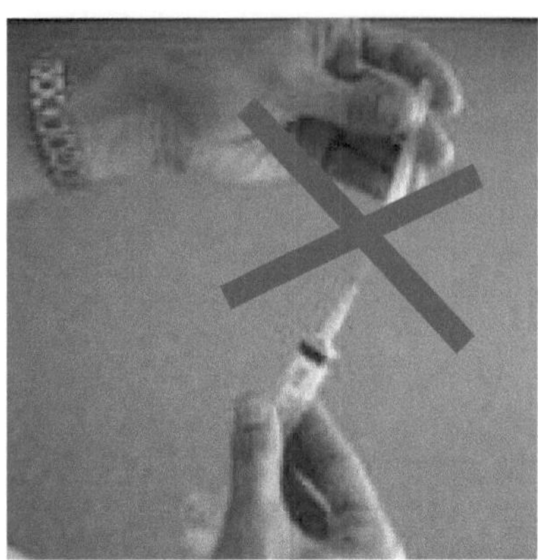

Figura 1. La maniobra de re-encapuchado de las agujas son fuente de numerosos accidentes de punción.

3. Profilaxis tras exposición

Exposición VHB

Riesgo

Los vacunados contra la hepatitis B y que desarrollan inmunidad eficaz casi no corren riesgo de infección. Sin embargo para un no vacunado de VHB, el riesgo de infección por un solo pinchazo o corte es del 6% al 30%; depende también de si el paciente es HBeAg positivo. Las personas que son HBsAg y HBeAg positivas tienen más del virus en la sangre y tienen más probabilidad de transmitir el VHB.

Profilaxis

Las pautas se especifican en la tabla IV.

Exposición VHC

Riesgo

Según estudios limitados, el riesgo de infección después de una exposición (por un pinchazo de aguja o corte) con sangre infectada de VHC es aproximadamente del 1,8%. No se sabe el riesgo después de una salpicadura con sangre. Se cree que es muy bajo, pero se ha publicado algún caso de infección de VHC después de tal exposición.

Profilaxis

No hay ninguna vacuna contra la hepatitis C, y no hay ningún tratamiento para prevenir la infección después de una exposición. No se recomienda inmunoglobulina. Por estas razones, es muy importante seguir las recomendaciones universales para evitar una infección.

Exposición VIH

Riesgo

El riesgo promedio de infección de VIH después de una exposición (por un pinchazo de aguja o corte) a sangre infectada con VIH es aproximadamente del 0,3% (3 en 1.000). Es decir, que el 99,7% de las exposiciones por pinchazo de aguja o corte no ocasionan infección.

Cuando se produce exposición a los ojos, nariz o boca, de sangre infectada con VIH, se estima que el riesgo es de 0,1% (1 en 1.000).

Se estima que el riesgo después de exposición de la piel a sangre infectada de VIH es menor del 0,1%. Una pequeña cantidad de sangre que entra en contacto con piel intacta probablemente no representa ningún riesgo. No se ha comunicado ningún caso de transmisión de VIH por contacto de piel intacta con una pequeña cantidad de sangre (algunas gotas de sangre en la piel por un periodo corto). El riesgo puede ser más grande si se daña la piel (por ejemplo, por una cortada reciente) o si el contacto es con un área grande de la piel o si es prolongado (por ejemplo, cubierta en la sangre por horas).

Tabla IV • Profilaxis después de exposición parenteral o mucosa al virus de la hepatitis B modificado de: Updated U.S. Public Health Service Guidelines for the Management of Occupational Exposures to HBV, CV, and HIV and Recommendations for Postexposure Prophylaxis http://aidsinfo.nih.gov/guidelines/health-care/HC_062901.html

Estatus vacunal de la persona expuesta	Caso fuente con HbsAg positivo	Caso fuente desconocido/inaccesible
No vacunado previamente o en proceso de vacunación (tiene puestas 1 ó 2 dosis de vacuna)	1 dosis de $HBIG_2$ + 1 dosis de vacuna + completar vacunación	1 dosis de vacuna + completar vacunación
Vacunado previamente y la respuesta es desconocida (actuación urgente; si es posible conocerla se esperará al resultado)	Determinar el título anti-Hbs: Niveles adecuados: nada Niveles inadecuados: 1 dosis de vacuna	Determinar el título anti-Hbs: Niveles adecuados: nada Niveles inadecuados: 1 dosis de vacuna
Vacunado previamente, respondedor [1]	Nada	Nada
Vacunado previamente y no respondedor	1 dosis de vacuna + 1 dosis de HBIG[2] Administrar una 2ª pauta de vacunación completa y determinar anticuerpos. Si no responde no volver a vacunar y, ante una nueva exposición, dar dos dosis HBIG	1 dosis de vacuna + 1 dosis de HBIG[2] Completar una 2ª pauta de vacunación completa y determinar anticuerpos. Si no responde no volver a vacunar y, ante una nueva exposición, dar dos dosis HBIG

[1]Respondedor: individuo vacunado con título de anti-HBs > 10 mUI/ml realizado 1-2 meses tras completar la pauta de vacunación.

[2]Dosis de HBIG (inmunoglobulina específica de hepatitis B): 0,06 ml/kg peso vía IM. Se debe administrar dentro de las primeras 24 horas postexposición (preferentemente). No está demostrado su efecto después de 7 días postexposición.

Profilaxis

No hay ninguna vacuna contra el VIH. Sin embargo, los resultados de algunos estudios sugieren que el uso de zidovudina después de algunos tipos de exposiciones ocupacionales podría reducir la posibilidad de transmisión del VIH.

No se recomiendan tratamientos para todas las exposiciones ocupacionales al VIH porque la mayoría de estas exposiciones no conducen a infección de VIH y, además dichos medicamentos son potencialmente tóxicos y pueden tener efectos secundarios graves.

Tabla V • Recomendaciones de profilaxis postexposición en accidentes percutáneos (modificado de Updated U.S. Public Health Service Guidelines for the Management of Occupational Exposures to HBV, CV, and HIV and Recommendations for Postexposure Prophylaxis
http://aidsinfo.nih.gov/guidelines/health-care/HC_062901.html)

Tipo de exposición	*VIH positivo (clase 1)*	*VIH positivo (clase 2)*	*Estado de VIH desconocido[a]*	*Fuente desconocida[b]*	*VIH negativo*
Leve[c]	Recomendar tratamiento con 2 fármacos	Recomendar tratamiento con 3 fármacos	Considerar tratamiento con 2 fármacos si existen factores de riesgo de VIH	Considerar tratamiento con 2 fármacos si el entorno de la exposición al VIH es probable	No tratamiento
Severa[d]	Recomendar tratamiento con 3 fármacos	Recomendar tratamiento con 3 fármacos	Considerar TARV con 2 fármacos si fuente con factores de riesgo para el VIH	Considerar tratamiento con 2 fármacos	Sin tratamiento

Clase 1: infección por VIH asintomática o con carga viral baja (<1.500 copias /ml).

Clase 2: infección sintomática, SIDA, seroconversión aguda o alta carga viral.

[a] Ej: de persona fallecida del que no se dispone de muestra para evaluar la carga viral.

[b] Ej: pinchazo con aguja de contenedor.

[c] Ej: pinchazo superficial.

[d] Ej: pinchazo profundo, sangre visible en la aguja o con agujas utilizadas en punciones arteriales o venosas.

El Servicio de Salud Pública de EEUU recomienda un **tratamiento durante 4 semanas de 2 medicamentos (zidovudina y lamivudina) para la mayoría de las exposiciones al VIH**, o zidovudina y lamivudina (AZT/3TC) [o bien con didanosina (ddI), estavudina (d4T)], además de inhibidores de proteasa (indinavir o nelfinavir) para exposiciones que tengan un riesgo mayor de transmisión de VIH (por ejemplo, cuando hay grandes volúmenes de sangre con cantidades grandes de VIH o si es posible que el VIH sea resistente a dichos fármacos). No existen en la actualidad datos que permitan recomendar una determinada (véanse tablas V y VI).

La duración adecuada del tratamiento se desconoce en el momento actual, aunque se suele utilizar **durante 4 semanas**. Por ello se debe consultar a servicios especializados con experiencia en estos tratamientos.

El tratamiento debe empezar inmediatamente después de la exposición, de prefe-

Tabla VI • Recomendaciones de profilaxis postexposición en exposiciones a mucosas o piel no intacta (dermatitis, abrasión o heridas abiertas)(modificado de Updated U.S. Public Health Service Guidelines for the Management of Occupational Exposures to HBV, CV, and HIV and Recommendations for Postexposure Prophylaxis http://aidsinfo.nih.gov/guidelines/health-care/HC_062901.html)

Tipo de exposición	*VIH positivo (clase 1)*	*VIH positivo (clase 2)*	*Estado de VIH desconocido*[a]	*Fuente desconocida*[b]	*VIH negativo*
Escaso volumen[a]	Considerar tratamiento con 2 fármacos	Recomendar tratamiento con 2 fármacos	Considerar tratamiento con 2 fármacos para fuentes con factores de riesgo para el VIH	Considerar tratamiento con 2 fármacos si el entorno de la exposición al VIH es probable	Sin tratamiento
Volumen importante[b]	Recomendar tratamiento con 2 fármacos	Recomendar tratamiento con 3 fármacos	Considerar tratamiento con 2 fármacos para fuentes con factores de riesgo para el VIH	Considerar tratamiento con 2 fármacos si el entorno de la exposición al VIH es probable	Sin tratamiento

[a]Ej: unas pocas gotas.
[b]Ej: salpicaduras de sangre importantes.

rencia dentro de algunas horas (**primeras 6 horas**). Dado que es muy importante iniciar el tratamiento de forma precoz, se recomienda administrar la primera dosis de forma inmediata y valorar posteriormente con el sanitario expuesto los pros y los contras de este tipo de profilaxis. Aunque los estudios con animales sugieren que el tratamiento no es eficaz cuando se empieza más de 24 a 36 horas después de la exposición, no se sabe si este periodo es el mismo para los seres humanos. Es posible considerar un tratamiento después de un periodo largo (por ejemplo, una a dos semanas) en caso de una exposición de riesgo mayor. A pesar que la infección del VIH no se puede prevenir, un tratamiento temprano de la infección inicial a VIH puede disminuir la severidad de los síntomas y retrasar el inicio del SIDA.

Hay que hacerse la prueba del anticuerpo del VIH tan pronto como sea posible después de la exposición y periódicamente por al menos 6 meses después de la exposición (6 semanas, 12 semanas y 6 meses después).

Asimismo, si se decide profilaxis con antirretrovirales tras de la exposición, se realizará inmediatamente antes de dicho tratamiento y, 2 semanas después, una analítica completa de sangre y pruebas de funciones renal y hepática para monitorizar la posible toxicidad de estos fármacos.

Durante el periodo de seguimiento (6-12 semanas), se debe controlar clínicamente si aparecen síntomas repentinos de gripe, sobre todo si incluyen fiebre, sarpullido, dolores de músculos, cansancio, malestar o aumento de los ganglios. Dichos síntomas pueden deberse a infección del VIH, reacción por el fármaco u otras condiciones médicas.

Por eso, durante este periodo hay que seguir las recomendaciones para prevenir la transmisión del VIH. Estas recomendaciones incluyen: no donar sangre, semen u órganos, y no tener relaciones sexuales. Si decide tener relaciones sexuales, el usar un condón siempre y correctamente puede reducir el riesgo de transmisión del VIH. También las mujeres deben considerar no dar pecho a los bebés durante el periodo de seguimiento para evitar que los bebés se expongan al VIH por la leche de pecho.

Exposición no ocupacional

El riesgo de transmisión de VIH por un episodio de exposición a una aguja por vía intravenosa se estima en un 0,67%, por exposición percutánea, en un 0,4%, por un episodio de exposición sexual insertivo peneano o receptivo anal, en un 0,1-0,3%, y por un episodio de exposición sexual receptivo vaginal, en un 0,1-0,2%. No se recomienda en general el uso de profilaxis en la exposición accidental no ocupacional dada la ausencia de evidencia de un claro beneficio, pudiendo ser considerado en algún caso individualmente.

Para más información consultar las siguientes páginas de *Updated U.S. Public Health Service Guidelines for the Management of Occupational Exposures to HBV, HCV, and HIV and Recommendations for Postexposure Prophylaxis:* URL http://www.cdc.gov/mmwr/preview/mmwr html/rr5011a1.htm y ADIS Info: URL :http://www.aidsinfo.nih.gov/guidelines/def ault db2.asp?id=67]

Bibliografía recomendada para la sección 3

- Antisépticos y desinfectantes. En Baos V. Guía de uso de los medicamentos en Atención Primaria. 1ª ed. Madrid: Sociedad Española de Medicina Familiar y Comunitaria, Ministerio de Sanidad y Consumo 1994; 307-315.
- Arribas JM, editor. Cirugía menor y procedimientos en medicina de familia.
- Carner, JS. CDC guidelines for the prevention and control of nosocomial infections: Guideline for prevention of surgical wound infections, 1985. Am J Infect Control 1986; 14: 71.
- Comisión Central de Salud Laboral. Grupo Español de Registro de Accidentes Biológicos en Trabajadores de Atención de Salud. GERABTAS. Accidentes Biológicos en Profesionales Sanitarios. Epidemiología y Prevención. 3ª ed. Madrid. You & Us SA 1997;161-173.
- Department of Labor. Occupational Safety and Health Administration Occupational exposure to bloodborn pathogens. Final rule. *Fed Reg* 1991;56(235):64175-64182.
- Figueiredo, J.F., Borges, A.S., Martinez, R., et al. (1994) Transmission of hepatitis C virus but not human immunodeficiency virus type 1 by a human bite. *Clinical Infectious Diseases* 19(3), 546-547.
- Frymoyer CL. Preventing the Spread of Viral Hepatitis. *American Family Physicians* 1993;48 (8):1479-1486.
- Hochberg J, Murray GF. Principles of operative surgery. Antisepsis, technique, sutures and drains. En: Sabiston DC, ed. Textbook of Surgery. The Biological Basis of Modern Surgical Practice. 15ª ed. Philadelphia: WB Saunders Company 1997;253-263.
- Leach J. Proper handling of soft tissue in the acute phase. *Facial Plast Surg* 2001 Nov;17(4):227-38. Review.
- Lee Perlmutter B, Harris BR. New recommendations for prophylaxis after HIV exposure. *Am Fam Physician* 1997; 55 (2):507-512.
- Moylan JA., Fitzpatrick KT, Davenport KE. Reducing wound infection. Improved gown and drape barrier performanca. *Ach Surg* 1987;122:152.
- Perelman VS, Francis GJ, Rutledge T, Foote J, Martino F, Dranitsaris G. Sterile versus nonsterile gloves for repair of uncomplicated lacerations in the emergency department: A randomized controlled trial. *Ann Emerg Med* 2004 Mar;43(3):362-70.
- Pfenninger John L, Grant C Fowler (2003) Procedures for Primary Care Physicians 2ND Edition. Mosby Year Book, Inc.St Louis, Missouri.
- Piédrola GG. Saneamiento y desinfección. En: Piédrola GG, Medicina Preventiva y Salud Pública. De Salvat, Barcelona 1988. 224-227.
- Prevención de Enfermedades Infecciosas: VIH/SIDA, Hepatitis B y C y enfermedades de transmisión sexual. En López García-Franco A, del Cura González I eds. Actividades Preventivas. Madrid: Sociedad Madrileña de Medicina de Familia y Comunitaria 1997;91-103.
- Salva JA, Fernández-Llamazares J. Asepsia y quirófanos. En: Balibrea JI. Tratado de cirugía. De Toray, Barcelona 1988. Tomo I: 336-348.
- Servicio de Medicina Preventiva Hospital de la Princesa. Madrid. El lavado de manos y la utilización de guantes. (Documento inédito).

Páginas Web:

- ADIS Info: URL :http://www.aidsinfo.nih.gov/guidelines/default_db2.asp?id=67
- American Acaddemy of Family Physician: www.aafp.org
- Grupo de Trabajo de Cirugía Menor en Medican de Familia: www.cirugiamenor.com
- Limbs & Things Ltd: www.medicalplastic.com
- The National Procedures Institute: www.npinstitute.com
- Updated U.S. Public Health Service Guidelines for the Management of Occupational Exposures to HBV, HCV, and HIV and Recommendations for Postexposure Prophylaxis: URL http://www.cdc.gov/mmwr/preview/mmwrhtml/rr5011a1.htm
- Videorevista de Cirugía Menor: www.videorevista.com

Sección 4

Preparación y seguimiento del paciente en la cirugía menor

Evaluación preoperatoria del paciente ante la cirugía menor

M.E. Gil, S. Muñoz-Quirós

En todo proceso quirúrgico, aunque mínimo, pueden aparecer ciertos riesgos, complicaciones intraoperatorias y postoperatorias, así como resultados finales poco satisfactorios. Es decir: la cirugía menor no está exenta de riesgos. Por ello la evaluación preoperatoria es fundamental para garantizar un resultado global adecuado del proceso que se va a intervenir.

El objetivo de la evaluación médica preoperatoria es:

1. Valorar el estado de salud para minimizar el riesgo quirúrgico.

2. Explicar el procedimiento que se realizará.

3. Obtener el consentimiento del paciente.

En este capítulo vamos a tratar sólo el primer punto.

En las intervenciones de cirugía menor básicas, en general no se precisan estudios preoperatorios complementarios. No obstante, se dispondrá de toda la información necesaria en la historia clínica, al tratarse de nuestros propios pacientes, que se completará con una serie de preguntas dirigidas con las que se conocerán las situaciones clínicas en las que la cirugía menor tiene riesgo o está contraindicada.

Valoración clínica preopreatoira

La historia clínica y exploración serán lo más amplias y detalladas posible, prestando especial importancia a los siguientes puntos

Descripción del problema actual

Motivo de consulta, tipo de lesión, evolución cronológica, localización, extensión, sintomatología, etcétera.

Fármacos y riesgo de la cirugía menor

Se preguntará por la existencia de problemas de **reacciones adversas a anestésicos locales** en intervenciones previas (dentista, infiltraciones, etc.).

Asimismo, se investigará **sobre reacciones adversas a otros fármacos**: sedantes, analgésicos, antibióticos, etc., así como hipersensibilidad cutánea a agentes tópicos (antisépticos con yodo), apósitos, esparadrapo, etcétera.

Debemos prestar especial atención respecto de los **fármacos que pueden influir en la cirugía**: en concreto, aquellos que pueden aumentar el riesgo operatorio. Así investigaremos sobre los siguientes:

1. Fármacos que aumentan el riesgo de sangrado

- **Anticoagulantes**: los dicumarínicos favorecen la hemorragia postoperatoria.

Ante la cirugía menor de mayor riesgo (bien por patología general del paciente o por el riego inherente de la propia intervención), se debe estimar el riesgo/beneficio de su intervención en el centro de salud y valorar su derivación al hospital. En el resto de los casos se valorará la nece-

Tabla I • **Pauta de actuación ante cirugía menor.**

Día -2º	Suspender TAO. Iniciar HBPM
Día -1º	HBPM
Día 0	Hacer INR previo a la intervención, si INR entre 1-1,6 se podrá realizar la cirugía. Iniciar TAO según pauta habitual. Mantener HBPM.
Día 1º	TAO + HBPM
Día 2º	Control de INR. Si existe rango terapéutico suspender HBPM. Continuar TAO.

sidad de no suspender dicho tratamiento (caso de curetaje, afeitado con electrocirugía, criocirugía) o de realizar la supresión del mismo.

Existen numerosas pautas para la suspensión del tratamiento anticoagulante (TAO), todas ellas válidas. Es recomendable consultar la pauta del hospital de referencia. Una de las más utilizadas consiste en suspender el TAO 2 días antes de la intervención (tabla I), administrando heparinas de bajo peso molecular (HBPM), utilizando las dosis adecuadas según el riesgo trombótico (tabla II).

• **Antiagregantes**: el ácido acetilsalicílico y resto de antiagregantes (clopidogrel) favorecen la hemorragia postoperatoria al inhibir de forma irreversible la agregación plaquetaria, requiriéndose dos semanas para el recambio plaquetario, por lo cual se valorará el riesgo/beneficio de suspenderse su toma al menos durante esas 2 semanas de tiempo previo a la cirugía, aunque lo más aconsesable es no retirarlo.

• **Los AINEs** inhiben la actividad de la ciclooxigenasa de forma reversible, por lo que el tiempo de interrupción previo a la

Tabla II • *Dosis de las distintas HBPM*

Presentaciones	*Dosis profilácticas* *Bajo/moderado riesgo*	*Dosis profilácticas* *Alto riesgo*	*Dosis terapéuticas*
Enoxaparina (Clexane®)	20 mg/24 h	40 mg/24 h	1,5 mg/kg/24 h ó 1 mg/kg/12 h
Nadroparina (Fraxiparina®)	2.850 UI/24 h	3.800-5.700 UI/24 h	171 UI/kg/24 h u 85,5 UI/kg/12 h
Dalteparina (Fragmin®)	2.500 UI/24 h	5.000 UI/24 h	200 UI/kg/24 h ó 100 UI/kg/12 h
Bemiparina (Hibor®)	2.500 UI/24 h	3.500 UI/24 h	115 UI/kg/24 h
Tinzaparina (Innohep®)	3.500 UI/24 h	4.500 UI/24 h	175 UI/kg/24 h

(Tomada de: Alonso Roca R, Lucía Cuesta JF, Puche López N. Guía para el manejo integral del paciente anticoagulado en atención primaria. Barcelona: Scientific Communication Management, S.L., 2003.)

cirugía puede ser menor y suelen tener poca trascendencia por esta razón.

2. Betabloqueantes

En los pacientes tratados con betabloqueantes (en especial, no cardioselectivos), debería evitarse la utilización de adrenalina asociada al anestésico local, por el riesgo de variaciones importantes de la tensión arterial.

3. Fármacos inmunosupresores (corticoides, citostáticos y otros inmunomoduladores)

Por su acción sobre los procesos de síntesis de proteínas e inflamación, pueden producir un retraso en la cicatrización de la herida, así como aumentar el riesgo de infección.

4. Fármacos con acción sobre el sistema nervioso central (neurolépticos, antidepresivos, etc.)

Por su efecto sobre la síntesis de catecolaminas endógenas, el uso de adrenalina, junto con el anestésico local, podría predisponer al desarrollo de crisis hipertensivas.

Enfermedades y riesgo de la cirugía menor

1. Enfermedad cardíaca

- **Anamnesis sobre cardiopatía isquémica.** La historia clínica detecta al 80-90% de los pacientes. El electrocardiograma tiene baja sensibilidad. No es necesario realizar ergometría en pacientes sin parámetros clínicos ante la cirugía menor. Diferentes estudios han indicado que la cirugía realizada en los seis primeros meses después de un infarto de miocardio aumenta significativamente el riesgo de muerte o reinfarto. Aunque el uso de anestésicos locales

de forma adecuada y la escasa invasividad de la cirugía menor no suponen gran riesgo en cualquier paciente, es recomendable posponer más de seis meses la realización de la intervención. Se debe individualizar la petición de pruebas complementarias y la valoración por parte del cardiólogo. Ante la sospecha de enfermedad coronaria no diagnosticada, está indicada la evaluación del paciente mediante prueba de esfuerzo y, ante su positividad, hay que desechar toda intervención hasta que la situación clínica sea estable.

La angina estable crónica no es indicación para una prueba de esfuerzo preoperatoria ni contraindicación de la cirugía.

Se dispondrá de nitroglicerina sublingual en la sala donde se efectúe la técnica. Y en estos pacientes se omitirá el uso de adrenalina asociada al anestésico local por sus efectos cardiovasculares. Los pacientes pueden desayunar y tomar su medicación habitual.

- **Endocarditis bacteriana (EB):** se realizará profilaxis antibiótica según el proceso cardiológico y el procedimiento quirúrgico que se va a llevar a cabo. Se considerará profilaxis antibiótica si la técnica quirúrgica puede desarrollar bacteriemia transitoria (véase el capítulo 31 de la sección 5).

- **En los pacientes portadores de marcapasos** de demanda se tendrá especial cuidado y nunca se utilizará electrocirugía (sí puede emplearse en marcapasos de ritmo fijo).

- **En pacientes con arritmia conocida** o con sospecha de síncope cardiógeno, se ha de desechar toda intervención hasta que el paciente esté controlado y estable. Se valorará el nivel de conciencia y la frecuencia cardíaca del paciente a lo largo de la intervención, fundamentalmente en pacientes con alteraciones del ritmo.

- **En pacientes con insuficiencia cardíaca grados III – IV de la NYHA** es recomendable estabilizarlos antes.

- **En pacientes con hipertensión arterial con depresión diastólica** superiores a 110 se deben controlar estas cifras antes de la cirugía menor.

- **En pacientes con estenosis aórtica** severa, el servicio de cardiología tiene que valorarlos previamente por su elevado riesgo postquirúrgico.

2. Discrasias sanguíneas

Aunque es raro encontrar hemorragias postoperatorias prolongadas, es preciso preguntar sobre hemorragias espontáneas o quirúrgicas prolongadas, incluyendo los procedimientos dentales, a todos los pacientes sometidos a evaluación preanestésica. Las causas más frecuentes son:

- **Trastornos hereditarios de la coagulación**: hemofilia A y B y enfermedad de von Willebrand (EVW).

- **Trastornos adquiridos de la coagulación**: déficit de vitamina K, coagulación intravascular diseminada (CID), hepatopatías y fármacos, sobre todo dicumarínicos y algunas cefalosporinas de segunda generación (por ejemplo, cefamandol [Mandol®]).

- **Trastornos cuantitativos de las plaquetas**: aspirina y antiinflamatorios no esteroides e insuficiencia renal, uremia.

Ante sospecha de estas patologías en todos los pacientes en los que se vaya a realizar cirugía menor de corte quirúrgico sangrante está indicado efectuar recuento plaquetario, tiempo de protrombina (TP), tiempo de tromboplastina parcial activada (TTPA). Aunque las hemofilias producen aumento del TTPA con TP normal, este hallazgo es más frecuente en sujetos sanos que presentan anticuerpo antifosfolípido ("anticoagulante lúpico"). Pese a la elevación del TTP, estos anticuerpos predisponen a la trombosis, más que a la hemorragia, y su existencia no es una contraindicación de la cirugía.

3. Enfermedad vascular

Todas aquellas situaciones que disminuyan el flujo sanguíneo y favorezcan la hipoxia local pueden retrasar la cicatrización de heridas. La adrenalina, asociada al anestésico local, está contraindicada en pacientes con vasculopatía periférica de origen arterial, al igual que en zonas acras. Asimismo, las alteraciones del drenaje venoso o linfático en las extremidades retrasarán la cicatrización.

4. Diabetes mellitus

Tanto las alteraciones metabólicas como la vasculopatía periférica pueden conllevar un retraso en la cicatrización y un mayor riesgo de infección. Hay que considerar que en un paciente diabético la cirugía menor, además, es una situación de estrés que puede repercutir en aumento de las necesidades de insulina, aparte del aumento de las complicaciones postoperatorias.

5. Factores nutricionales

Pacientes con dietas deficitarias en proteínas y vitaminas (vegetarianos estrictos, alcohólicos) pueden presentar diversos grados de malnutrición proteica que interfieran en la normal cicatrización.

6. Enfermedades respiratorias

Asma y obstrucción crónica al flujo aéreo: se debe recomendar dejar de fumar dos semanas antes del procedimiento programado, el uso enérgico del drenaje postural y la fisioterapia respiratoria. Ha de continuarse la administración de broncodilatadores β_2-agonistas con nebulizadores, tanto antes como después de la intervención.

En los pacientes que han recibido esteroides sistémicos durante el año anterior, se debe valorar la necesidad de recibir dosis de estrés de esteroides parenterales para evitar una crisis suprarrenal. Los que han tomado esteroides inhalados pueden precisar una cobertura parenteral para evitar la exacerbación de la enfermedad pulmonar durante el período perioperatorio.

7. Enfermedades infecciosas

En pacientes afectos de enfermedades virales crónicas (VHB, VHC, VIH), al igual que en el resto de la población, se tomarán las medidas de protección incluidas dentro de las precauciones universales, siendo recomendable la inmunización frente a la hepatitis B (véase el cap.20 de la sección 3).

8. Enfermedades dermatológicas

Cicatrices queloides, paniculitis, psoriasis y esclerodermia.

9. Alteraciones psicopatológicas y pacientes conflictivos

Se ha de valorar el riesgo/beneficio.

10. Enfermedades intercurrentes infecciosas agudas

Se debe valorar realizar la intervención después de resolver el proceso.

Otros procesos y riesgo de la cirugía menor

1. Tabaco

En los fumadores, el transporte de oxígeno a los tejidos está disminuido debido a la formación de carboxihemoglobina, lo que, unido a la vasoconstrición originada por la nicotina, puede producir una cicatrización retardada, incrementando el riesgo de necrosis de injertos y colgajos. Estos efectos se reducen tras varias semanas de interrupción del consumo, por lo que debería aconsejarse la abstinencia tabáquica unas semanas antes y después de la cirugía.

2. Embarazo

Deberá descartarse una posible gestación en toda mujer en edad fértil. Se recomendará la cirugía electiva después del parto, salvo en caso de sospecha de malignidad, en cuya situación se derivará al especialista correspondiente. Si se precisase algún tipo de medicación, se utilizarán aquellas no contraindicadas en el embarazo.

Clasificación de riesgo ante la cirugía menor

Con la información obtenida según la evaluación preoperatoria descrita anteriormente, se puede establecer una graduación del riesgo del paciente ante la cirugía.

Los pacientes con historia clínica negativa y exploración normal no suelen precisar estudios preoperatorios complementarios. El riesgo quirúrgico para procedimientos de cirugía menor es muy bajo, aunque siempre hay que individualizar.

Se puede utilizar como apoyo en esta valoración, la clasificación del estado físico de la American Society of Anesthesiologists (ASA) (tabla III). En atención primaria sólo estaría indicado intervenir a pacientes incluidos en las clases I y II.

Comentario final

Tras la adecuada valoración médica del paciente, podremos saber ante qué lesión nos encontramos y ante qué paciente. La primera consideración derivada de la anamnesis es el diagnóstico certero de la lesión. Después se tomará la decisión de intervenir en medicina de familia de acuerdo con los

Tabla III • Clasificación del estado físico (ASA).

Clase ASA	Descripción
I	Sin enfermedad sistémica
II	Enfermedad sistémica leve, sin limitación funcional
III	Enfermedad sistémica moderada o grave, sin limitación funcional
IV	Enfermedad sistémica severa que constituye una amenaza constante a la vida
V	Paciente moribundo, con supervivencia a las 24 horas improbable, con o sin operación

datos clínicos obtenidos de los riesgos médico-quirúrgicos de cada paciente en particular. En el cap. 24 de esta sección se ofrece un listado de posibles contraindicaciones y precauciones de la cirugía menor en medicina de familia.

Cuidados peri-operatorios y complicaciones intraoperatorias

M.E. Gil, S. Muñoz-Quirós

Una vez realizado el diagnóstico correcto de la lesión que se va a intervenir y después de valorar clínicamente de forma pormenorizada al paciente, hay que situarse ya ante el proceso y el procedimiento a realizar.

El paciente en este momento necesitará una serie de cuidados y de información que garanticen, junto con la correcta técnica quirúrgica, que el procedimiento se desarolle sin complicaciones.

Cuidados peri-operatorios

El día de la intervención

Se valorará el grado de comprensión por parte del paciente de la información ofrecida sobre el procedimiento en las visitas previas, resolviendo cualquier duda existente. Posteriormente, se firmará el consentimiento informado (véase capítulo 36 de la sección 6).

Existen diferentes hojas-folletos informativos que se entregan al paciente para que tenga toda la **información pormenorizada,** desde los aspectos más triviales hasta los de mayor importancia que se producirán en el breve tiempo previo al procedimiento y durante la realización del mismo (la tabla I describe la información que es útil al paciente ante la cirugía menor).

Premedicación

En pacientes con mayor ansiedad y en pacientes más susceptibles (varones jóvenes)

puede considerarse la realización de sedación preoperatoria, pudiéndose utilizar: diazepam, 5 mg (vía oral o sublingual) o, mejor, el **lorazepam, 1-2 mg, sublingual,** administrados 30 minutos antes de la intervención.

Antes y durante el procedimiento

Antes de iniciar la intervención, se solicitará al paciente que se quite todos los objetos metálicos, así como prótesis dentales removibles, y se colocará al paciente en la posición más cómoda para él, y que permita una técnica adecuada, siendo preferible la posición de decúbito.

Es aconsejable que el campo quirúrgico no se encuentre a la vista del paciente. Con ello se evitarán, no sólo posibles complicaciones, sino también desasosiegos innecesarios. Asimismo, se procurará no hacer comentarios que puedan asustar al paciente y, en su lugar, estaremos siempre hablando con normalidad con el paciente, transmitiendo seguridad y, a la vez, observando su situación clínica. Se tendrá especial precaución en pacientes ancianos y/o polimedicados, valorando frecuentemente las constantes vitales y el estado de conciencia.

Después del procedimiento

Una vez finalizada la intervención, se recordarán los cuidados básicos de la herida, signos de alarma, pauta analgésica y fecha de la próxima visita (véase el cap. 23 de esta sección). Los pacientes que han recibido sedación permanecerán durante unos

---

Tabla I • Folleto informativo para el paciente ante la cirugía menor (Modificado de VK Sodeka. Minor surgery in practice. Cambridge University Press, 1994)

El día de la intervención, a su llegada, es comprensible que se sienta un poco nervioso por ello, si tiene alguna duda o inquietud, plantéela a su médico o a su enfermera.
Antes de empezar le explicaremos el porqué y las características de la intervención que le vamos a realizar. Después se le pedirá que firme el consentimiento informado.

Durante la intervención, usted estará consciente y despierto; podrá charlar con su médico y con su enfermera. La intervención es habitualmente indolora, aunque al administrar la anestesia local puede notar alguna molestia (picazón) que desaparece en unos segundos. La incisión se cerrará con puntos de seda o de material sintético, que taparemos seguidamente con un apósito o se dejará al descubierto si es en la cara o en el cuero cabelludo.

Después de la operación, podrá relajarse durante unos minutos (si lo desea podrá tomar un refresco) y podrá irse a su casa. Conducir no suele presentar problemas después de los procedimientos de cirugía menor. No obstante, si la intervención es más compleja o precisa de sedantes, es preferible que otra persona le lleve a su domicilio. Si hay razones por las que no deba trabajar ese día o los posteriores, se le avisará previamente.

Cuidados posteriores: en la mayoría de los casos sólo sentirá un pequeño escozor alrededor de la zona intervenida, que generalmente no necesita de analgésicos aunque si, fuera necesario, su médico se los recetará. Acudirá a revisión a las 24 horas.

---

minutos en observación, siendo recomendable su alta acompañados por un familiar.

Complicaciones intraoperatorias

Las complicaciones intraoperatorias se comienzan a prevenir en la etapa preoperatoria, realizando una correcta valoración del paciente y sus posibles riesgos, así como de la idoneidad de la técnica elegida (véase el capítulo anterior).

En todo centro de salud deberían existir protocolos de actuación para situaciones de urgencia, además de un adecuado entrenamiento de todos los miembros del equipo, que permitiese una intervención rápida y eficaz.

No se van a tratar aquí aspectos como el sangrado normal que se produce en la escisión de una lesión o en la preparación para el cierre de una herida. En esos casos se realizará la hemostasia como un hecho más del acto quirúrgico y no se considerará una complicación.

Las complicaciones más importantes que pueden aparecer en el transcurso de un procedimiento de cirugía menor son:

Síncope vasovagal

Es la complicación más frecuente. Suele ocurrir en adultos jóvenes con antecedentes de episodios similares previos, actuando como desencadenantes la ansiedad, el dolor, el ambiente caluroso, los espacios cerrados, etcétera.

Se produce por una estimulación vagal excesiva que conlleva una vasodilatación generalizada con bradicardia paradójica e hipotensión brusca. Los síntomas de alerta son sofocos, palidez, sudoración profusa, debilidad, náuseas (ocasionalmente, vómitos), etc. Si progresa el cuadro, se producirá la pérdida de conciencia. Es muy característico que, inmediatamente antes de la pérdida de conciencia, el paciente emita un ruido similar a un ronquido; ante dicho sonido debemos actuar con urgencia.

Prevención

Los episodios sincopales pueden prevenirse adoptando una serie de cuidados:

1. Intentar relajar al paciente; si es preciso se administrará sedación.

2. Temperatura ambiental adecuada.

3. Paciente en decúbito supino, no permitiendo la visualización de la técnica. Reincorporación a la bipedestación de forma lenta y progresiva.

4. En el caso de precisar decúbito prono (cirugía de lesiones de la espalda), se debe instar al paciente a que cambie el cuello de posición de forma periódica para evitar la compresión mantenida del seno carotídeo, que puede desencadenar bradicardias e hipotensiones muy significativas.

Tratamiento

El tratamiento debe incluir, por este orden y con rapidez:

1. Protección del paciente de las posibles caídas.

2. Si existe parada respiratoria, realizar la maniobra de apertura de vía aérea (extensión del cuello).

3. Colocar al enfermo en posición de Trendelenburg (levantar ambas extremidades inferiores por encima del nivel del tronco del paciente).

4. Oxigenoterapia con oxígeno en mascarilla o gafas nasales a alto flujo.

5. En casos severos, prolongados o asociados a bradicardia, se utilizará atropina, 0,5-1 mg (máximo, 2 mg) SC o IM (si disponemos de vía se hará IV, aunque no suele ser posible realizar por la hipotensión presente).

6. Fluidoterapia con suero fisiológico (aunque es eficaz y está indicado, no es recomendable por el tiempo precioso que se pierde en colocar la vía, etc., salvo que exista personal suficiente y se garanticen antes las anteriores estrategias).

Generalmente, la mayoría de los síncopes se recuperan de forma espontánea en un período de segundos a pocos minutos.

Hemorragia

La presencia de hemorragia intraoperatoria o postoperatoria puede tener resultados adversos, favoreciendo la aparición de hematomas, infección y dehiscencia de sutura. Las causas más frecuentes de hemorragia son una hemostasia defectuosa, la administración de fármacos con acción anticoagulante y/o antiagregante y las discrasias sanguíneas.

Prevención y tratamiento

1. Verificar con la historia clínica la existencia de antecedentes personales y familiares de sangrado anómalo y la utilización de los fármacos con efecto anticoagulante o antiagregante mencionados en el capítulo anterior.

   Utilizar, si está indicado, heparinas de bajo peso molecular (HBPM) o suprimir los medicamentos antiagregantes o bien no realizar la intervención en atención primaria.

2. Realizar técnica hemostática correcta.

3. Evitar los espacios muertos mediante una técnica quirúrgica correcta (disección cuidadosa, cierre por planos cuando esté indicado, etc.)

4. Si es posible, colocar vendaje compresivo, que se mantendrá durante las primeras 24 horas, asociado a la aplicación de frío local, realizando un estrecho control evolutivo.

Toxicidad por fármacos (anestésicos locales)

Las reacciones de toxicidad más comunes en la cirugía menor son las debidas a anestésicos locales y vasoconstrictores. Aunque en la sección 7 se detallan de forma monográfica todos los efectos adversos derivados del uso de la anestesia local, enumeramos a continuación los más significativos (ampliar información en el capítulo 38 de la citada sección).

Efectos adversos locales

Obviando el dolor de la inyección, el resto de los riesgos locales son poco habituales. Éstos se producirían en la zona, derivados de una técnica inadecuada, o por el fármaco (que no sea el correcto o que esté caducado), o por los conservantes asociados. Las manifestaciones que aparecen más a menudo son celulitis, ulceración, formación de abscesos y/o necrosis tisular.

Efectos adversos sistémicos

Suelen deberse a sobredosificación o por la inyección intravascular desapercibida. Por ello, pueden prevenirse conociendo la dosis máxima de los anestésicos habitualmente utilizados, así como realizando siempre aspiración previa a la infiltración del mismo.

Los síntomas de alarma son somnolencia, parestesias linguales y periorales, acufenos, náuseas, vómitos, sabor metálico de boca, etc. Si los niveles sanguíneos del fármaco continúan aumentando, se producirá afectación del SNC (nistagmo, alucinaciones, fasciculaciones, temblor y convulsiones), arritmias y depresión cardiorrespiratoria.

El tratamiento de este cuadro consistirá en oxigenoterapia, sueroterapia, medida y control de constantes vitales, y maniobras de resucitación cardiopulmonar, cuando sea necesario.

Reacciones alérgicas y anafilaxis

En cirugía menor, la causa más frecuente de alergia es la debida a los anestésicos locales, sobre todo cuando se emplean anestésicos del grupo ésteres (procaína, cloroprocaína, tetracaína). Éstos, en la actualidad, se utilizan raramente como anestésicos locales, ya que en más del 1% de los casos producen reacción alérgica (cruzada con sulfamidas, tiazidas y sulfonilureas).

El otro grupo de anestésicos locales, las amidas (lidocaína, bupivacaína, mepivacaína, prilocaína), presentan reacciones alérgicas muy raramente; se han descrito algunas atribuibles a los conservantes (metilparaben, metabisulfito) de los viales multidosis. Los viales monodosis no contienen conservantes.

No existe reacción cruzada entre ambos grupos de anestésicos, por ello, **la mejor manera de prevenir reacciones alérgicas por anestésicos locales es usar los del grupo amida.** Los pacientes con historia de reacciones alérgicas a anestésicos locales deberían ser valorados por el alergólogo.

Tratamiento

Las reacciones alérgicas requieren tratamiento urgente (y, posiblemente, el traslado, en las mejores condiciones posibles, al hospital).

El tratamiento de elección es la adrenalina, a dosis de 0,3-0,5 ml al 1:1.000 vía subcutánea en adultos (en niños, 0,01ml/kg de peso), pudiéndose repetir la dosis cada 15-20 minutos según la evolución.

En el *shock* anafiláctico se usará adrenalina a dosis de 1-5 ml al 1:10.000 (una ampolla de adrenalina al 1‰ + 10 ml de suero fisiológico) vía intravenosa, pudiéndose repetir cada 5-10 minutos (si no existe posibilidad de vía intravenosa, puede emplearse la vía sublingual o la endotraqueal).

Si existe obstrucción de la vía aérea, es posible que se precise intubación o traqueotomía. Deberá mantenerse la fluidoterapia con suero salino o expansores del plasma, pudiendo ser necesaria la utilización de fármacos vasoactivos (dopamina).

Los antihistamínicos y corticoides no son útiles en los episodios agudos, pero pueden prevenir reacciones tardías. Puede administrarse dextroclorfeniramina (Polaramine®) a dosis de 5 mg vía intramuscular y/o 6-metilprednisolona (Urbason®), 80-120 mg vía intravenosa o intramuscular.

Urgencias menos frecuentes

Convulsiones

Aunque excepcionales, pueden aparecer de forma concomitante en pacientes con epilepsia conocida o por sobredosificación de anestésicos locales (véase el capítulo 38 de la sección 7). La mayoría son autolimitadas y no precisan tratamiento específico.

El tratamiento incluye la protección del paciente (para evitar traumatismos, mordedura de la lengua), aspiración, control de constantes vitales y trasladar, en las mejores condiciones posibles, al hospital.

Si se presentan varias crisis repetidas o *status* epiléptico, se administrarán 20-50 ml, por vía intravenosa, de glucosa al 50% (Glucosmón®) y diazepam, 0,1 mg/kg, por vía intravenosa, a unos 2 mg/min, pudiéndose repetir la dosis a los 10-15 minutos si la crisis no ha cedido. Si no es posible la vía intravenosa puede ser útil el diazepam por vía rectal (microenema de Stesolid® de 5 mg en menores de 3 años y de 10 mg en mayores de 3 años y adultos).

Cardiopatía isquémica

Como se comentó en el anterior capítulo, todo paciente con estos antecedentes, si el cuadro tiene menos de seis meses de evolución, debería ser valorado por el especialista correspondiente antes de plantearnos un procedimiento, por el riesgo de aparición de angina o infarto de miocardio.

En pacientes estables de más de seis meses de evolución, no parece haber problemas significativos si se hace bien la indicación, se respetan las dosis de los anestésicos y el vasoconstrictor y se practica correctamente la técnica. En caso de duda, hay que pedir informe al cardiólogo. Siempre existirá nitroglicerina sublingual en la sala, así como oxigenoterapia y material de soporte vital.

Parada cardiaca

Es excepcional y producida generalmente por toxicidad farmacológica. Estos casos de toxicidad tienen lugar cuando hay errores de dosificación o de vía de administración.

El tratamiento consistirá en las maniobras de resucitación cardiopulmonar básica y/o avanzada según los protocolos habituales (véase la sección de cardiovascular en volumen 3).

Comentario final

Las urgencias perioperatorias en cirugía menor son escasas, pudiéndose prevenir en su mayoría con una exhaustiva valoración preoperatoria y una técnica quirúrgica adecuada. No obstante, debemos disponer de los conocimientos necesarios para detectar los signos de compromiso vital y actuar de forma precoz ante ellos.

Cuidados postquirúrgicos y complicaciones postoperatorias Anexo: profilaxis del tétanos

M.E. Gil, S. Muñoz-Quirós

La identificación y prevención de problemas se inician en el período preoperatorio con la selección de los pacientes y con el estudio de los factores que pueden complicar la evolución posterior. La elección idónea de la técnica quirúrgica y su realización correcta serán esenciales para conseguir unos resultados satisfactorios. Esto, junto con una correcta información al paciente, creará un clima de confianza y seguridad sustentado en la buena práctica clínica.

Pero no acaba la intervención hasta que la cicatrización no se ha producido y por ello se debe seguir la herida quirúrgica y prevenir las posibles complicaciones realizando los cuidados necesarios y también instruyendo al paciente en ellos.

Curas postoperatorias de la herida quirúrgica

Una vez finalizada la sutura de la herida, hay que proceder a la retirada y limpieza de los posibles restos hemáticos que queden sobre la superficie suturada de la herida con suero fisiológico, e impregnar posteriormente la sutura con povidona yodada.

Es conveniente aislar la sutura del exterior durante **las primeras 24-48 horas mediante la colocación de un apósito** de gasa estéril y, sobre ella, una gasa o vendaje autoadhesivo, en especial, aquellas heridas que se sitúan en zonas de rozamiento o con posibilidad de contaminación. Algunas heridas localizadas sobre la cara no suelen requerir vendaje, pudiendo dejarlas al descubierto directamente. La herida se mantendrá limpia y seca, cubierta con apósito; si el apósito se manchase de sangre, deberá sustituirse por otro limpio, previa limpieza de la herida con povidona yodada. En ocasiones es necesario realizar un vendaje compresivo, cuando existe riesgo de hemorragia, o inmovilizar mediante una férula si la herida se encuentra situada en una zona de elevada tracción, como ocurre en las extremidades, o si se suturó con elevada tensión, para evitar que la herida se abra (véase "Instrucciones al paciente" al final del capítulo).

Revisiones de la herida quirúrgica

Trascurridas las primeras 24-48 horas de la sutura, se ha de efectuar una primera revisión de la misma.

- Se **retirará el vendaje y se valorará** si la herida se ha infectado, o si la hemostasia fue correcta. Es normal que los bordes estén levemente enrojecidos, lo que no indica necesariamente infección, sino inflamación, proceso lógico asociado a la cicatrización de la herida. Si la inflamación es extensa y afecta a entre 0,5 y 1 cm del borde de la sutura, entonces sí habrá que pensar que la sutura se ha infectado.

- **Presionaremos suavemente sobre el contorno de la sutura** para valorar si rezuma en algún punto. Si el material drenado es purulento, habrá que pensar igualmente en una infección de la herida y proceder a la eliminación del punto infectado, para dejar cerrar por segunda intención. Cuando el líquido que aparece durante la compresión de la herida es sero-sanguinolento estaremos ante un seroma o hematoma, y habrá que drenar y colocar un vendaje compresivo.

- Tras su valoración, se decidirá el **mantenimiento o no del apósito**, según la zona o características del paciente, pudiéndose, desde este momento (salvo contraindicación expresa), mojar la herida durante el aseo personal, secándola posteriormente de forma cuidadosa. Si la sutura evoluciona favorablemente, se puede dejar al descubierto la herida, e informar al paciente de que puede lavar la herida suturada con agua y jabón.

La periodicidad de las curas posteriores de la herida dependerá de:

- El grado de contaminación de la herida (limpia, contaminada, sucia o infectada).

- La localización anatómica.

- El tipo de cicatrización (primera, segunda o tercera intención).

- La utilización o no utilización de drenaje.

- La evolución de la herida.

En cualquier caso, siempre hay que individualizar cada herida. Dependiendo de lo anterior, se valorará la posibilidad de que sean realizadas las curas por personal especializado en los distintos centros sanitarios, o bien las efectuará el propio paciente en su domicilio, previa información de las posibles complicaciones postquirúrgicas que pueden aparecer.

Al final del capítulo se exponen una serie de instrucciones y consejos que se han de ofrecer al paciente, una vez finalizada la sutura de la herida.

Analgesia

Generalmente, el dolor es poco intenso, controlándose con paracetamol a las dosis habituales (se puede tomar ibuprofeno como alternativa). Si el dolor es más intenso, pueden asociarse opioides menores (codeína, tramadol).

Se contraindicará la toma de aspirina y derivados por su efecto antiagregante, aunque se puede utilizar antiinflamatorios no esteroides (AINEs), siempre que tengamos en cuenta las precauciones de uso de estos medicamentos (gastroprotección, etc.)

En casos de dolor severo se valorará la herida para descartar la presencia de complicaciones (hematoma, infección, etcétera).

Profilaxis antibiótica

La administración de antibióticos por vía oral tiene escaso valor a la hora de prevenir la infección de una herida. Los antibióticos tópicos no tienen ninguna utilidad.

Sin embargo se debe considerar la profilaxis antibiótica para:

- Las heridas de las cuales tenga un grado significativo de tejido desvitalizado.

- En heridas por punción.

- Heridas contaminadas con el suelo, abono, o heces.

- Después de las mordeduras animales o humanas.

- En pacientes con diabetes mellitus, alcohólicos, enfermedad vascular periférica, esplenismo o inmunosupresión (incluyendo aquellos con corticoides orales o quimioterapia).

Se elegirá el antibiótico con espectro más adecuado según los posibles gérmenes patógenos. En estos casos, se debe elegir un antibiótico por vía oral que cubra el *Staphilococcus aureus* (es el germen causal más frecuentemente aislado en las infecciones cutáneas):

La amoxicilina + A. clavulánico, o eritromicina + metronidazol (en alergia a peniclina) son de primera elección para las heridas contaminadas.

No suele ser necesaria la realización de cultivos aunque, si se sospecha infección de la herida, es recomendable tomar muestra de la herida para cultivo y antibiograma que nos guíe en el tratamiento posterior.

Drenajes

Se colocarán en heridas con alto riesgo de infección o sangrado, y siempre tras el drenaje de un absceso. Se mantendrán mientras persista la exudación, realizando periódicamente los cambios precisos para ello.

Retirada de sutura

Dependerá de varios factores, como la zona anatómica, el espesor de la epidermis, el tipo de cierre y la tensión de la herida. También se tendrá en cuenta que, a mayor tiempo de persistencia de la sutura, aumenta el riesgo de reacción inflamatoria a ésta con peor

Tabla I • **Indicaciones de retirada de los puntos**

Región anatómica	*Retirada (días) puntos*
Cuero cabelludo	10
Frente / cara / cuello	4-6
Tronco / abdomen	7-10
Espalda	14-21
Extremidad superior / mano	10
Pulpejo	10-12
Extremidad inferior	10-12
Pie	10-12
Pene	7-10

resultado estético. Por otro lado, la retirada precoz puede favorecer la reapertura o dehiscencia en heridas donde no se ha aplicado un plano subcutáneo adecuado.

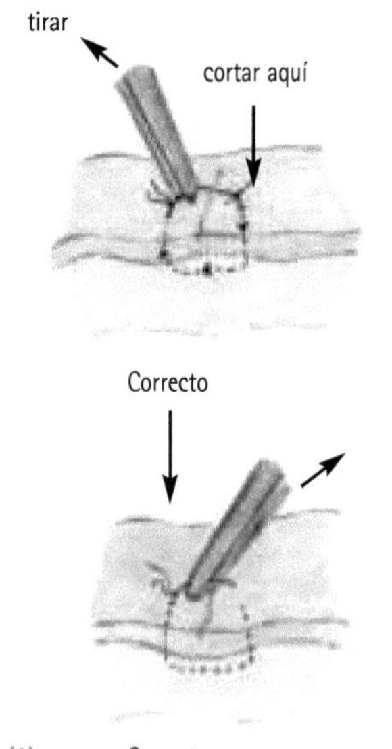

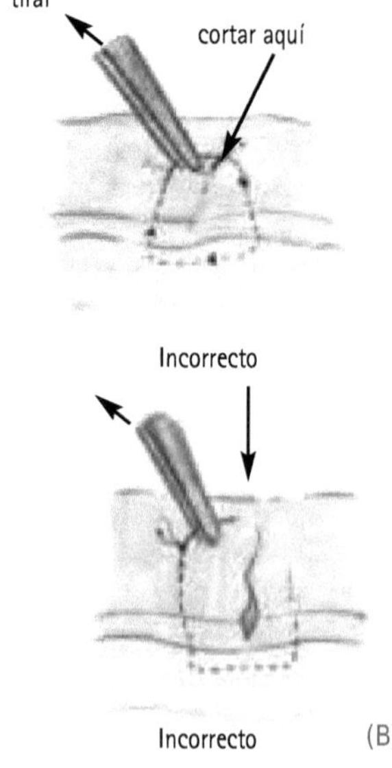

Figura 1. Retirada de los puntos para evitar dehiscencias de la herida (A) correcto, (B) incorrecto.

En cada caso se individualizarán los tiempos de retirada de sutura, pudiendo efectuarse, si existen dudas, de forma alterna. Los tiempos medios de retirada según zona pueden verse con mayor exactitud en el cap. 12 de la sección 2, aunque en la tabla I se indican de nuevo.

La retirada de sutura se llevará a cabo previa limpieza de la zona con povidona yodada y con técnica estéril. Se traccionará del cabo, cortando entre el nudo y la piel, **tirando siempre hacia la herida** (fig. 1a y b) (véase el cap. 12 de la sección 2).

Si se emplean grapas, será necesario disponer de un quitagrapas, que se aplicará en la zona media de la misma, para levantar los dos extremos de forma simétrica (fig. 2).

En algunos casos, puede ser útil la colocación de suturas adhesivas posteriormente a la reti-

rada de sutura convencional, para disminuir la tensión en los bordes de la herida durante el tiempo que se considere oportuno. Cuando se quiten, se hará como en la figura 3.

Complicaciones postoperatorias

Las complicaciones más frecuentes son:

1. Hemorragia

Suele deberse a traumatismo sobre la herida quirúrgica, hemostasia intraoperatoria inadecuada, ingesta de fármacos con acción sobre el sistema de coagulación o discrasias sanguíneas.

Pueden existir varios tipos de sangrado: capilar (en sábana), venoso (flujo continuo) o arterial (pulsátil, rojo más intenso y abundante).

La hemorragia puede prevenirse realizando una adecuada técnica hemostática durante el acto quirúrgico, y evitando el consumo de ácido acetilsalicílico (AAS) y de otros fármacos con efecto antiagregante en las dos semanas anteriores y posteriores a la cirugía, siempre que sea posible.

El tratamiento consistirá en:

– Compresión digital con gasa, durante 10-15 minutos, realizando posteriormente vendaje compresivo de la misma. Antes de poner de nuevo el apósito, confirmaremos que no existe sangrado activo.

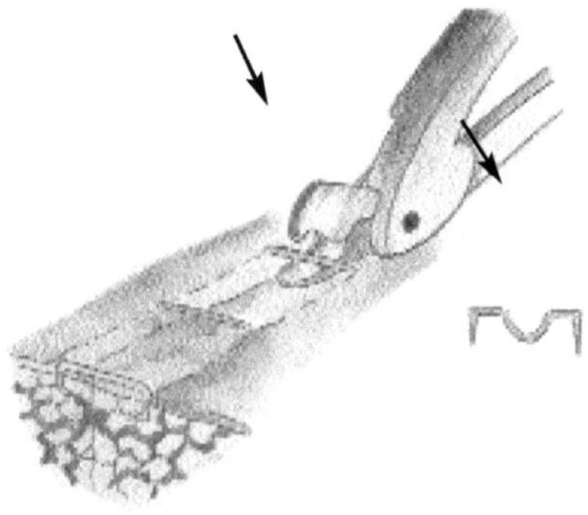

Figura 2. Extracción de las grapas.

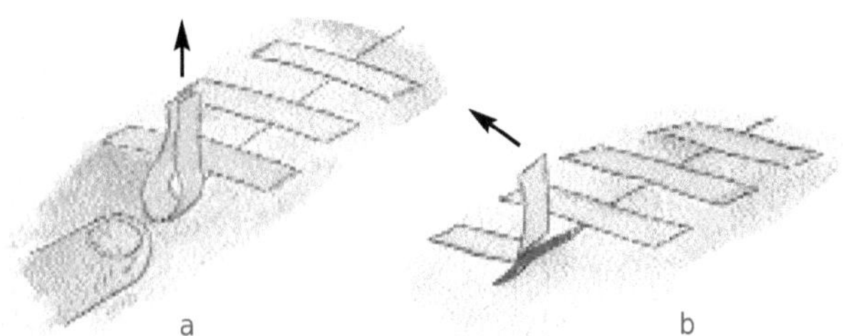

Figura 3. a) Forma correcta de quitar las tiras adhesivas. b) Forma incorrecta.

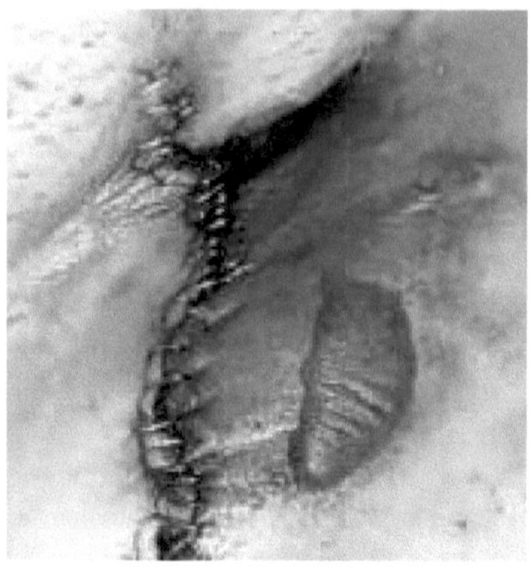

Figura 4a. Hematoma postquirúgico con riesgo de seroma, infección y dehiscencia.

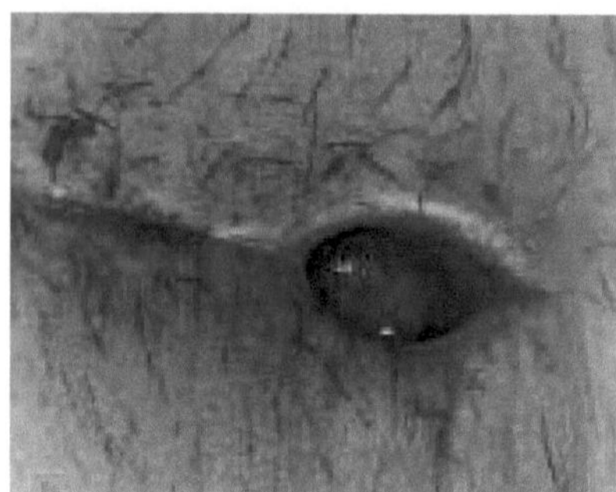

Figura 4b. Dehiscencia provocada por un seroma.

– Aplicación de frío (bolsa de hielo) sobre la zona en las horas siguientes, en períodos repetidos de 10-15 minutos.

2. Hematoma-seroma

Consiste en la aparición de una colección líquida bajo la sutura. Ocurre cuando se han dejado cavidades o espacios muertos. Se debe eliminar el punto y realizar compresión de la piel para drenar la colección líquida (fig. 4a, b).

Su aparición puede condicionar un mayor riesgo de otras complicaciones, como dehiscencia, infección o necrosis.

Para prevenir su formación, se realizará una correcta hemostasia intraoperatoria, suturando por planos sin dejar espacios dentro de la herida, y posteriormente con un vendaje compresivo de la misma.

Los hematomas pequeños suelen reabsorberse espontáneamente. Los de mayor tamaño se evacuarán a través de la incisión o retirando alguno de los puntos de sutura, haciendo presión mediante una torunda, dejando drenaje si se considera necesario.

3. Infección

Puede ocurrir hasta en el 1% de los casos de cirugía menor limpia, con frecuencia en relación con fallos en la técnica estéril. También puede ser la última fase de otras complicaciones, como el hematoma, la dehiscencia y la necrosis.

Los signos y síntomas suelen aparecer entre el cuarto y el octavo días del postoperatorio, siendo los más frecuentes dolor, tumefacción, enrojecimiento de los bordes de la herida y, en ocasiones, supuración de material purulento (fig. 5). Raramente existen síntomas generales como fiebre y/o escalofríos.

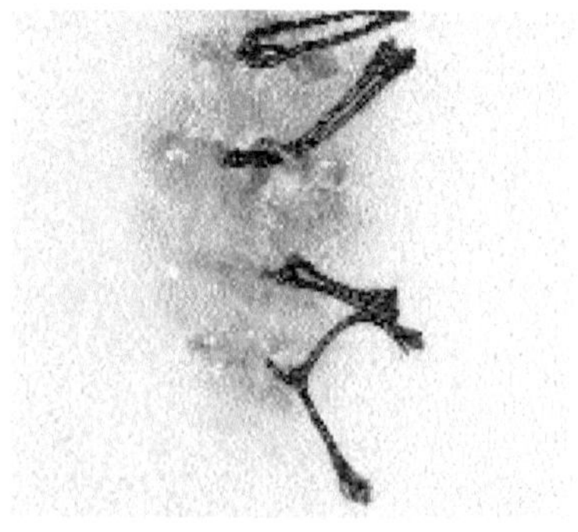

Figura 5. Supuración en una sutura infectada.

Puede prevenirse originando el mínimo traumatismo tisular posible, manteniendo un entorno aséptico, efectuando una hemostasia correcta y utilizando sutura monofilamento con mínima tensión.

El tratamiento consistirá en:

- Retirada de los puntos de sutura necesarios, haciendo limpieza y desinfección diarios y dejando que la herida cierre por segunda intención; si es necesario se dejará puesto drenaje.

- Iniciar antibioterapia oral, de forma empírica, con los antibióticos descritos anteriormente.

4. Dehiscencia de la sutura

Es la separación de los bordes de la herida antes de la correcta cicatrización de la misma (fig. 6).

Existen factores predisponentes: edad avanzada, enfermedades crónicas, ingesta de fármacos, malnutrición, o secundarios a la cirugía (excesiva tensión en los bordes de la herida, utilización de material de sutura

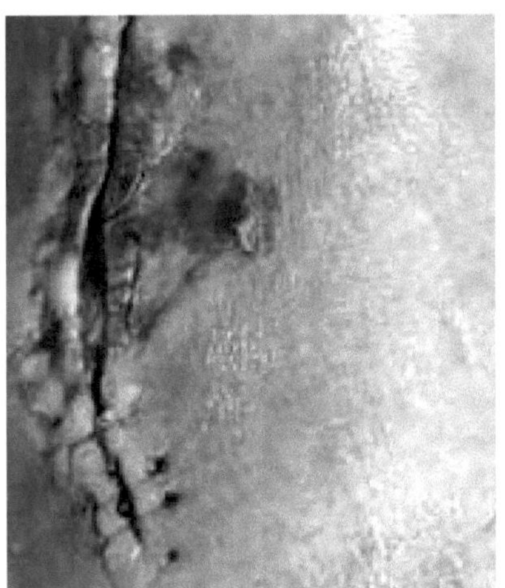

Figura 6. Dehiscencia de una sutura.

inadecuado o retirada precoz de la sutura). Puede ser la fase final de otras complicaciones, como el hematoma o la infección.

Para prevenir esta complicación, se realizará una técnica quirúrgica correcta, empleando material de sutura adecuado y técnica correcta y cuidadosa.

Una vez producida la dehiscencia, la cicatrización tendrá lugar por segunda intención, con el consiguiente mal resultado cosmético.

5. Granuloma de sutura

Se produce en una zona donde existe un punto enterrado o invertido, por reacción tipo cuerpo extraño al material de sutura, apareciendo una nodulación dolorosa y dura (fig. 7).

Como medida de prevención se utilizará material reabsorbible lo más fino posible (mejor el reabsorbible sintético [Vicryl® y Dexon®]), realizando pocos nudos profundos y dejando cabos muy cortos.

6. Dermatitis de contacto

Aparición de lesiones eccematosas con prurito asociado en la zona circundante a la herida quirúrgica. Suelen ocurrir por hipersensibilidad a antisépticos, apósitos, esparadrapos, antibióticos tópicos, etcétera.

Si se detecta el agente causal, se retirará, pudiéndose valorar la aplicación de corticoides tópicos.

7. Necrosis

Ocurre por alteración de la circulación distal en los márgenes de la herida, generalmente por tensión excesiva e isquemia de los bordes, ocasionando hipoxia tisular. Los fumadores tienen mayor riesgo de desarrollar necrosis.

Para prevenir este evento, se debe evitar el trauma excesivo sobre los tejidos y la tensión

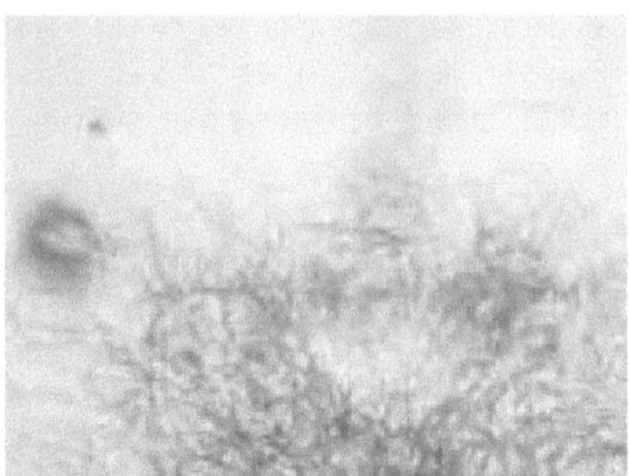

Figura 7. Granuloma postquirúrgico.

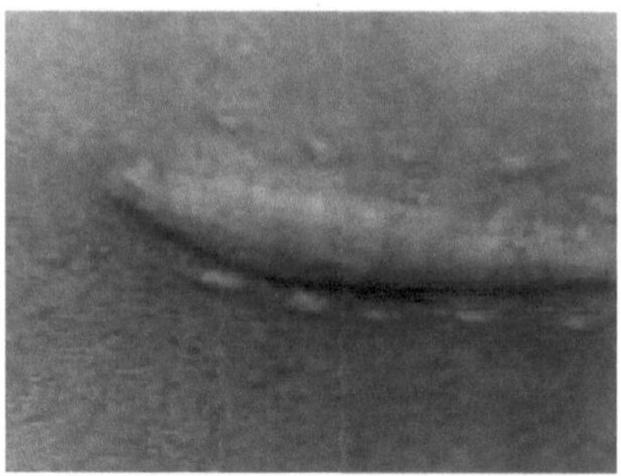

Figura 8. Cicatriz hipertrófica.

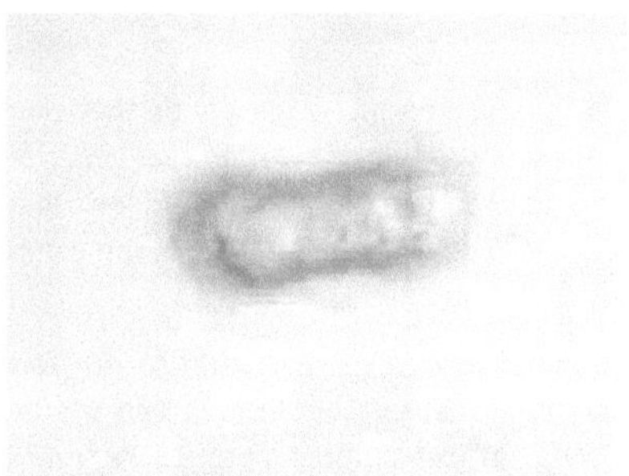

Figura 9. Queloide.

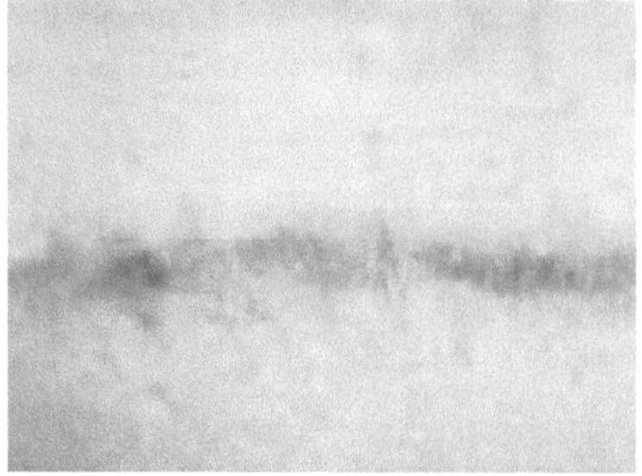

Figura 10. Pigmentación aumentada en la cicatriz.

en los bordes de la herida.

El tratamiento consistirá en:

- Desbridamiento amplio y limpieza del tejido necrótico.

- Antisepsia abundante de la herida.

- Antibióticos de forma precoz si existe riesgo de infección (no hay que olvidar la posible infección por anaerobios, sobre todo si existe afectación del músculo (véase infecciones necrotizantes).

Infecciones necrotizantes

Son infecciones graves de la piel, del tejido subcutáneo y del músculo que aparecen tras la isquemia de la zona o, en el caso de heridas profundas y laceradas, caracterizadas por la producción de gas, que causa crepitación.

La etiología está compuesta por *Clostridium perfringens, Clostridium septicum, Clostridium histolyticum, Peptoestreptococcus saprofitus, Staphilococcus aureus* o *Streptococcus pyogenes*.

Tratamiento: desbridamiento urgente, antibioterapia sistémica con :

- Clindamicina + tobramicina.

- Cefalosporinas de tercera generación o ciprofloxacino + metronidazol o imipenem.

- Bencilpenicilina a altas dosis, si se sospecha gangrena gaseosa.

8. Cicatriz hipertrófica y queloide

Son alteraciones de la cicatrización normal. En la cicatriz hipertrófica se produce una prominencia de ésta que respeta los límites de la misma (fig. 8). Su grado extremo lo constituye el queloide, en el que el tejido fibroso sobrepasa los límites de la cicatriz, siendo permanente (fig. 9) Se produce crecimiento excesivo del tejido conjuntivo por falta de un control regulador de la epidermis. Existe una predisposición individual. Es muy difícil de prevenir. La localización más frecuente es en el tórax, hombros y zona superior de la espalda, en jóvenes y personas de raza negra.

Podría disminuir su aparición realizar una técnica poco traumática y utilizar suturas escasamente reactivas y/o sutura intradérmica. Los pacientes con antecedentes previos deberían ser derivados a cirugía plástica.

9. Hiperpigmentación de la piel

Generalmente, se produce en áreas expuestas al sol y puede ser más frecuente en personas con pigmentación cutánea más oscura (fig. 10).

Todas las cicatrices quirúrgicas en zonas fotoexpuestas serán protegidas con filtros solares (factor de protección solar superior al nº 15), al menos durante los seis meses posteriores a la cirugía.

En ocasiones, la hiperpigmentación puede mejorar espontáneamente. En casos con gran afectación estética, puede intentarse la despigmentación química.

Anexo: profilaxis del tétanos

Vacunación antitetánica. Profilaxis

La profilaxis del tétanos está indicada tanto por aspectos médicos como por aspectos legales.

En caso de primovacunación se administrarán 3 dosis, con un intervalo de 1-2 meses entre las dos primeras dosis (mínimo 4 semanas), y de 6-12 meses entre la segunda y la tercera.

Si la primovacunación no es completa sólo será necesario administrar el número de dosis

Tabla II • **Características de las heridas con elevada probabilidad de estar contaminadas por** *Clostridium tetani*

	Heridas propensas a tétanos	No propensas a tétanos
Tiempo transcurrido	más de seis horas	menos de seis horas
Configuración	estrellada, avulsión	lineal
Profundidad	más de 1 cm	menos de 1 cm
Mecanismo de lesión	por aplastamiento arma de fuego quemadura congelación	heridas punzantes
Signos de inflamación	sí	no
Tejidos desvitalizados	sí	no
Contaminantes (tierra, etc.)	sí	no

pendientes, sin tener en cuenta el tiempo transcurrido desde la última, hasta completar las 3 dosis recomendadas.

Existen ciertas heridas que se consideran propensas al tétanos. Son las denominadas "heridas tetanígenas". Como norma general, las heridas valoradas 24 horas después de producirse, las contaminadas o las que presentan tejidos desvitalizados, es probable que ya se encuentren contaminadas por el *Clostridium tetani*. Por el contrario, las heridas poco contaminadas, punzantes o valoradas en las primeras 24 horas, suelen ser poco propensas al desarrollo de tétanos.

En la tabla II definimos las características que presentan las heridas con elevada probabilidad de estar infectadas por el *Clostridium tetani*.

Existe contraindicación para la vacuna antitetánica en el caso de que exista una historia de reacción de hipersensibilidad severa a dosis anteriores (anafilaxis, síntomas digestivos). Los efectos secundarios no contraindican su uso (locales: dolor, eritema e induración en el lugar de la inyección; o generales: hiperpirexia).

Si existe alergia al toxoide tetánico de origen humano, se puede administrar sin peligro inmunoglobulina humana antitetánica.

La enfermedad infecciosa concomitante aguda es sólo una contraindicación relativa. El embarazo no constituye una contraindicación para la profilaxis.

Las pautas para la profilaxis antitetánica se definen en la tabla III.

En pacientes inmunodeprimidos deberá administrarse gammaglobulina independientemente de su estado de inmunización, ya que su respuesta a la misma suele ser menor y sus niveles de anticuerpos protectores, insuficientes.

Tabla III • Antecedentes de actuación para la terapia antitetánica en heridas

Antecedentes de vacunación	Herida limpia		Herida potencialmente tetanígena*	
	Vacuna TD	IGT**	Vacuna TD	IGT**
< 3 dosis o desconocida	sí (a)	no	sí (a)	no
≥ 3 dosis	no (b)	no	no (c)	no

*Heridas mayores o sucias (contaminadas con tierra, polvo, saliva, heces, pérdida de tejidos, quemaduras, etc.)
**IGT: inmunoglobulina antitetánica, se administrará en lugar separado de la vacuna.
(a) Comenzar o completar la vacunación.
(b) Administrar una dosis de vacuna si hace más de 10 años de la última dosis documentada.
(c) Administrar una dosis de vacuna si hace más de 5 años desde la última dosis documentada.
IGT dosis: 250 U en < 25 kg y 500 U si > 25 kg o adultos (vía im).

Tomada de: Vacunación de adultos, 2004. Documento de la Ponencia de Programas y Registro de Vacunaciones. Ministerio de Sanidad y Consumo.

Tras la reparación de la herida

1. Cuidados del vendaje:

- Deberá ser retirado en las primeras 24-48 horas.

- Mantener limpio y seco. Si se ha mojado, retírelo y seque con suavidad la herida y vuelva a colocar uno seco, por ejemplo, con gasa estéril.

- Cambiar el apósito cada dos días hasta la retirada de puntos, a menos que se le indique otra cosa.

2. Baños:

- Evitar baños o duchas en las primeras 24 horas.

- A partir del segundo día podrá ducharse con agua y jabón y secar la zona sin traccionar de la herida.

- Evitar la humedad durante períodos prolongados.

- Conviene no humedecer los puntos de suturas adhesivas.

3. Signos de infección: los bordes de la herida pueden aparecer ligeramente enrojecidos.

Es normal.

Si aparece alguno de los siguientes signos o síntomas, acuda a su médico:

- Bordes de la herida enrojecidos con extensión de más de 1 cm del margen.

- Herida dolorosa y caliente.

- Supuración.

- Líneas rojas localizadas por encima de la herida, si se trata de una extremidad.

- Fiebre o escalofríos.

4. Hemorragias: si la herida drena una colección sanguinolenta, conviene presionar durante unos minutos. Si no cede, deberá acudir a su médico.

5. Revisión: acudirá a revisión dentro de .... días.

6. Tensión y esfuerzos: evite las actividades que puedan hacer que su herida se abra durante la primera semana, así como realizar ejercicios y deportes bruscos durante un mes.

7. Exposición al sol: evite su exposición durante los próximos seis meses. Utilice cremas solares protectoras.

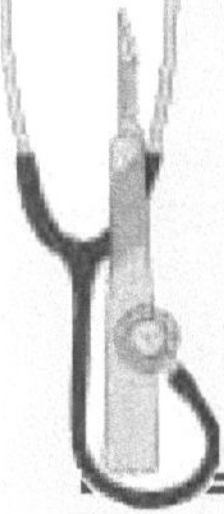

Precauciones y contraindicaciones en cirugía menor para el médico de familia

M.E. Gil, S. Muñoz-Quirós

En la realización de cirugía menor se deben plasmar los requisitos de buena práctica clínica. Para ello es obligado que dicha actividad esté subordinada al grado de conocimientos clínico-diagnósticos y al dominio técnico del procedimiento quirúrgico.

La cirugía menor no está exenta de riesgos; así en cualquier acto quirúrgico, pueden aparecer complicaciones y los resultados, a veces, son poco satisfactorios. De todo ello (además de sobre la técnica a realizar) se deberá informar al paciente, de manera sencilla y razonable.

Por ambas razones, buena práctica de la cirugía menor y comprensión del proceso por el paciente, debemos asumir ciertas precauciones y contraindicaciones que se cuantificarán cuando valoremos la situación clínica del paciente. Así, basándonos en la historia clínica, exploración y exámenes pertinentes del preoperatorio (véase el cap. 21 de esta sección), definiremos los riesgos previsibles de la misma.

Precauciones en cirugía menor

Antes de realizar un procedimiento quirúrgico se tendrán en cuenta las siguientes precauciones.

1. **Hipersensibilidad cutánea a agentes de uso tópico** (povidona yodada, clorhexidina, etc.) o a las vendas, apósitos o esparadrapo empleados para cubrir la herida.

2. **Tratamiento con fármacos inmunosupresores y/o esteroides** de forma crónica. Tener presentes las alteraciones que pueden producir en la piel (atrofia cutánea, aumento del riesgo de infecciones, retraso en la cicatrización), y que pueden alterar los resultados de la cirugía. Determinadas enfermedades, como la esclerodermia, o déficit hipoproteinémicos (alcoholismo crónico, malnutrición proteica) también pueden interferir con la cicatrización.

3. **Precauciones en la utilización de la adrenalina como coadyuvante de la cirugía** (véase el capítulo correspondiente de la sección 7).

4. **Valvulopatías y profilaxis de la endocarditis bacteriana.** Se valorará según riesgo y técnica a realizar la necesidad de profilaxis (véase la tabla del cap. 27 de la secc. 5).

5. **Vasculopatía periférica.** La cirugía menor en miembros inferiores, en presencia de una vasculopatía periférica (arteriopatía, esclerodermia o diabetes mellitus), puede estar contraindicada por el riesgo de infección y necrosis, debido al déficit de perfusión sanguínea e hipoxia local.

6. **Utilización del bisturí eléctrico.** Se adoptarán las precauciones adecuadas (véase el cap. 7 de la sección 1).

7. **Uso de criocirugía.** Se valorará su indicación y/o contraindicación (véase el cap. correspondiente de la secc. 8).

8. VIH y cirugía menor. Los pacientes VIH positivos asintomáticos no son contraindicación para la realización de cirugía menor, siempre y cuando se adopten medidas de precaución (doble guante, mascarilla, protectores oculares). Se ha de tener presente que todo paciente es potencialmente infeccioso, y se deben adoptar medidas universales de precaución en todo paciente susceptible de cirugía.

Contraindicaciones en cirugía menor

Las siguientes son contraindicaciones generales que no son absolutas al 100% (dependen de la variabilidad clínica y de la capacitación del médico) para la realización de cirugía menor en el ámbito de atención primaria.

Lesiones malignas

Ante la sospecha de lesión cutánea maligna, se derivará al paciente al dermatólogo o al cirujano para su tratamiento. Igualmente, si el resultado anatomopatológico de una lesión no sospechosa fuese de malignidad, se realizará interconsulta con otros especialistas.

Zonas anatómicas de riesgo

El médico de familia extremará la precaución o se abstendrá de realizar cirugía menor sobre zonas con riego de lesión funcional o estética (región facial, zona lateral y anterior del cuello, manos, axilas, ingles [véase el capítulo 35 de la sección 6]).

Alergia a los anestésicos locales (amidas)

Es una contraindicación absoluta de realizar cirugía menor que precise de anestesia.

Embarazo

Posponer la realización de la cirugía hasta la conclusión del embarazo. Si se sospecha malignidad, se derivará al especialista correspondiente.

Enfermedad intercurrente aguda

Si el paciente presenta una enfermedad aguda con repercusión general se pospondrá la cirugía hasta su restablecimiento.

Infección cutánea próxima

Se pospondrá hasta curar la infección en la zona que se va a intervenir.

Anticoagulación oral y alteraciones de la coagulación

Existen actuaciones de cirugía menor en donde no se modifica la pauta de anticoagulación (cuando el riesgo de sangrado es muy bajo), sin embargo, lo razonable cuando se realiza cirugía menor en pacientes con anticoagulantes orales es tener en cuenta el protocolo de sustitución (véase el cap. 21 de esta sección). En caso de duda o paciente complicado es razonable derivar.

Dudas sobre las motivaciones del paciente

El sistema público de salud no incluye la cirugía estética y por tanto el médico de familia no debería realizar cirugía en pacientes cuya motivación sea puramente estética. El paciente debe estar informado de que cualquier tipo de cirugía conlleva unos riesgos y complicaciones quirúrgicas y postquirúrgicas, sin olvidar la posible aparición de queloides o cicatrices hipertróficas. La preocupación excesiva por el resultado estético ha de ser motivo de no-intervención o de derivación.

Alteraciones psicopatológicas

En pacientes con alteraciones psiquiátricas o en pacientes poco colaboradores está contraindicada la realización de cirugía en atención primaria. Se deben, además, tener en cuenta las interacciones farmacológicas de determinados tratamientos psiquiátricos.

Pacientes conflictivos

Cuando un paciente duda de nuestra pericia o sus requerimientos al respecto de la intervención de cirugía menor no son acordes con el sentido común, nos abstendremos de realizar estos procedimientos.

Antecedentes de cicatrices hipertróficas y/o queloides

Si el paciente presenta cicatrices patológicas, no se intervendrá (véase el capítulo correspondiente de la sección 9 en el volumen 2). Algunos problemas de cicatrización son independientes de la habilidad quirúrgica.

Negativa al consentimiento informado

La negativa del propio paciente o de su representante legal a la firma del consentimiento informado es contraindicación para la realización de cualquier actividad de cirugía menor (*Ley 41/2002, 14 de noviembre, básica reguladora de la autonomía del paciente y de derechos y obligaciones en materia de información y documentación clínicas*).

Reglas de oro de la cirugía menor

A. **Abstenerse, en general, de intervenir una patología maligna.**

B. **Juicio y destreza en la indicación, elección y realización de la cirugía.**

C. **Conocimiento de la anatomía topográfica de las zonas a intervenir.**

D. **Identificar las estructuras subcutáneas antes de realizar incisión y disección.**

E. **Envío de todas las muestras extirpadas a anatomía patológica, verificar el resultado y reflejarlo en la historia clínica del paciente.**

Si existen dudas en el diagnostico (A), en la indicación y dominio de la tecnica (B) o en el conocimiento de la anatomía de la zona (C), **no se debe intervenir.**

En la práctica clínica, es el entrenamiento y la formación continuada los que influyen en que esas dudas sean cada vez menores y que se promuevan la indicación y realización adecuadas de estas técnicas. No es suficiente sólo con el título para habilitar la práctica de cirugía menor segura.

En España, el título de licenciado en medicina y cirugía permite la práctica de la cirugía a los médicos. En particular, el programa de formación de los médicos especialistas en medicina familiar y comunitaria incluye el aprendizaje de conocimientos teóricos y prácticos en el área médico-quirúrgica, especificándose la duración de los períodos dedicados al entrenamiento en cada campo. En octubre de 2004 fue aprobado por la Comisión de Recursos Humanos de los Ministerios de Sanidad y de Educación de España el nuevo en que se explicita dicha capacitación en cirugía menor (*Programa Formativo de la Especialidad de Medicina Familiar y Comunitaria. Comisión Nacional de Medicina Familiar y Comunitaria. Ministerio de Sanidad y Consumo. Ministerio de Educación y Ciencia. Madrid 2002*).

Registro y evaluación de los procedimientos de cirugía menor

M.E. Gil, S. Muñoz-Quirós

Cuando nos proponemos realizar cirugía menor (CM) debemos seguir los siguientes pasos:

1. Diagnóstico de lesiones → ¿Qué intervenimos?

2. Valoración preoperatoria del paciente → ¿A quién intervenimos?

3. Elección del procedimiento más apropiado → ¿Con qué intervenimos?

4. Realización correcta de la intervención → ¿Cómo intervenimos?

5. Seguimiento y anatomía patológica → Resultado final

Este proceso de buena práctica clínica de cirugía menor en atención primaria es continuo y debemos cuantificarlo. Para ello, al igual que en otro tipo de actividades, en la cirugía menor es preciso un sistema de registro, sencillo y práctico, que permita la recogida de los datos esenciales para su evaluación posterior, tanto desde el punto de vista clínico-asistencial y docente como desde el médico-legal.

En el registro de CM, que debe ser consensuado por todo el equipo de atención primaria (EAP), deben incluirse los datos imprescindibles que ofrezcan la máxima información sobre el procedimiento realizado.

Entre estos datos deberían figurar:

– Fecha de la intervención.

– Datos de filiación del paciente.

– Nº de historia clínica.

– Diagnóstico preoperatorio de la lesión.

– Localización de la lesión.

– Técnica quirúrgica.

– Uso de anestésicos locales.

– Envío de la muestra a anatomía patológica.

– Diagnóstico anatomopatológico.

– Complicaciones y secuelas de la intervención.

– Identificación de los profesionales que intervienen en la cirugía.

– Cumplimentación del consentimiento informado.

En la tabla I puede observarse un modelo para CM para aquellos EAP que todavía no hayan sido informatizados.

El sistema de registro de actividad quirúrgica (hoja, cuaderno, archivador, etc.) puede estar centralizado en la sala destinada a la CM, o bien en las consultas respectivas de los profesionales que realicen esta actividad, insistiendo en su cumplimentación y evitando la duplicidad de datos.

Además del registro de actividad quirúrgica, en la historia clínica deberán constar:

Tabla I • Hoja de registro de cirugía menor

Fecha	Apellidos	Nombre	Sexo	Edad	Nº historia	Diagnóstico

Médico	Ayudante	Procedimiento	Anestésico	A. patológica

Complicaciones	Secuelas

– El diagnóstico preoperatorio y la localización de la lesión (si son varias, estarán numeradas cada una de ellas y bien documentada la localización de cada pieza extirpada).

– La valoración preoperatoria.

– El consentimiento informado.

– El procedimiento realizado.

– Incidencias (si procede).

– El diagnóstico postoperatorio anatomopatológico.

Actualmente, la mayoría de los CS están informatizados mediante el Programa OMI-AP, en el cual se incluye un protocolo de CM que contiene todos los ítems comentados. Este hecho facilita el registro (fig. 1) y la evaluación (fig. 2).

Todos los datos del registro de CM y de la historia clínica deberán cumplir los requisitos que se plasman en la *Ley 41/2002, 14 de noviembre, básica reguladora de la autonomía del paciente y de derechos y obligaciones en materia de información y documentación clínicas.*

La evaluación cualitativa y cuantitativa de estos registros permitirá corregir las deficiencias detectadas para aumentar la calidad de la asistencia.

Figura 1. Protocolo de CM de la historia clínica electrónica, que contiene todos los ítems.

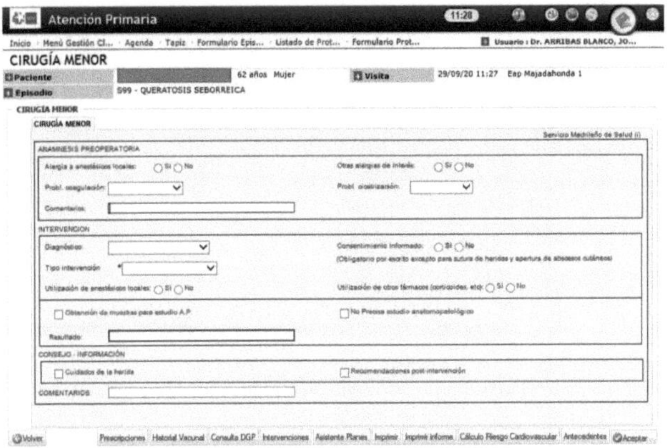

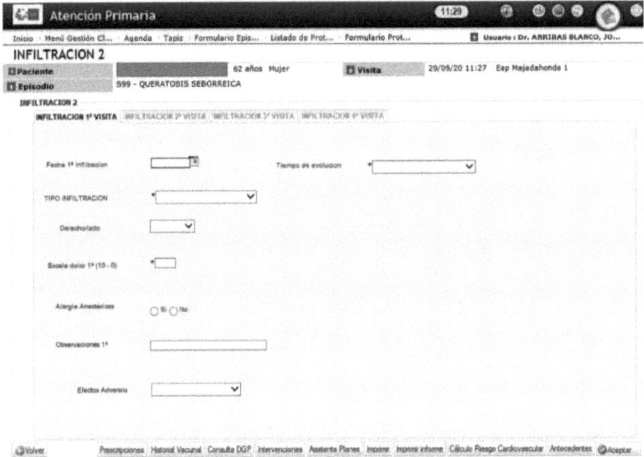

Figura 1b. Registro de las infiltraciones de la historia clínica electrónica.

Figura 2. Evaluación de la cirugía menor en la cartera de servicios.

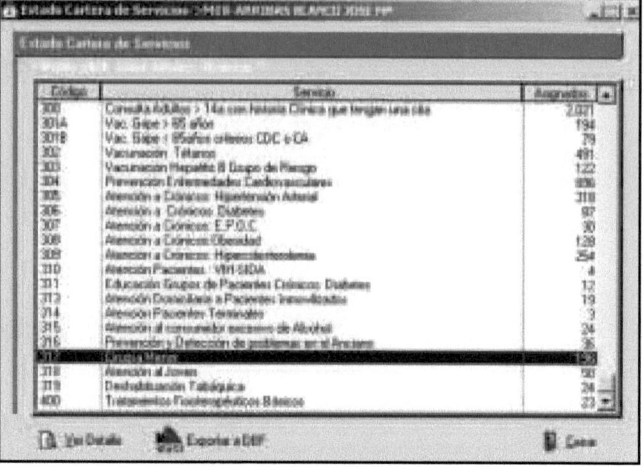

Bibliografía recomendada para la sección 4

- Arribas JM et al (2004) Precauciones y contraindicaciones de la Cirugía Menor en Atención Primaria. Videorev Cir Men, vol. 1 nº 2. 2004.
- Arribas JM. Cirugía Menor y Procedimientos en Medicina de Familia.. Editor JARPYO. Madrid 2000.
- Bull MJV, Gardiner P Surgical Procedures in Primary Care. OXFORD UNIVERSITY PRESS. 1995.
- Bull MJV, Gardiner P. Surgical Procedures in Primary Care. Oxford University Press 1995.
- Camacho F, De Dulanto F. Cirugía Dermatológica. Madrid, Grupo Aula Médica, SA, 1995.
- Cummings, P. and Del Baccaro, M.A. (1995) Antibiotics to prevent infection of simple wounds: a meta-analysis of randomised studies. *Journal of Emergency Medicine* 13(4), 396-400.
- Edlich, R.F., Kenney, J.G., Morgan, R.F., et al. (1986) Antimicrobial treatment of minor soft tissue lacerations: a critical review. *Emergency Medicine Clinics of North America* 4(3), 561-580.
- Fitzpatrick's Dermatology in General Medicine. 5th Edit. Irwin M Freedberg et al. McGraw-Hill. New York 1999.
- John L Pfenninger, Grant C Fowler. Procedures for Primary Care Physicians. MOSBY YEAR BOOK, INC.St Louis, Missouri 2003.
- Lask GP, Moy RL. Principles and Techniques of Cutaneous Surgery. McGraw-Hill 1996.
- Menárquez Puche J. Alcántara Muñoz P. Calidad de la cirugía menor realizada en atención primaria. ¿Son adecuados los indicadores habituales?. *Aten Primaria* 2001 Jun 15; 28 (1) pp.80-1.
- Principles and Techniques of Cutaneous Surgery.Lask GP, Moy RL. MCGRAW-HILL. 1996.
- Rodgers, K.G. (1992) The rational use of antimicrobial agents in simple wounds. *Emergency Medicine Clinics of North America* 10(4), 753-766.
- Roenigk R, Roenigk H Dermatologic Surgery. Principles and Practice. Second Ed. Marcel Dekker, Inc. New York 1996.
- Saxe N, Jessop S, Todd G. Handbook of Dermatologic for Primary Care. Oxford University Press, Southern Africa 1997.
- Vija K Sodera. Minor Surgery in Practice. CAMBRIDGE UNIVERSITY PRESS. Cambridge 1994.

Páginas Web:

- American Academy of Family Physician: www.aafp.org
- Grupo de Trabajo de Cirugía Menor en Medican de Familia: www.cirugiamenor.com
- Limbs & Things LTD: www.medicalplastics.com
- Recursos en español sobre vacunas: www.fisterra.com/vacunas
- The National Proceding Institute: www.npinstitute.com
- Videorevista de Cirugía Menor: www.videorevista.com

Fármacos de uso en diferentes procedimientos

Antisépticos y desinfectantes

V. Baos, L. de Vicente

Los procedimientos de cirugía menor deben realizarse siempre en estrictas condiciones de limpieza y asepsia. Disponer de un material estéril, así como de una adecuada preparación del campo quirúrgico, son premisas fundamentales para la realización de estas técnicas.

Antisépticos

Son sustancias antimicrobianas que se emplean tópicamente en tejidos **vivos** para destruir o inhibir la reproducción de los microorganismos. *Son menos tóxicos que los desinfectantes, que se diferencian de los antisépticos por su utilización sobre objetos y superficies inanimadas.*

Las siguientes tablas repasan las características farmacológicas y clínicas de interés de los antisépticos más usados.

Sulfato de cobre

Nombre comercial	Fórmula magistral.
Mecanismo de acción	Antiséptico astringente de aplicación tópica. Color azulado.
Indicaciones y dosis	Solución al 1 por mil en agua. Aplicar entre 6 y 8 veces al día en compresa húmeda sobre lesiones exudativas o costrosas.
Efectos adversos y precauciones	Sequedad intensa con el uso prolongado. Su ingestión accidental puede producir hepatotoxicidad y/o irritación gastrointestinal.
Instrucciones	No colorea. Usar a la concentración indicada sobre heridas. No ingerir.

Sulfato de cinc

Nombre comercial	Fórmula magistral.
Mecanismo de acción	Antiséptico astringente de aplicación tópica. Color transparente.
Indicaciones y dosis	Solución al 1 por mil en agua. Aplicar entre 6 y 8 veces al día en compresa húmeda sobre lesiones exudativas o costrosas.
Efectos adversos y precauciones	Sequedad intensa con el uso prolongado. Su ingestión accidental puede producir irritación gastrointestinal y hemorragia digestiva.
Instrucciones	No colorea. Usar a la concentración indicada sobre heridas.

Alcohol etílico 70%

Nombre comercial	Nombre genérico.
Mecanismo de acción	Antiséptico bactericida sobre piel sana. Eficacia variable sobre hongos y virus, nula sobre esporas. No es válido para desinfectar instrumentos.
Indicaciones y dosis	• Preparación de la piel sana antes de la inyección o venopunción. Mantener húmeda la piel con alcohol durante 2 minutos para eliminar el 90% de las bacterias superficiales. La friega rápida sólo elimina un 75%. • Profilaxis de escaras (alcohol de tanino al 5% o de romero). • Limpieza de objetos en contacto con piel sana: termómetro, fonendo.
Efectos adversos y precauciones	Aplicaciones frecuentes producen sequedad e irritación. *Inflamable* No utilizar si se va a usar bisturí eléctrico.
Instrucciones	No usar sobre heridas abiertas. No ingerir.

Alcohol isopropílico 70%

Nombre comercial	Nombre genérico.
Mecanismo de acción	Similar acción que el alcohol etílico, con la adición de mayor poder desengrasante. Presente como solvente en numerosos productos.
Indicaciones y dosis	Uso para la preparación de la piel sana en zonas de mayor grasa.
Efectos adversos y precauciones	-Dos veces más tóxico que el alcohol etílico. -Ingerido tiene un alto riesgo de problemas gastrointestinales. -Sequedad e irritación sobre la piel. *Inflamable*.
Instrucciones	No usar en neonatos ni sobre heridas abiertas. No ingerir.

Povidona yodada

Nombre comercial	Betadine®, y otros.
Mecanismo de acción	Muy activo frente a todos los microorganismos: bacterias, hongos, virus, protozoos y, en menor grado, micobacterias y esporas.
Indicaciones y dosis	• Antiséptico recomendado para la limpieza de heridas con riesgo de infección, úlceras y abrasiones. • Preparación del campo quirúrgico: usar al 10%. • Lavado quirúrgico de manos al 7,5%. • Antiséptico bucal 0,2%. Vaginal 0,3-0,4%. Es de elección si se sospecha contaminación de fluidos infectados por virus.

Povidona yodada(continuación)

Efectos adversos y precauciones	-Puede producir reacciones locales. - La aplicación sobre áreas extensas puede provocar la absorción de cantidades significativas de yodo, provocando efectos sistémicos. -No usar con compuestos mercuriales porque la interacción puede ser lesiva para la piel. - Puede inhibir la cicatrización, en heridas con gran pérdida de sustancias.
Instrucciones	No usar en recién nacidos. No ingerir. Es el antiséptico cutáneo de elección para su uso como automedicación por parte de los pacientes.

Clorhexidina digluconato

Nombre comercial	Hibitane, solución al 5 y 20%, Cristalmina®, y otros.
Mecanismo de acción	Bactericida, más efectivo contra Gram + que contra Gram –. Activo frente a algunos virus (VIH y herpesvirus) y hongos. Es útil como antiséptico general.
Indicaciones y dosis	• **Antiséptico tópico:** usar al 0,05% (2,5 ml de solución al 20% en 1 litro de agua) para la desinfección de heridas. El preparado, en solución acuosa, pierde actividad, por lo que deberá prepararse diariamente. • **Desinfección instrumental:** solución acuosa al 0,05% en inmersión durante 30 min. En instrumentos limpios. • Primera elección en la limpieza y desinfección en parto vaginal y cura de episiotomía. • *Antisepsia de la piel en solución acuosa al 4% con base detergente para el lavado corporal de la piel del paciente y el lavado de manos quirúrgico.*
Efectos adversos y precauciones	Rara hipersensibilidad. No poner en contacto con los ojos. Proteger de la luz. Mantener a temperatura inferior a 25º C. El almacenamiento de material inmerso en clorhexidina precisa de la adición de nitrito sódico al 0,1% para inhibir la corrosión del metal y necesita ser renovado cada 7 días.
Instrucciones	No es recomendable para el uso autónomo por parte del paciente salvo los preparados comerciales estables para su uso en pequeñas heridas. No ingerir. No usar tapones de corcho. No instilar en el oído medio porque puede producir sordera.

Otros antisépticos

Los siguientes antisépticos que se describen fueron utilizados profusamente durante muchos años. Actualmente han caído en desuso por su falta de eficacia comparativa con otras alternativas aunque pueden tener alguna uitilidad en determinadas situaciones que se resumen en la siguiente tabla:

Otros antisépticos

Permanganato potásico	— Su acción bactericida *in vitro* se ve minimizada por su reducción en presencia de líquidos corporales; fungicida y bactericida débil. Tarda más de una hora en hacer efecto. — Irritante incluso a bajas concentraciones (1/10.000). — Puede estar indicado en heridas exudativas y en eccemas debido a sus propiedades astringentes (0,01%). Y en limpieza de balanitis y baños de asiento en hemorroides.
Peróxido de hidrógeno (Agua oxigenada)	— Buen desinfectante de material (no corrosivo), menos efectivo como desinfectantes de heridas ya que la catalasa de los tejidos la descomponen rápidamente. — Favorece el desbridamiento de heridas y limpieza de las mismas con cuerpos extraños (por desprender oxígeno) y tiene una apreciable acción sobre anaerobios. — Uso para disolución de cerumen en solución salina isotónica al 1,5%
Nitrato de plata	— Bactericida a concentración del 0,1%. Bacteriostático a concentraciones inferiores. *Ps. aeruginosa* y *gonococos* son muy suceptibles a las sales de plata. — Soluciones al 0,5% en quemaduras extensas donde está contraindicada la sulfadiacina argéntica. Colirio al 1% para prevención de la oftalmía gonocócica en neonatos. — Mancha de negro la piel a veces de manera permanente. La aplicación sobre quemaduras extensas debe hacerse con precaución, porque precipita como cloruro de plata con los líquidos de la quemadura, lo cual puede inducir hipocloremia y la consiguiente hiponatremia.
Merbromina	— Bacteriostática y fungistática, relativamente débil. La eficacia se reduce mucho en presencia de materia orgánica. — Al 2% en desinfección de la piel y de las heridas.

Otros antiséptico (continuación)

Ácido acético	— Bactericida a concentración del 5%, bacteriostático a concentraciones inferiores. — 1% en vendaje quirúrgico, 2-5% en otitis externas por *Pseudomonas*, *Candida* y *Aspergillus*. — 5% en quemaduras extensas. Duchas vaginales al 0,25% y 1% para infecciones por *Candida* y *Trichomonas*. 0,25% para irrigación de vejiga. — Las soluciones pueden ser irritantes, sobre todo en la vagina y en las quemaduras pero, por lo general, son tolerables.
Cloruro de benzalconio	— Bactericida muy potente. Actúa sobre hongos, protozoos y virus con contenido lipídico. Relativamente resistente a *M. tuberculosis*. No es esporicida. — El jabón, el pus y los restos de tejido antagonizan la acción. Limpiar cuidadosamente los residuos de jabón antes de aplicar. — Tintura al 1:750 (0,13% o soluciones al 0,1-0,2%) para uso en piel sana, pequeñas heridas o abrasiones. En desuso sobre todo porque favorece la proliferación de gérmenes bajo el antiséptico.

Desinfectantes

Los desinfectantes son sustancias que se emplean sobre objetos inanimados para destruir microorganismos previamente a la esterilización con el autoclave (Véase cap 5 de la sección1).

Algunos pueden utilizarse como antisépticos si pueden diluirse lo suficiente como para aplicarse sobre tejidos vivos sin dañarlos.

Desinfectantes

Formaldehído	Se emplea como desinfectante al 2-8%. Al 10% se usa como medio de conservación de las muestras enviadas a Anatomía Patológica.
Glutaraldehído	Se usa por su acción esporicida y tuberculicida. La solución acuosa al 2% tamponada a pH alcalino se utiliza para desinfectar material queirúrgico y endoscópico, aparatos de plástico y caucho. A esta concentración es también activo frente al virus VIH dejándolo actuar durante 30 min.
Glutaraldehído y Fenol	La asociación a concentraciones del 0,13% y 0,4%. respectivamente es activa frente al virus VIH, dejándolo actuar durante 10 min.

Esquema del uso de los antisépticos

Indicaciones	Antiséptico
Antisepsia manos	
Lavado de manos general	Jabón neutro.
Lavado de manos quirúrgico	Solución clorhexidina al 4% en base detergente.
	Solución jabonosa de povidona yodada al 7,5-10%.
Antisepsia piel	
Inyecciones-punciones	Solución alcohólica clorhexidina al 0,5%.
Heridas-Úlceras	Solución acuosa clorhexidina al 0,1-0,5%.
Campo quirúrgico	Solución clorhexidina al 5%.
	Solución povidona yodada al 10%.
Cordón umbilical	Solución alcohólica al 70%.
Quemaduras	Crema clorhexidina al 0,5%.
	Sulfadiazina argéntica al 1% con cerio al 2%.

Anéstesicos locales y vasoconstrictores

V. Baos, J.M. Arribas, N. Rodríguez Pata

Anestésicos locales

Las anestésicos locales (AL) son bases débiles escasamente hidrosolubles. Su estructura química básica está formada por un anillo aromático y una amina terciaria. El anillo aromático confiere liposolubilidad a la molécula, mientras que la amina es la parte hidrosoluble de ésta.

Entre el anillo y la amina, existe una cadena hidrocarbonada; su unión (con la amina) se hace por un grupo éster o un grupo amida (fig. 1). Esta característica química es la que clasifica a los anestésicos locales en dos grupos: ÉSTERES Y AMIDAS.

Mecanismos de acción

Los anestésicos locales provocan bloqueo (bloqueo reversible) de la transmisión del potencial de acción y por tanto evita la transmisión nerviosa específica de dicha fibra anestesiada (tabla I).

Tabla I • Secuencia de acción de los anestésicos locales

---

1. Inyección del anestésico local
2. Difusión a través de la membrana del nervio
3. Equilibrio de formas ionizadas-no ionizadas en axoplasma
4. Fijación del anestésico con su receptor de membrana
5. Bloqueo del canal del sodio
6. Disminución del punto de despolarización
7. Inhibición en la progresión del potencial de acción
8. BLOQUEO ANESTÉSICO

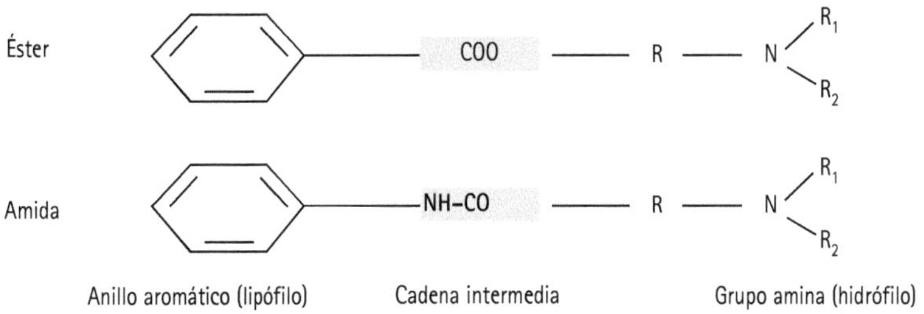

Figura 1. Estructura básica de los anestésicos locales: ésteres y amidas.

La secuencia de anestesia clínica es, por este orden:

1. bloqueo simpático (vasodilatación y aumento de temperatura)

2. pérdida de sensibilidad dolorosa y térmica

3. pérdida propioceptiva

4. pérdida de la sensación de tacto-presión

5. parálisis motora.

Farmacocinética

La acción anestésica de los diferentes anestésicos locales depende de los siguientes factores:

1. Solubilidad a los lípidos

2. Unión a proteínas

3. pKa

4. Actividad vasodilatadora intrínseca

5. Difusibilidad en los tejidos de la zona a anestesiar

- La *liposolubilidad* determina la <u>potencia</u> del anestésico local. La membrana axonal está formada por un 90% de lípidos, por ello los anestésicos locales más lipófilos tendrán una rápida entrada y un duradero efecto.

- La *unión a proteínas* determina la <u>duración del efecto</u> anestésico.

- El pKa determina la <u>velocidad de inicio</u> (cuanto más cercano al fisiológico serán más rápido [los anestésicos locales tienen un Pka ligeramente básico, algo superior al fisiológico (Pka 7,7 – 8,9)]).

La mayoría de los anestésicos locales están preparados como sales con una base sin carga y otra cargada positiva-

mente. La proporción de ambas cargas depende del pH de la solución así como de su constante de disociación (pKa). Se llama Pka al pH al cual se encuentra ionizada al 50 %. Las moléculas ionizadas son incapaces de atravesar la membrana celular, por ello el pH del tejido influye mucho sobre la eficacia de los anestésicos locales. Así en los tejidos a infiltrar con pH ácido (infectados o la mucosa oral), los anestésicos locales tienen menor efecto y es preciso utilizar mayores concentraciones de anestésicos o utilizar anestésicos con una constante de disociación más baja (así la benzocaína con pKa de 3,5 y pH bajo).

- Casi todos loa anestésicos locales tiene *capacidad vasodilatadora intrínseca*, excepto la cocaína. *In vivo* la lidocaína tiene menor vaso dilatación que la mepivacaína.

- La localización de la zona a anestesiar determina también la rapidez y potencia de la anestesia. Así si está muy irrigada (cara y cuero cabelludo), producirá absorción rápida y, por tanto, rapidez en el inicio de acción. Al contrario ocurre en las extremidades inferiores.

Presentaciones farmacológicas para su administración

Los AL se presentan en forma de sales de hidrocloruro, por lo que el Ph de la preparación es ácido (pH = 6). Esto explica la sensación de escozor y quemazón que producen al infiltralos. Cuando llevan vasoconstrictor (epinefrina), el pH es de 4–5,5 debido a agentes estabilizantes del vasoconstrictor, por ello duele más si se aplica el AL con vasoconstrictor.

La concentración del preparado se expresa en %. Debemos conocer que una

Tabla II • Características más importantes de los anestésicos

	Grupo	Inic. acción	Duración	Propiedades. Efectos secundarios
Procaína	Éster	Lenta	Corta	Alergeno, vasodilatación
Tetracaína	Éster	Lenta (>10 min)	Larga (>60 min)	Elevada toxicidad sistémica
Lidocaína	Amida	Rápida (1-2 min)	Intermedia (40-60 min)	El más habitual. Vasodilatación moderada
Mepivacaína	Amida	Rápida (2-4 min)	Intermedia (40-60 min)	Similar a la lidocaína, Vasodilatación leve
Prilocaína	Amida	Rápida (2-4 min)	Intermedia (40-60 min)	La amida con menor toxicidad sistémica Metahemoglobinemia a dosis altas
Bupivacaína	Amida	Intermedia (>10 min)	Larga (>60 min)	Separación del bloqueo sensitivo del motor

concentración al <u>1 %</u> significa que en en 100 ml hay 1 g y <u>en 10 ml de la solución hay 100 mg del AL</u>. Para calcular la concentración en mg/ml bastará con multiplicar al % por 10: así al 2 % tendremos 20 mg/ml de la solución.

Conocer esto es muy importante para no sobrepasar la dosis tóxica.

Características químicas

• ÉSTERES: procaína, tetracaína, clorprocaína, benzocaína. Cocaína...

Son inestables en solución y en plasma son rápidamente metabolizados por la colinesterasa y otras esterasas plasmáticas. Uno de los productos de la hidrólisis es el ácido para-amino-benzoico (PABA).

Su principal defecto fue su alto poder de hipersensibilización (motivado por el PABA). La adición sistemática de procaína a los preparados comerciales de penicilina y derivados provocó la aparición de un gran número de reacciones anafilácticas. Por esa razón cayeron en desuso, aplicándose solamente por vía tópica.

• AMIDAS lidocaína, mepivacaína, bupivacaína, prilocaína, etidocaína, ropivacaína

Estables en solución y metabolizadas en el hígado, no en el plasma.

Su desarrollo supuso un incremento notable de la seguridad en todas las intervenciones donde utilizamos anestésicos locales.

Por sus notables seguridad y eficacia se utilizan en todas las intervenciones de cirugía menor, (salvo la bupivacaína, por sus potenciales efectos adversos cardiacos). Por tanto, sólo utilizaremos amidas.

En la tabla II presentamos los principales anestésicos locales y sus características más importantes.

Dosis máximas

Varía según el tipo de anestésico, el peso del paciente y su patología de base, la vía de administración y la asociación de un vasoconstrictor.

Las dosis máximas son:

	mg/kg con vasoconstrictor	mg/kg sin vasoconstrictor
Procaína	14	7
Tetracaína	2	1,4
Lidocaína	6 - 7	3 - 4
Mepivacaína	7	4,5
Bupivacaína	2 - 2,5	2

Efectos adversos

Existen tres tipos:

1.- **Toxicidad**: derivados de la sobredosificación (la mayoría por inyección iv) que produce afectación cerebral, según la cantidad, de leve a grave:

- Leve: **acufenos, sabor metálico,** parestesias, náuseas, vómitos, vértigo, inquietud.

- Moderada: nistagmo, alucinaciones, fasciculaciones, temblor y convulsiones.

- Severa: apnea y coma.

En el corazón: el primer signo es la hipotensión y, con posterioridad, arritmias, *shock* y parada cardiaca en asistolia.

1. **Alergia**: son muy poco frecuentes con las amidas.

2. Derivados de la **reacción psicógena** que son, con mucho, las más frecuentes. La clínica consiste en sensación de mareo, palidez, sudoración, náuseas, bradicardia y síncope.

Uso de los vasoconstrictores

La anestesia local con vasoconstrictor es una asociación idónea siempre que no esté contraindicada (véase más adelante), ya que aumenta la seguridad del uso de la anestesia local (al ampliar la dosis que puede utilizarse hasta llegar a la dosis tóxica) y disminuye el sangrado de campo (por la vasoconstricción local que produce).

El más empleado es la adrenalina (epinefrina) y la fenilefrina. La concentración habitual para complemento de la anestesia local es al 1:100.000 o, mejor, al 1:200.000. La dosis máxima de adrenalina no debe sobrepasar los 200-250 mg en el adulto o los 10 mg/kg en el niño.

Existen presentaciones comerciales ya preparados, el anestésico + vasoconstrictor, o bien podemos realizar la mezcla de forma independiente, el anestésico y el vasoconstrictor.

Como se dijo anteriormente, cuando llevan vasoconstrictor el pH de la presentación es de 4– 5,5 (debido a agentes estabilizantes del vasoconstrictor), y por ello duele más si se aplica el AL con vasoconstrictor.

En este caso de que realicemos nosotros la mezcla, se procedería de la siguiente manera para preparar la dilución apropiada del vasoconstrictor:

| 1:100.000 | 0,1 mg de adrenalina (0,1 ml de adrenalina al 1:1.000) diluido en 10 ml de suero salino o del anestésico. |
| 1:200.000 | 0,1 mg de adrenalina (0,1 ml de adrenalina al 1:1.000) diluido en 20 ml de suero salino o del anestésico. |

Contraindicaciones

Por el riesgo de arritmias y HTA está contraindicado en:

- HTA severa, coronariopatías.

- Tratamientos concomitantes (IMAOs, antidepresivos tricíclicos o fenotiazinas).

- Hipertiroidismo, feocromocitoma.

Por el riesgo de necrosis por vasoespasmo y retraso en la cicatrización no se debe usar en:

- Zonas acras (dedos de las manos y de los pies.

- En piel desvitalizada o traumatizada, esclerodermia y diabetes.

Tampoco se debe usar en el embarazo.

Corticoides *depot*

V. Baos, A. López Gil

La infiltración articular constituye una de las técnicas más útiles y empleadas en la patología osteotendinosa e inflamatoria articular.

La aplicación de corticoides por vía intraarticular o en tejidos blandos requiere formulaciones retardadas o de depósito, en forma de ésteres en suspensión cristalina, que les confieren una menor solubilidad y una mayor persistencia y duración del efecto local, necesarias para conseguir la eficacia clínica.

Existen diversos análogos sintéticos, con potencia diferente aunque eficacia similar como son acetato de betametasona y fosfato sódico de betametasona (Celestone cronodose®), acetato de parametasona (Cortidene depot®) y acetónido de triamcinolona (Trigón depot®); probablemente este último es el que mejor resultado ha aportado, probablemente por su menor solubilidad y una duración del efecto local más prolongado. Algunos autores recomiendan formulaciones mixtas como la del celestone cronodose (corticoides poco solubles –retardados- con corticoides solubles –acción rápida).

En la tabla I se describen los corticoides más empleados a las distintas dosis y volúmenes en la infiltración de las articulaciones más habituales.

Tabla I

		Dosis habitual		
		Articulaciones		
		Grandes	Medianas	Pequeñas
Fármaco	*Nombre comercial*	(*rodilla, hombro*)	(*codo, carpo, tobillo*)	(*MCF, IF*)
Betametasona,	Celestone cronodose,	6-12 mg	1,5-6 mg	0,6-1,5 mg
Acetato de	Vial 12 mg/2 ml	(1-2 ml)	(0,25-1 ml)	(0,1-0,25 ml)
Metilprednisolona,	DepoModerin®,	40-80 mg	10-40 mg	4-10 mg
Acetato de	Vial 40 mg/1 ml	(1-2 ml)	(0,25-1 ml)	(0,1-0,25 ml)
Parametasona,	Cortidene Depot®,	20-40 mg	5-20 mg	2-5 mg
Acetato de	amp. 40 mg/2 ml	(1-2 ml)	(0,25-1 ml)	(0,1-0,25 ml)
Triamcinolona,	Trigon Depot®,	40-80 mg	10-40 mg	5-10 mg
Acetónido	40 mg/1 ml	(1-2 ml)	(0,25-1 ml)	(0,1-0,25 ml)
*Volumen habitual de inyección**		1-2 ml	0,25-1 ml	0,1-0,25 ml
Aguja empleada (G)		16-24	20-22	25

* Consultar la sección de Reumatología para concretar el volumen a infiltrar.

Precauciones del uso de corticoides sistémicos *depot* en articulaciones

El uso de los corticoides intraarticulares debe ser limitado por la **posibilidad de efectos adversos** sobre la estructura osteotendinosa sobre la que se aplica.

- Infección articular: es la complicación más grave. Ocurre aproximadamente en 1/10.000 infiltraciones.

- Artritis postinyección (artritis por microcristales de corticoides). Ocurre en el 1-3% de los casos y se caracteriza por una artritis aguda en las 48 horas siguientes a la infiltración.

- Roturas tendinosas: no se deben hacer infiltraciones intratendinosas.

- Artropatía corticoide: la infiltración repetida de una misma articulación puede producir una artropatía semejante a una artropatía neuropática.

- Síncope vasovagal, por dolor intenso durante la técnica o en personas predispuestas o aprensivas.

- Hematoma en la zona infiltrada.

- Los efectos adversos derivados de su difusión a la circulación sistémica.

- Espaciar las infiltraciones entre 7 días y 1 mes.

- No infiltrar una misma articulación más de 4 veces al año, ni más de 2 consecutivas si son ineficaces.

- No infiltrar más de 3 articulaciones en una misma sesión.

- Mantener la articulación infiltrada en reposo durante 24-48 horas.

Instrumental necesario para la realización de infiltraciones

Utilizar siempre material estéril desechable de un solo uso. Se precisan:

1. Agujas desechables, varios modelos según localización y patología.

2. Jeringas desechables.

3. Gasas estériles.

4. Paños estériles de campo quirúrgico.

5. Guantes estériles.

6. Antisépticos.

7. Anestésicos locales* (mepivacaína o lidocaína).

*Se pueden utilizar solos o mezclados con corticoides cuando infiltramos tejidos blandos. También es posible que las mezclas de ambos en las infiltraciones intraarticulares disminuyan la frecuencia de artritis por microcristales de corticoides, dado que disminuye su concentración.

Apósitos y cremas tópicas en heridas, úlceras y quemaduras

V. Baos, I. García

Existen numerosos productos de aplicación tópica para su utilización en la piel y sus distintas patologías. En este capítulo repasaremos aquellos que, en forma de apósitos y cremas, han mostrado su utilidad.

Apósitos medicamentosos

Se utilizan como prevención y tratamiento de infecciones en heridas traumáticas, quirúrgicas, quemaduras, úlceras, escaras o injertos.

Se aplican directamente sobre la lesión cubriéndolas con una gasa, renovando la cura diariamente.

Nombre comercial	Composición	Comentarios
Povidona yodada apósito®,	Povidona yodada	Su aplicación repetida puede producir irritación local e hipersensibilidad, así como retraso de la cicatrización
Blastoestimulina Top Com®,	Por unidad: Centella asiática 20 mg Neomicina 7,7 mg	No se recomienda su uso por posibilidad de hipersensibilidad a la neomicina
Linitul®,	Por 100 g: Bálsamo del Perú 1,85 g Cera de abeja 7,14 g Parafina 7 g Aceite de ricino 16,78 g Vaselina 67,23 g	Su uso es habitual para evitar las adherencias de los apósitos secos para aislar una herida quirúrgica o traumática
Linitul antibiótico®,	Por cm²: Ácido acexámico 1,25 mg Bacitracina 12,5 UI Neomicina 0,08 mg Polimixina B 125 UI	No es necesario utilizar esta combinación de antibióticos tópicos para prevenir o tratar la sobreinfección de una herida
Tulgrasum antibiótico®	Por 100 g: Bacitracina de cinc 40.000 UI Neomicina 300 mg Polimixina B 800.000 UI	No es necesario utilizar esta combinación de antibióticos tópicos para prevenir o tratar la sobreinfección de una herida

Tulgrasum cicatrizante®	Por cm²: Glicina 31,6 mcg Benzoato de bencilo 158,7 mcg Cloruro de benzalconio 3,8 mcg Cisteína 35,6 mcg Treonina 15,8 mcg	Combinación que no aporta ninguna ventaja a otros apósitos existentes
Unitul Complex®	Por cm²: Ácido acexámico 2 mg Sulfadiazina de plata 0,45 mg	Cuando está indicada la ulfadiazina, mejor usarla solas y no en combinación

Hidrogeles e hidrocoloides

Son apósitos específicos muy utilizados en el tratamiento de las heridas y úlceras de evolución tórpida, en pacientes cuya situación basal impide la recuperación espontánea. Continuamente están saliendo al mercado nuevos productos. Es difícil mantener una evaluación continua de estos numerosos productos. Aquí se refieren los que han consolidado una mayor utilización de los mismos.

Hidrogeles

Placa: Cutinova® *y Cutinova Plus*® *Gel: Scherosorban*®	Matriz de polímero de algodón que se hincha para absorber la humedad.	Se emplean en el tratamiento de heridas abiertas con costra o exudado ligero. Retirar cada 2-3 días. Son bien tolerados.

Hidrocoloides

Placa: Coomfeel®, Varihesive®, Biofilm® Gel: Varihesive gel control® Gránulos: C. Ulcus®, Biofilm polvo®, Varihesive® Pasta: C. Ulcus®, Varihesive®	Matriz de hidrocoloides con componentes elastómeros y adhesivos. En contacto con la herida el hidrocoloide se licúa, se hincha y presiona la base de la herida, absorbiendo el exudado y promoviendo el tejido de granulación, y así acelerar la epitelización.	Se usa en heridas ulcerativas, sobre todo en las piernas. Produce un olor desagradable. Es necesario retirar cada 3-4 días.

Antiinfecciosos tópicos

Se utilizan en las infecciones cutáneas superficiales como el impétigo, la foliculitis, furúnculo... También se utilizan como profilaxis antibiótica en heridas traumáticas o quirúrgicas, en lesiones sobreinfectadas como, por ejemplo, el eccema impetiginizado.

Se recomienda utilizar antibióticos que no se utilicen por vía sistémica, dada la facilidad que hay de sensibilización por vía tópica.

Los más usados son la mupirocina, el ácido fusídico y la gentamicina. La neomicina produce sensibilización. La única sulfamida tópica que se puede utilizar es la sulfadiazina argéntica, indicada en la prevención y tratamiento de la sobreinfección bacteriana en las quemaduras. Aun así hay riesgo de sensibilización.

Medicamento	Composición	Comentarios
Fucidine tópico®, 2% crema y pomada	Ácido fusídico	Activo frente a Gram (+) aeróbicos y anaeróbicos, sobre todo frente a estafilococo dorado. Aplicar cada 8 horas. Bien tolerado.
Gevramycin tópica®,	Gentamicina	Puede producir sensibilización. Activo frente a Gram (+) y (–), *Haemophilus*, *Pseudomona* y estafilococos. Aplicar cada 8 horas. Puede producir dermatitis de contacto
Bactroban®, Plasimine® 2%	Mupirocina al 2%	Activa frente a Gram (+) y (–) como *Haemophilus*. Puede usarse por vía intranasal para los portadores de *S. aureus* meticil-resistentes. Aplicar 3 veces al día. Han aparecido resistencias a este medicamento.
Flammazine® 1% Silvederma® 1%	Sulfadiazina argéntica	Sólo se deben usar en las quemaduras. Existe el riesgo de sensibilización.

Queratolíticos, antiverrugas y otros

V. Baos, A. de Castro

Los queratolíticos son sustancias que rompen las uniones entre los queratinocitos produciendo la separación del estrato córneo. Tienen utilidad en los procesos que cursen con hiperqueratosis o descamación excesiva. En cirugía menor tienen un gran interés la aplicación sobre las lesiones hiperqueratósicas (fundamentalmente la verruga vulgar) con el fin de producir el adelgazamiento (y, en algún caso, la eliminación), previo al tratamiento con criocirugía, para destruir completamente la lesión.

Se deben emplear en cura oclusiva y realizar un raspado frecuente para adelgazar progresivamente la lesión.

Todos pueden producir irritación local cuando se aplican sobre piel sana.

No se deben emplear sobre grandes áreas dado que pueden absorberse.

Los queratolíticos más empleados son el ácido salicílico, el propilenglicol, la urea y el ácido láctico.

Ácido salicílico

Nombre comercial	*Composición y presentación*
Antiverrugas Orto®	Solución. Frasco de 20 ml
Callicida Globodermis®	Solución. Frasco de 30 ml
Callicida Gras®	Solución al 2,5%. Envase de 16 g.
Callicida Salve®	Apósitos 18 mg/cm². 10 parches
Callofin®	Parches de 1,9 mg y 6,36 mg. 4 parches
Cornina®	Parche de 6x9 cm, 1,1x1,9 cm
Ungüento Morryth®	Ungüento al 50%
Urgocall®	Apósitos
Verrupatch®	Parche de 6,12 y 20 mm

Ácido salicílico en combinación

Callicida Brujo®, Callicida Brun®, Callicida Cor Pik®, Callicida Famos®, Callicida Kendu®, Callicida Rojo Escaned®, Callivor Marthand®, Callix D®, Calloverk®, Quocin®, Ungüento Callicida Naion®, Antiverrugas Isdin®, Nitroina®, Verrugo Tópico®, y Verufil®

Otros

Argenpal® Nitrato de Plata tópico®	Varillas y solución muy empleados antiguamente. La solución oftálmica ha quedado obsoleta y su forma sólida se ha utilizado como cauterizante para eliminar el tejido de granulación y en el tratamiento de las verrugas. No se debe utilizar en la actualidad.
Fenol	Familia química de componentes orgánicos que se utiliza como nombre genérico para definir al más simple de ellos: el monohidroxibenceno. Tiene un acción desinfectante y germicida. Tiene utilidad su aplicación directa sobre los restos matriciales en la uña encarnada tras la resección por curetaje de la matriz ungueal.
Fórmula magistral de vaselina salicilada al 10%	Única preparación financiada por el SNS. Aplicar directa y diariamente sobre la lesión.

Profilaxis antibiótica en cirugía menor

V. Baos, J.M. Arribas

El bajo número de infecciones de heridas que podrían prevenirse con profilaxis antimicrobiana hace que no se deba utilizar en diferentes procedimientos como endoscopia gastrointestinal, herniorrafia, esclerosis de venas varicosas, la mayor parte de las intervenciones de cirugía dermatológica o de cirugía plástica, punción arterial, toracocentesis, paracentesis, reparacion de laceraciones simples de la piel, tratamiento ambulatorio de las quemaduras, extracciones dentarias o punción lumbar (*The Medical Letter Ed Española 1997; Vol XIX: 109-114*).

Por tanto, la realización de profilaxis antibiótica en los procedimientos de cirugía menor no son necesarios dada su mínima invasividad sobre piel o mucosas.

La aplicación de tratamiento antibiótico concomitante al cierre de una herida traumática o tras una herida contaminada como una mordedura, junto a la evaluación del estado vacunal frente al tétanos, no supone realizar una profilaxis sino un tratamiento apropiado al riesgo de infección asociada al traumatismo.

Respecto de la prevención de la endocarditis infecciosa, en las recomendaciones de la *American Heart Association* no se recogen estas actividades como productoras de riesgo en los pacientes afectos de anomalías cardíacas en riesgo de padecer una endocarditis infecciosa.

Medicación de emergencias vitales y maletín de emergencias

M.A. Abreu, V. Baos

La composición de un botiquín de emergencias vitales o de un maletín de emergencias no puede ser dictada por una norma fija.

Los factores que influyen en la decisión de incluir o no incluir un determinado fármaco son varios:

- Experiencia en su uso: es fundamental que el médico esté familiarizado con los fármacos que utiliza, desde el nombre comercial a la concentración, pasando por las diferentes presentaciones, y que se acostumbre a uno o dos de ellos. Esto es especialmente importante en el caso de las emergencias.

- Disponibilidad en los almacenes de farmacia que surten al centro de salud.

- Utilización en el hospital de referencia, para unificar criterios.

- Posibilidad de controlar sus efectos y resolver sus complicaciones en el medio en el que se utilizan.

Se han publicado varios modelos de maletines y listados de fármacos, siendo los más completos los del Plan Nacional de Resucitación Cardiopulmonar de la SEMIUC. Cada médico o cada centro puede utilizar este u otro modelo como base, y modificarlo según sus circunstancias: no se requiere el mismo maletín en un centro de salud rural que en uno urbano, y ambos serán diferentes del que podamos llevar en nuestro vehículo particular. Todos, alguna vez, nos hemos encontrado en la situación de tener que atender a un accidentado sin más medios que nuestras manos, y nos hemos hecho el firme propósito de llevar material encima... la próxima vez.

Lo que se pretende es contar con unos medios mínimos que nos permitan hacer frente a las emergencias que nos podamos encontrar cuando actuamos lejos del centro de salud. No se pretende llevar encima un minihospital, sino poder dar una respuesta adecuada hasta que, o bien llegue la ayuda, o sea el paciente el que llegue a un centro sanitario.

Equipo de ventilación

- Mascarilla transparente de bolsillo para respiración boca-mascarilla, con válvula antirreflujo y toma de oxígeno. Se puede utilizar en adultos y, colocada al revés, en niños.

- Bolsa autohinchable de ventilación manual con toma de oxígeno, tamaño adulto, con válvula unidireccional. Es deseable que pueda contar con un reservorio de oxígeno para poder ventilar con Fi de O_2 de 1.

- Juego de 3 mascarillas faciales transparentes con borde almohadillado, de tamaños lactante, niño y adulto.

- Cánulas orofaríngeas (Guedell) de tres tamaños.

Equipo de circulación

- Esfigmomanómetro.

- Fonendoscopio.

- Sistema de obtención de vía venosa tipo cánula sobe aguja, nᵒˢ 14 y 20.

- Mariposas de nᵒˢ 16 y 23.

- Agujas desechables intramusculares e intravenosas.

- Jerigas desechables de 5 y 10 cc.

- Sistemas de goteo, normal y micro.

- Compresores venosos.

- Vendaje para compresión arterial.

Equipo complementario

- Tijeras que puedan cortar ropa.

- Compresas estériles.

- Venda de hilo.

- Esparadrapo.

- Guantes desechables.

- Guantes estériles.

Fármacos

Fármaco	Indicación	Dosis
Adrenalina (1 mg/ml amp)	Asistolia	0,01mg/kg/1ª dosis IV o I. ósea, 0,1 mg/kg I. traqueal y 2ª dosis IV o I. ósea
Atropina (1 mg/ml amp)	Bradicardia sintomática Intoxicación anticolinesterásica	Bradicardia: 0,01 mg/kg/dosis (min. 0,1 mg, max. 0,4) c/4-6 horas IV, IM, SC Intoxicación anticolinesterasa: 0,05 mg/kg IV
Biperideno	Intoxicaciones por fenotiazinas	0,04 mg/kg/dosis IV, IM (5 mg/1 ml amp)
Carbón activado	Intoxicación por sustancias adsorbibles	1 a 2 g/kg vía oral
Clebopride	Vómitos	2,5 mg/kg/día c/8 h IV (1 mg/2 ml amp)
Diazepam (10 mg/2 ml)	Convulsiones	Vía rectal: 0,5 mg/kg amp., 5 y 10 mg rect., Vía IV: 0,1 mg/kg cada 2 min. 5 mg comp.) Máx 0,3 mg/kg
Flumazenilo	Intoxicación por benzodiazepinas	0,005 a 0,01 mg/kg hasta 0,3 mg IV. (0,5 mg/5 ml amp) Repetir cada minuto hasta máx. 1 mg
Glucosa al 33%	Hipoglucemia en pacientes inconscientes sin respuesta a glucagón	1-2 ml/kg IV
Glucagón	Hipoglucemia grave	<25 kg: 0,5 mg (1 mg/ml jeringa) >25 kg: 1 mg IV, IM, SC

Jarabe de ipecacuana al 3%	Inducción al vómito en intoxicación aguda de sustancias	Vía oral: - 6 meses a 1 año edad: 10 ml, - > 1 año: 15 ml, - adulto: 30 ml
Naloxona (0,4 mg/ml amp)	Sobredosis de opioides	5-10 mcg/kg c/2-3 min hasta 3 dosis IV, IM, S,C
Salbutamol (0,1 mg/puff)	Broncospasmo	Inhalado: 2-4 *puff* c/20 min

Recomendaciones para el mantenimiento del maletín

- Seleccionar los medicamentos y fijar las unidades de cada uno de ellos.

- Si se incluye glucagón, rotular su nueva fecha de caducidad: 18 meses desde que se saca del frigorífico y siempre que no supere los 25° C en ningún momento, ni se exceda la fecha de caducidad «oficial».

- Dar una única fecha de caducidad al maletín de urgencias. Ésta coincidirá con la fecha de caducidad más reciente de los medicamentos seleccionados. Se recomienda revisar y reponer la medicación caducada en dicha fecha.

- Reponer inmediatamente los medicamentos cada vez que se utilizan.

- Guardar en un lugar con temperatura adecuada (18-25° C). Evitar lugares húmedos.

Anéstesicos y sedantes en pediatría

A. Bonaplata, N. Plazas, N. Rodríguez Pata

En la edad pediátrica, el uso de anestésicos y/o sedación previa a intervenciones de cirugía menor electivos o de urgencia, disminuye la incidencia del dolor postoperatorio, el estrés asociado a este tipo de intervenciones e incluso el traumatismo psicológico y los efectos secundarios de los fármacos empleados.

Anestésicos locales

En el uso de anestésicos locales en los niños, además de tener en cuenta las mismas consideraciones de manejo, dosificación y precauciones que en los adultos (véase el cap. 24 de esta sección y consultar la sección 7), consideraremos los siguientes puntos:

— No realizar anestesia local en los lactantes de menos de tres meses de edad. Existe una menor unión a proteínas plasmáticas con aumento de la fracción libre del anestésico y un mayor número de efectos secundarios.

— Se debe obtener el consentimiento de los padres o tutores para realizar la intervención y/o para la anestesia.

Si no ha sido posible ganarnos la confianza del niño hablando y explicándole el procedimiento, es útil utilizar una sedación previa al anestésico para disminuir su ansiedad, lo que permite, en muchos casos, no tener que emplear anestésicos.

Los anestésicos más frecuentemente utilizados en pediatría son tres:

1. Lidocaína. La dosis pediátrica máxima a emplear es de 4,5 mg/kg como solución al 0,25-0,5%. Se puede diluir en suero fisiológico al 0,9% hasta obtener la concentración deseada del anestésico, siendo igual de eficaz, pero con un inicio de acción más tardío.

2. Mepivacaína. En lactantes y niños menores de tres años se emplea una concentración de 0,2-0,5%. Si son mayores de tres años o pesan más de 14 kilos, se usa mepivacaína al 0,5-1%.

3. Bupivacaína. Se recomiendan dosis de 0,25-0,5% en los lactantes y de 0,5% en el resto de los niños. Se diluye la lidocaína en cloruro sódico al 0,9% hasta conseguir la concentración adecuada. La dosis máxima es de 2 mg/kg. Es más potente y con una mayor duración de acción que los anteriores, aunque no es de primera elección por el riesgo de cardiotoxicidad.

Las cremas anestésicas tópicas (EMLA®) son particularmente útiles en niños, al igual que los aerosoles refrigerantes (Cloretilo®), porque evitan la situación del pinchazo y todo lo que le rodea, aunque la eficacia anestésica sea menor (véase el cap. 39 de la secc. 7) .

Sedación

Existen distintos fármacos empleados en la sedación del paciente pediátrico. El método más utilizado y de mayor aceptación por su fácil manejo y aplicación con un mínimo de efectos secundarios es el midazolam intranasal (Dormicum®) y su uso es principalmente hospitalario.

El midazolam es una benzodiazepina con acción miorrelajante, ansiolítica, hipnótica, anticonvulsiva y amnésica anterógrada. Se emplea en la inducción de la anestesia tanto a nivel ambulatorio por vía oral o intranasal como para la anestesia general por vía intramuscular o intravenosa.

Se utiliza la presentación en ampollas de Dormicum de 5 mg/5 ml y de 15 mg/ 3 ml, sin diluir. La dosis empleada en la edad pediátrica es de 0,2-0,4 mg/kg. Se aplica la mitad de la dosis en cada cavidad nasal con una jeringa de insulina a la cual le hemos retirado previamente la aguja. El fármaco comienza a actuar a los 10-15 minutos y tiene una duración de 20-30 minutos.

Los efectos secundarios son los propios de las benzodiazepinas teniendo el midazolam un riesgo mayor de depresión respiratoria que el diazepam por ser diez veces más potente. El niño puede tener somnolencia y una marcha inestable durante unas horas después de la sedación, pero es un efecto transitorio que no suele dejar efectos residuales.

Durante su uso, se debe controlar la tensión arterial, la frecuencia cardíaca y el resto de las constantes vitales.

Existen otros fármacos empleados en la sedación del paciente pediátrico pero poco usados en el marco de la atención primaria y sí en la cirugía ambulatoria hospitalaria ya que precisan una mayor supervisión en el período de recuperación (*).

Complicaciones. Seguimiento clínico

El empleo de la sedación conlleva un aumento de los efectos secundarios con riesgo de aparición de depresión respiratoria o reacciones idiosincráticas a los fármacos más frecuentemente usados en la edad pediátrica. Por ello, todo niño deberá ser supervisado atentamente tanto durante la intervención como en las horas siguientes a la misma, y es recomendable disponer de un equipo de resucitación cardiopulmonar cerca para controlar las posibles complicaciones de la función cardiorrespiratoria que puedan aparecer.

Además, daremos consejos a los padres respecto a los cuidados postoperatorios, como administrar analgésicos para evitar el dolor en las horas siguientes a la intervención. Los más utilizados son el ibuprofeno a dosis de 30-70 mg/kg/24 horas vía oral o rectal repartido en tres tomas, y el paracetamol a dosis de 10 mg/kg/dosis cada 4-6 horas con un máximo de cinco tomas al día.

(*) Así, el denominado cóctel lítico: se administra por vía intramuscular y consta de una mezcla de tres fármacos: clorpromazina, 0,5 mg/kg; prometazina, 0,5 mg/kg y meperidina 0,7 mg/kg. La administración intramuscular hace que su absorción sea errática y sus efectos secundarios impredecibles y aumentados al combinar tres fármacos distintos.

Otro preparado es el Noctec® (hidrato de cloral). Se emplea en intervenciones electivas ya que su inicio de acción es de 60 minutos. Se administra a dosis de 5-10 mg/kg. Sus efectos secundarios son mínimos.

También es muy efectiva la ketamina. Por vía oral la dosis es de 6 mg/kg y por vía IM 2-3 mg/kg. Su inicio de acción es de 2-3 minutos. Es muy segura pero su uso ha disminuido desde la introducción del midazolam. Se emplea en la anestesia general y como coadyuvante en la anestesia local. Su inicio de acción es de 30 minutos y, como tiene muy mal sabor, hay que administrarla con una bebida dulce. Sus efectos secundarios se manifiestan a nivel cardiocirculatorio con alteraciones de la tensión arterial y del ritmo cardíaco. Hay que evitar su administración conjunta con barbitúricos o diazepam.

Bibliografía recomendada para la sección 5

- Antisépticos y desinfectantes. En Baos V. Guía de uso de los medicamentos en Atención Primaria. 1ª ed. Madrid: Sociedad Española de Medicina Familiar y Comunitaria. Ministerio de Sanidad y Consumo 1994; 307-315.
- Arribas JM, editor. Cirugía menor y procedimientos en medicina de familia. Madrid: Jarpyo Editores, 2000.
- Bosscher DB. Pediatric Sedation. En: Pfenninger JI, Fowler GC, editors. Procedures for Primary Care Physicians. Second edition. 1ª ed. Mosb -Year Book 2003; 33-35.
- Buchbinder R, Green S, Youd JM. Corticosteroid injections for shoulder pain. Cochrane Database Syst Rev 2003; (1):CD-004016.
- Campbell, F. and Seers, K. (2004) Dressing and topical agents for burns (Protocol for a Cochrane Review). The Cochrane Library (Issue 1). Chichester, UK: John Wiley & Sons, Ltd.
- Caubet I. Heridas, quemaduras y traumatismos leves. En: Bras J, De la Flor JE, Masvidal RM, editores. Pediatría en Atención Primaria. Springer-Verlag Ibérica 1997;403-413.
- Dajani AS et al. (1997) Prevention of bacterial endocarditis: recommendations by the American Heart Association. *JAMA* 277: 1794-1801.
- DTB (1991) Local applications to wounds - I: cleansers, antibacterials, debriders. *Drug & Therapeutics Bulletin* 29(24), 93-95.
- Hawkins JM, Moore PA. Local anesthesia: advances in agents and techniques. *Dent Clin North Am* 2002 Oct; 46(4):719-32.
- Hawkins JM, Moore PA. Local anesthesia: advances in agents and techniques. *Dent Clin North Am* 2002 Oct; 46(4):719-32, ix.
- Hernández J, Pérez I. Conscious Sedation and General and Pediatric Anesthesia. En: Ratz JL, Geronemus RG, Goldman MP, Maloney ME, Padilla RS, editors. Textbook of Dermatologic Surgery. Lippincott-Raven Publishers 1998;41-48.
- Martindale. The Extrapharmacopeia. 30th edition. 1993.
- New Guide to Medicines & Drugs. The British Medical Association. 3th edition. Ed. Dorling Kindersley 1994.
- Pfenninger John L, Grant C Fowler (2003) Procedures for Primary Care Physicians 2ND Edition. Mosby Year Book, Inc.St Louis, Missouri.
- Ross AK, Eck JB Office-based anesthesia for children. *Anesthesiol Clin North America* 2002 Mar;20(1):195-210. Review.
- Sectish TC. Use of sedation and local anesthesia to prepare children for procedures. *Am Farm Physician* 1997; 55:909-916.
- Tetzlaff JE . The pharmacology of local anesthetics. *Anesthesiol Clin North America* 2000 Jun;18(2):217-33.
- Villa Alcázar LF. Medimecum. Guía de Terapia Farmacológica. 4ª edición. Madrid. Ediciones Díaz de Santos 2005.
- Wilder RT. Local anesthetics for the pediatric patient. *Pediatr Clin North Am* 2000 Jun;47(3):545-58. Review.
- Woods RK, Patchen E. Current guidelines for antibiotic prophylaxis of surgical wounds. *Am Fam Physician* 1998; 57(11): 2731-40.

Páginas Web:

- American Acaddemy of Family Physician: www.aafp.org
- Grupo de Trabajo de Cirugía Menor en Medican de Familia: www.cirugiamenor.com
- Limbs & Things Ltd: www.medicalplastic.com
- The National Procedures Institute: www.npinstitute.com
- Videorevista de Cirugía Menor: www.videorevista.com

Aspectos médico-legales y de buena práctica

Indicación del procedimiento quirúrgico idóneo para cada tipo de lesión

A. Bonaplata, J.M. Arribas, J.R. Castelló

El conocimiento y dominio de la técnica quirúrgica, así como la experiencia, son los fundamentos imprescindibles para la realización de los procedimientos quirúrgicos.

En atención primaria, es fundamental que el médico de familia asuma la realización de una actuación quirúrgica sólo en función de su capacitación en habilidades quirúrgicas.

En este sentido, es necesario mantener la formación en estos procedimientos en los que se está técnicamente capacitado, y actualizar diariamente los conocimientos y habilidades quirúrgicas.

Pero también es imprescindible el diagnóstico adecuado, por ello los conocimientos clínico-diagnósticos, sobre todo en dermatología, son una premisa ineludible para garantizar la calidad de las intervenciones de cirugía menor.

Debemos saber: ¿qué operamos?, es decir, que tipo de lesión vamos a intervenir. Pero también: ¿cómo operamos?, es decir, cuál es la técnica quirúrgica que vamos a emplear.

Cada lesión tiene un procedimiento quirúrgico considerado como óptimo o de elección y algunas alternativas que también son válidas pero, sin embargo, debemos tener presente que la elección de otras técnicas puede estar contraindicada.

Como norma general se deben evitar procedimientos que destruyan la lesión si no hay un diagnóstico de certeza previo a la cirugía. En caso de existir duda diagnóstica, solicitar también interconsulta con dermatología y otros especialistas del sistema sanitario.

A continuación se exponen (tabla I) las lesiones cutáneas más frecuentemente consultadas en medicina de familia y la recomendación de las técnicas o procedimientos quirúrgicos de elección en función de cada lesión, así como las alternativas válidas para ésta.

En algunas lesiones se indica la técnica quirúrgica en función de la posibilidad de lesión maligna; en estos casos, como se ha dicho, es recomendable la realización de interconsulta previa y, si no está indicada la intervención en atención primaria, solicitar su derivación para tratamiento por otros especialistas.

Tabla I • Selección de cirugía de elección para cada tipo de lesión

Tipo de lesión	Cirugía de elección y alternativas para cada tipo de lesión			
	Afeitado	Biopsia incisional	Criocirugía	Curetaje
1. Absceso				
2. Acrocordón	✔		■	
3. Angioma senil			■	
4. Carcinoma basocelular	■	●		
5. Carcinoma espinocelular	■	●		
6. Cuerno cutáneo				
7. Dermatofibroma	■	●	■	
8. Enfermedad de Bowen		●		
9. Fibroma péndulo	✔		■	
10. Granuloma piógeno	■	●	■	■
11. Hemangioma		●		
12. Hematoma subungueal				
13. Lentigo maligno		●		
14. Lentigo senil	■	●	✔	
15. Lentigo simple		●	✔	
16. Lipoma				
17. Melanoma		●		
18. Millium				
19. Molluscum contagiosum	■	●	✔	■
20. Nevus melanocítico		■		
21. Nevus displásico		■		
22. Nevus dérmico	■			■
23. Paroniquia				
24. Queloide				
25. Queratoacantoma	■	●	■	■
26. Queratosis actínica	■	●	✔	■
27. Queratosis seborreica	■	●	✔	■
28. Quiste epidérmico				
29. Quiste triquilémico				
30. Lesión no filiada		■		
31. Uña encarnada				
32. Verruga plana			✔	
33. Verruga plantar	■		■	■
34. Verruga vulgar	■		✔	■
35. Xantelasma	■	●	■	■

✔ Tratamiento de elección idóneo.
■ Tratamiento alternativo indicado en circunstancias especiales.
● Tratamiento si existe duda diagnóstica o posibilidad de malignidad.
En negrita se presentan las lesiones consideradas malignas o pre-malignas.

Tabla I (continuación) • **Selección de cirugía de elección para cada tipo de lesión**

Cirugía de elección y alternativas para cada tipo de lesión

	Electrocirugía	Escisión fusiforme	Punch-biopsia	Drenaje	Laserterapia	Otros
1.				✔		
2.	■					
3.	✔		■		■	
4.	■	✔	●			■
5.	■	✔	●			■
6.	■	✔	●			■
7.		✔				
8.		✔	●			
9.	■	■				
10.	■	✔	●		■	
11.	■		●		✔	■
12.				✔		
13.		✔	●			
14.			●			■
15.						■
16.						(excisión lipoma) ✔
17.		✔	●			
18.						(excisión mínima) ✔
19.			●			■
20.		✔	■			
21.		✔	■			
22.		✔				
23.				✔		
24.						■
25.		✔	●			
26.		●	●			■
27.	■	●	●			
28.						(excisión quiste) ✔
29.						(excisión quiste) ✔
30.		■	●			■
31.						(matricectomía) ✔
32.						■
33.	■		●		■	(queratolíticos) ✔
34.	■		●		■	■
35.	■				■	✔

Consideraciones en la elección del procedimiento de cirugía menor

1. Evitar el uso de **técnicas de cirugía menor que destruyan** los tejidos cuando no tengamos seguridad diagnóstica o sea imprescindible un diagnóstico de certeza histológico de la lesión a tratar, no sólo en lesiones sospechosas sino en los lunares. (La escisión fusiforme con margen de seguridad es la técnica idónea y el envío al anatomopatólogo es la condición *sine qua non* de la buena práctica clínica en el tratamiento de estas lesiones. Una alternativa, si le lesión es grande, es la biopsia incisional; el tratamiento ulterior se ajustará al diagnóstico histológico obtenido).

   Por tanto la criocirugía y la fulguración con bisturí eléctrico (que producen destrucción de la lesión y la zona perilesional, impidiendo completamente el análisis histológico y dificultando el mismo en el futuro), son técnicas que sólo se usarán para tratar lesiones seleccionadas en medicina de familia y su uso en lesiones premalignas se debe hacer en colaboración con dermatología.

2. El *punch-biopsia* (véase sección 8) no permite obtener suficiente material y produce una mezcla de las distintas capas cutáneas que hace difícil su estudio. Sin embargo, sí aporta suficiente tejido celular subcutáneo.

3. La biopsia por **afeitado** (véase sección 8 en el volumen 2), por el contrario, al dejar debajo la dermis, no permite el estudio de las capas profundas de la piel y menos del tejido celular subcutáneo. Por tanto esta técnica no está indicada en lesiones inflamatorias o tumorales que afecten a la dermis y a la profundidad. Sólo se usará en diagnósticos claros de benignidad (para aprovechar sus buenos resultados estéticos), en los que no es preciso un diagnóstico dermatológico exacto. El curetaje, por las mismas razones, no está indicado en lesiones sospechosas de ser malignas o premalignas. Además, la muestra se deforma y se pierde la arquitectura histológica.

4. **Los márgenes de resección deben ser adecuados.** Así, en las lesiones supuestamente benignas, se recomiendan márgenes de 1-2 mm, mientras que en las lesiones posiblemente malignas, estos 2 mm deben siempre garantizarse como mínimo (véase el cap 37 de esta sección).

Valoración de las zonas anatómicas de riesgo

A. Bonaplata, J.R. Castelló, J.M. Arribas

La descripción de una región anatómica permite identificar aquellos puntos y enclaves anatómicos con riesgo de sufrir una lesión secundaria a un traumatismo o a una intervención quirúrgica.

El conocimiento detallado de la anatomía superficial y topográfica con la distribución de las vías periféricas vasculares y nerviosas nos permite identificar las zonas de riesgo con el objeto de asegurar, junto con una adecuada selección y ejecución del procedimiento, un resultado posquirúrgico adecuado (tabla I).

La mayoría de las intervenciones de cirugía menor se realizan en la dermis, tejido celular subcutáneo y tejidos blandos superficiales.

En general, la identificación de estructuras vásculo-nerviosas vitales situadas por encima de la fascia profunda, en el tejido celu-

Tabla I • Consideraciones previas antes del procedimiento quirúrgico y zonas anatómica en que se va a intervenir

---

1. Prevenir secuelas estéticas, vasculonerviosas y funcionales difíciles de reparar.
2. Identificar las líneas de tensión para asegurar un resultado estético de la cicatriz.
3. Escoger un método quirúrgico de elección en cada lesión siempre de acuerdo con la zona anatómica.
4. Identificar las características anatómicas útiles durante la intervención:
5. Evitar complicaciones no deseadas (infección, dehiscencia, cicatriz hipertrófica) seleccionando las lesiones susceptibles de cirugía menor, las regiones anatómicas que pueden favorecer la aparición de queloides, una buena técnica quirúrgica y de asepsia, etc.

lar subcutáneo o en la fascia superficial, es primordial para evitar que sean dañadas durante la intervención.

Esta situación de **mayor riesgo** se produce sobre todo en las siguientes zonas (fig. 1a, b):

- **Cabeza y cuello.**

- **Axilas, muñecas y manos.**

- **Región inguinal, hueco poplíteo y pies.**

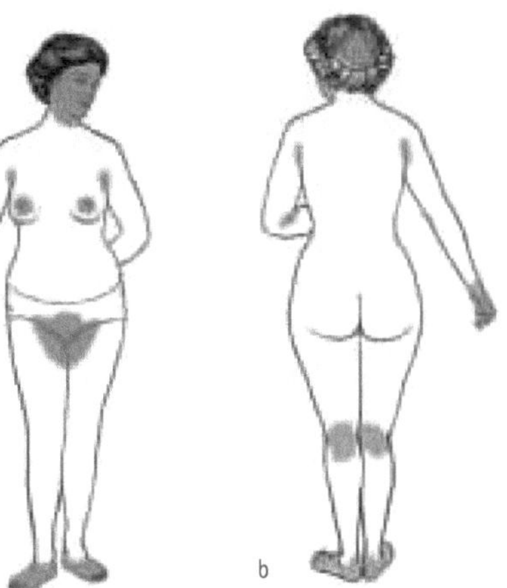

Figura 1a y b. Zonas corporales de riesgo para la cirugía menor; parte anterior corporal (a) y parte posterior corporal (b).

Los procedimientos que se realizan en el tronco y en miembros inferiores y superiores (excluidas las zonas anteriormente indicadas) no requieren tanta precisión al estar las estructuras vitales situadas profundamente.

Por ello, antes de realizar cualquier intervención de cirugía menor, se debe valorar si la región a intervenir está situada dentro de dichas **zonas anatómicas de riesgo**. La localización de la lesión a intervenir en dichas zonas puede ser limitante de la intervención de cirugía menor por el médico de familia y, en algunos casos, ser suficiente para contraindicarla. Es decir, el conocimiento de la anatomía topográfica es vital para que seamos diligentes con nuestra técnica y no produzcamos yatrogenia; mientras que su desconocimiento es una contraindicación formal para realizar el procedimiento de cirugía menor en dicha zona.

Un concepto importante para el resultado estético de la cirugía es el de las **unidades estéticas** que pueden, a veces, coincidir con las **unidades anatómicas**. Cada unidad esté-

tica tiene unos límites precisos con diferentes características anatómicas y funcionales que es necesario respetar. En ocasiones, es preferible extirpar y reconstruir toda la unidad para disimular las secuelas.

En la región facial podemos encontrar (fig. 2a):

- **Región anatómica frontal,** que comprende desde las cejas hasta la sutura coronal y la unidad estética frontal, que comprende desde la línea de implantación capilar y las cejas (tiene en cuenta el patrón capilar individual).

- **Región orbitaria y las unidades estéticas palpebral superior y palpebral inferior** con gran riesgo de secuelas estéticas y funcionales si no se respetan sus márgenes.

- **Región labial,** con pliegues naso-labiales como límites laterales y unidad labial, con las líneas de expresión laterales al ángulo de la boca y pliegue labiodental.

- **Región anatómica nasal** y las sub-unidades estéticas nasales (dorso, área lateronasal, punta - alas - triángulo blando (fig. 2b).

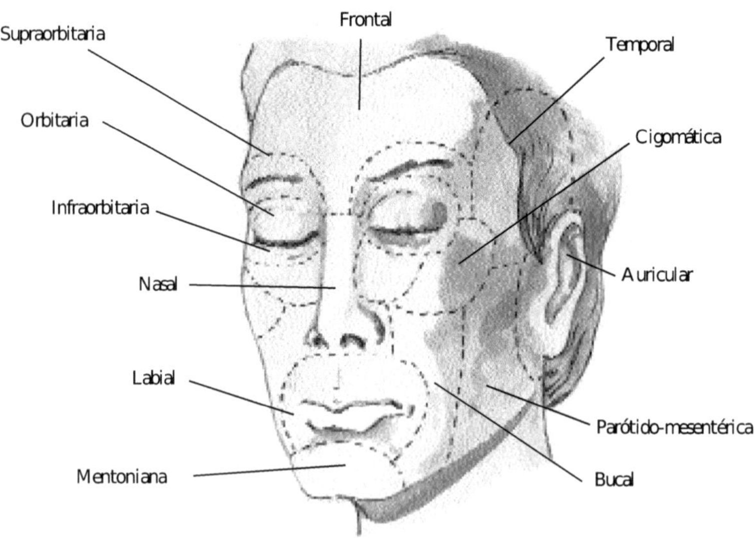

Figura 2a. Unidades estéticas de la cara.

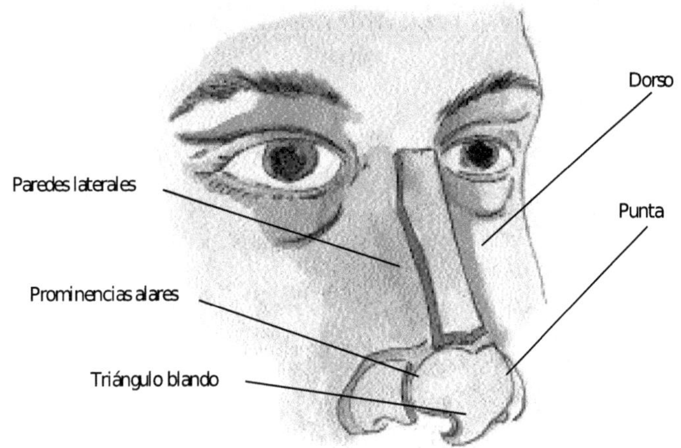

Figura 2b. Subunidades estéticas de la nariz.

- **Región de la mejilla** y subunidades en la región bucal anterior y región posterior parótido-masetérica.

Estructuras anatómicas vulnerables

A continuación se describen las estructuras vulnerables localizadas en las diferentes zonas de riesgo. Como se observará, no sólo incluyen elementos concretos anatómicos nerviosos, vasculares y tendinosos sino, además, repercusiones funcionales y estéticas.

Estructuras nerviosas

- Rama frontal del nervio facial en el área supraciliar externa (fig. 3).
- Rama frontal del nervio trigémino en el área supraciliar interna (fig. 4).
- Nervio facial en el ángulo mandibular (fig. 5).
- Nervio occipital menor en el área postauricular y n. auricular mayor en área retroauricular (fig. 6).
- Nervio espinal accesorio en el triangulo posterolateral del cuello (fig. 7).
- Plexo braquial en la axila (fig. 8).

(sigue en página 228)

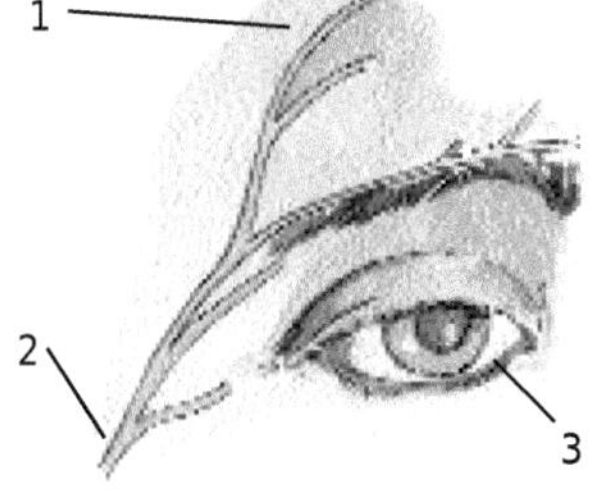

Figura 3. Región frontal externa. Riesgo de lesión en:
• Rama frontal del nervio facial, en el área supraciliar externa
• Estética

1 Ramas frontales
2 Rama temporal
Nervio facial
3 Canto interno del ojo

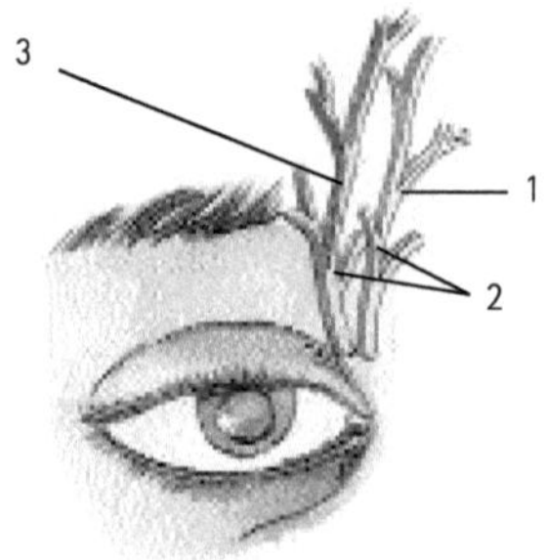

Figura 4. Región supraciliar. Riesgo de lesión en:
• Rama frontal del nervio trigémino (V)
• Estética

1   Nervio supratroclear (rama del nervio frontal de rama oftálmica del nervio trigémino)
2   Arterias supratroclear y supraorbitarias, ramas de la arteria oftálmica
3   Nervio supraorbitario (rama del nervio frontal de la rama oftálmica del nervio trigémino)

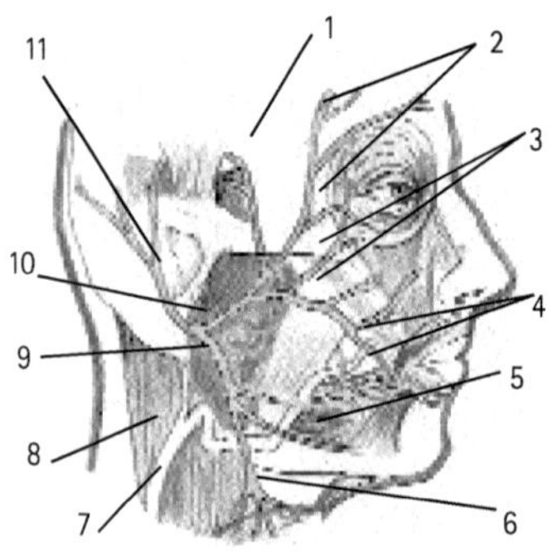

Figura 5. Ángulo y rama mandibulares. Riesgo de lesión en:
• Nervio facial (VII) y glándula parótida
• Estética

1 . Ramas temporales, nervio facial (VII)
2 . Ramas temporofrontales, nervio facial (VII)
3. Ramas cigomáticas, nervio facial (VII)
4. Ramas bucales, nervio facial (VII)
5 . Rama mandibular marginal, nervio facial (VII)
6. Rama cervical, nervio facial (VII)
7. Vena yugular externa
8. Músculo esternocleidomastoideo
9. Glándula parótida
10. Tronco nervio facial (VII). Orificio estilomastoideo
11. Nervio auricular posterior

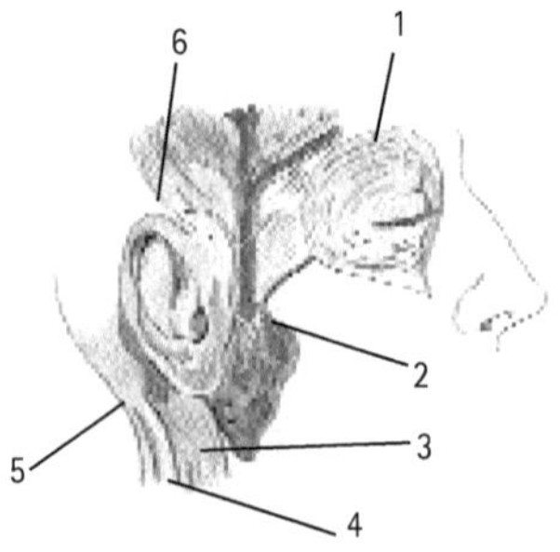

Figura 6. Retroauricular. Riesgo de lesión en:
• Nervios occipital menor y auricular mayor

1 Músculo orbicular
2 Glándula parótida
3 Nervio auricular mayor (ramas C2, C3, plexo cervical)
4 Músculo esternocleidomastoideo
5 Nervio occipital menor (ramas C2, C3, plexo cervical)
6 Oreja

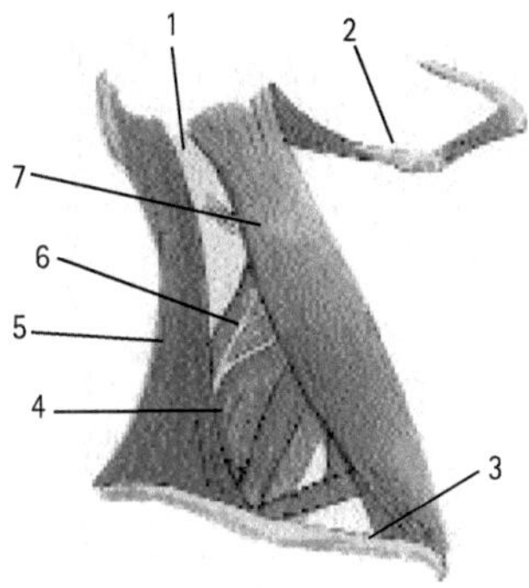

Figura 7. Triángulo posterolateral del cuello. Riesgo de lesión en:
• Nervio espinal accesorio

1. Músculo esplénico de la cabeza
2. Hueso hioides
3. Clavícula
4. Músculo elevador de la escápula
5. Músculo trapecio
6. Nervio espinal accesorio (XI)
7. Músculo esternocleidomastoideo

Figura 8. Axila. Riesgo de lesión en:
• Plexo, arteria y vena braquial

1 Arteria y vena subclavias
2 Arteria escapular circunfleja
3 Arteria torácica lateral
4 Vena basílica
5 Músculo pectoral mayor
6 Músculo latissimus dorsi
7 Arteria toraco-dorsal
8 Nervio cutáneo antebraquial medio
  y nervio cubital
9 Nervio mediano
10 Músculo tríceps
11 Músculo bíceps
12 Arteria braquial
13 Músculo deltoides
14 Arteria toracoacromial
15 Clavícula

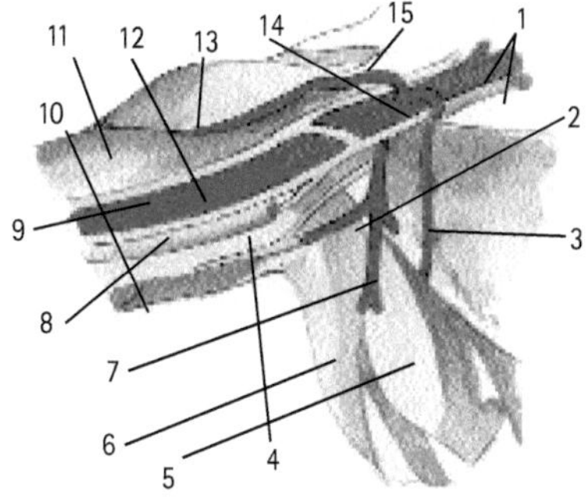

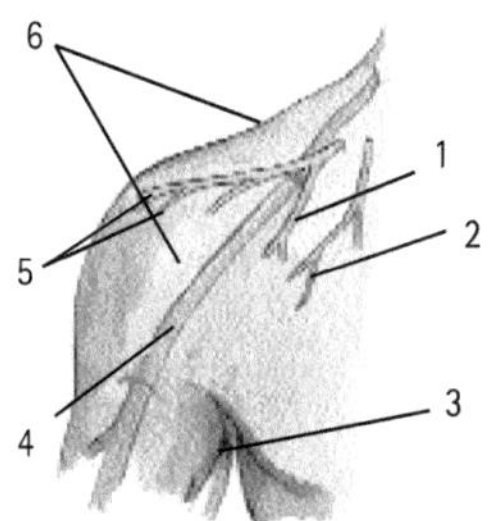

Axila superficial. Riesgo de lesión en:
• Nervio cutáneo braquial externo
• Nervio intercostalesplexo

1 Nervio cutáneo braquial interno
2 Nervio intercostobraquial
3 Vena basílica
4 Vena cefálica
5 Ramas superiores del nervio cutáneo braquial externo (rama del
  nervio axilar)
6 Fascia muscular

(viene de página 225)

- Ramas del nervio radial en la muñeca (fig. 9).

- Nervio cubital posterior al epicóndilo medial (fig. 10).

- Nervio mediano en la región palmar de la muñeca y digitales en los dedos (fig. 11).
- Nervio femoral en el área inguinal (fig. 12).
- Nervio ciático-poplíteo externo (fig. 13).
- Nervio sural en la cara posterior de la pierna (fig. 14).

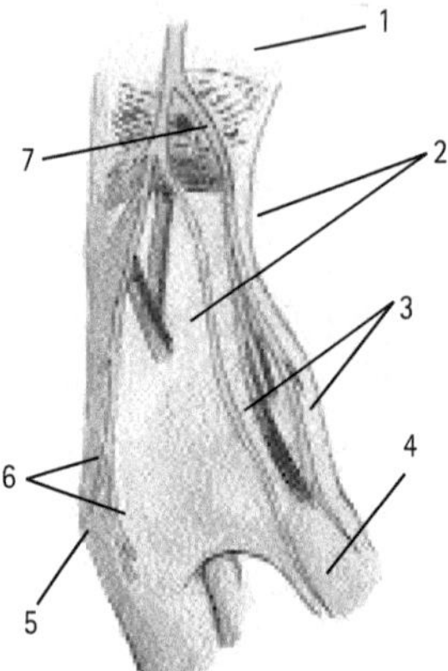

Figura 9. Muñeca, dorso y borde radial. Riesgo de lesión en:
• Nervio radial y ramas

1 Rama superficial del nervio radial
2 Vainas tendinosas
3 Nervios digitales dorsales del pulgar
4 Pulgar
5 Dorso
6 Nervios digitales dorsales comunes
7 Ligamento anular posterior del carpo

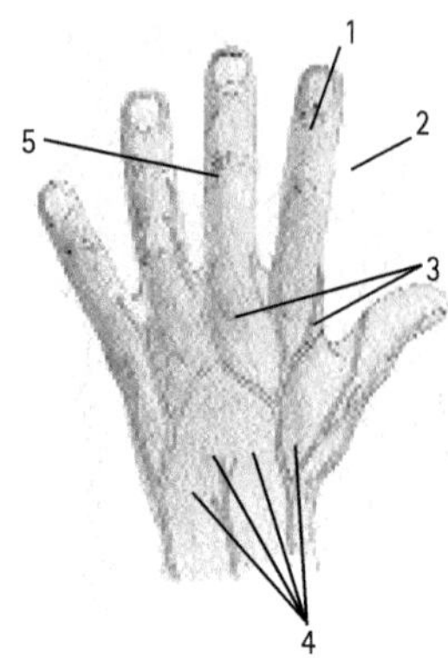

Muñeca, dorso superficial. Riesgo de lesión en:
• Nervios radial y cubital (ramas sensitivas)

1 Nervio cutáneo antebraquial posterior (rama del nervio radial)
2 Rama superficial del nervio radial
3 Ramas comunicantes del nervio radial y nervio cubital
4 Ramas interdigitales y dorsales
5 Rama dorsal del nervio cubital

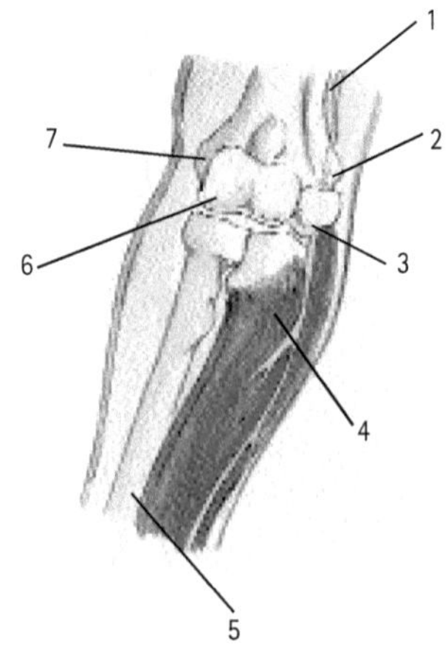

Figura 10. Codo (epicóndilo medial).
Riesgo de lesión en:
• Nervio cubital

1. Nervio cubital (ramas del C7, C8, T1)
2. Epicóndilo (cóndilo medial)
3. Tróclea humeral
4. Músculos flexores profundos
5. Radio
6. Cóndilo humeral
7. Epicóndilo lateral

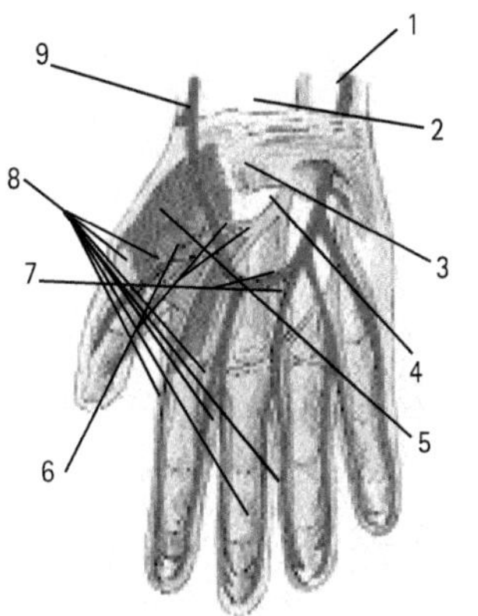

Figura 11. Muñeca, cara volar y borde radial.
Riesgo de lesión en:
• Arteria radial y nervio mediano

1 Arteria cubital
2 Nervio mediano
3 Ligamento anular anterior del carpo
4 Retináculo flexor
5 Músculo abductor corto del pulgar (eminencia tenar)
6 Nervios digitales palmares comunes (ramas del nervio mediano)
7 Ramas anastomóticas al nervio cubital
8 Nervios digitales palmares propios (ramas del nervio mediano)
9 Arteria radial

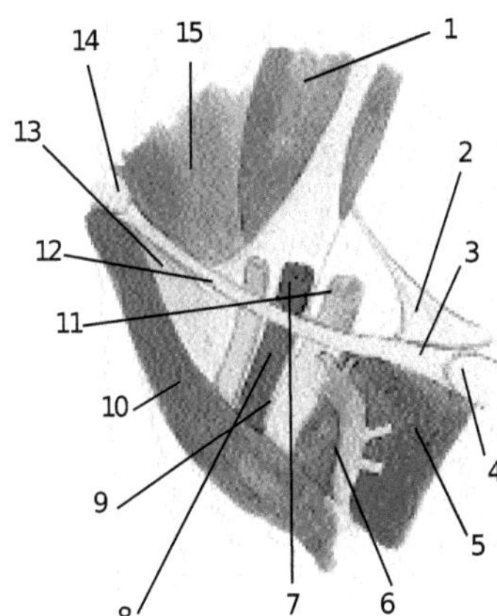

Figura 12. Ingle. Riesgo de lesión en:
• Plexo, arteria y vena femorales

1 Músculo psoas mayor
2 Ligamento lacunar
3 Ligamento pubiano superior
4 Sínfisis del pubis
5 Músculos pectíneos
6 Vena safena mayor o interna
7 Arteria ilíaca externa
8 Arteria femoral
9 Vena femoral
10 Músculo sartorius
11 Vena ilíaca externa
12 Ligamento inguinal
13 Músculo psoas ilíaco
14 Espina ilíaca anterosuperior
15 Músculo ilíaco

• Ingle superficial
• Vasos circunflejos ilíacos superficiales
• Vena safena interna
• Nervios iliohipogástrico, ilioinguinal y
  genitocrural

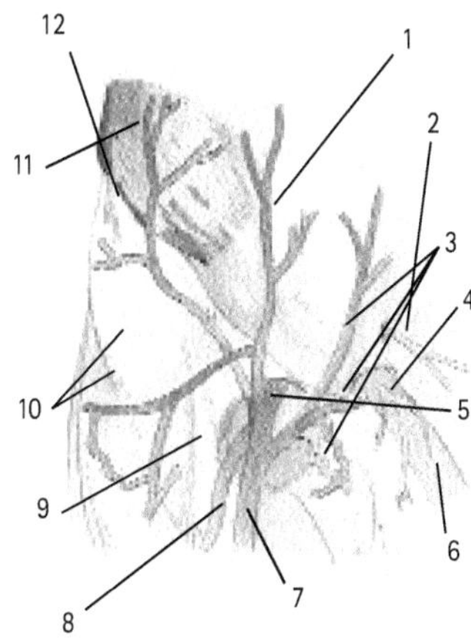

1 Vena epigástrica superficial
2 Rama cutánea anterior del nervio iliohipogástrico
3 Venas pudendas externas
4 Nervio ilioinguinal
5 Vena femoral
6 Cordón espermático
7 Vena safena interna
8 Vena safena accesoria lateral
9 Nervio genitocrural
10 Fascia lata
11 Músculo oblicuo externo del abdomen
12 Rama cutánea lateral del nervio iliohipogástrico

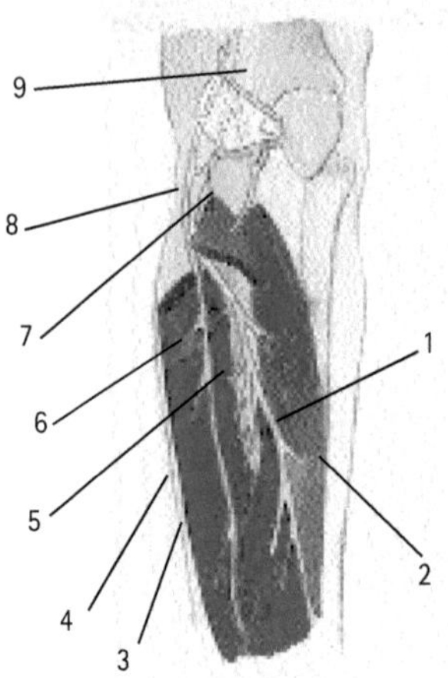

Figura 13. Cuello del peroné. Riesgo de lesión en:
• Nervio ciático poplíteo externo

1 Músculo tibial anterior
2 Tibia
3 Músculo peroneo corto
4 Músculo peroneo largo
5 Nervio peroneo profundo
6 Nervio peroneo superficial
7 Cabeza del peroné
8 Nervio peroneo común o ciático poplíteo externo
9 Fémur

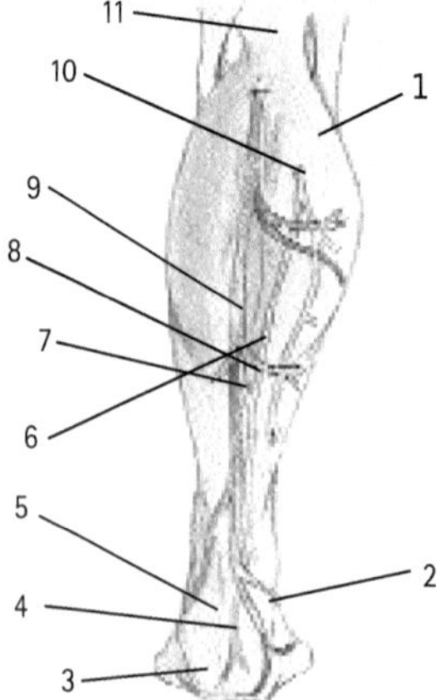

Figura 14. Hueco poplíteo superficial. Riesgo de lesión en:
• Nervio sural y vena safena externa

1 Vientre del músculo gemelo
2 Maléolo externo
3 Tuberosidad del calcáneo
4 Ramas del calcáneo (nervio sural)
5 Tendón aquíleo
6 Nervio sural
7 Nervio cutáneo sural medial del nervio tibial
8 Ramas comunicantes peroneos
9 Vena safena externa
10 Ramas cutáneas surales del nervio peroneo común
11 Hueco poplíteo

Estructuras vasculares

- Arteria temporal superficial (fig. 15).

- Vena yugular externa en la cara anterior del cuello (fig. 5).

- Arteria y vena braquiales en la axila (fig. 8).

- Vena cefálica y basílica en la región anterior del codo (fig. 16).

- Arteria y vena femorales en el área inguinal (fig. 12).

- Vena safena (fig. 14).

Otras estructuras: tendinosas o de trascendencia estética o funcional

- Tendones extensores en el dorso de la mano (fig. 9).

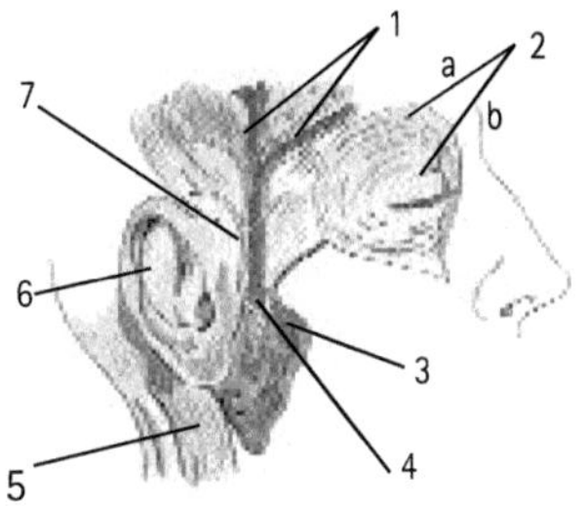

Figura 15. Región temporofrontal. Riesgo de lesión en:
• Arteria temporal superficial
• Estética

1 Ramas frontal y parietal de arteria y venas temporales
  superficiales
2 Músculo orbicular:
    a) parte periorbitaria
    b) parte palpebral
3 Glándula parótida
4 Nervio mandibular (V3)
   Rama del nervio trigémino
5 Músculo esternocleidomastoideo
6 Oreja
7 Nervio auriculotemporal, rama del nervio mandibular,
  rama del nervio trigémino

Figura 16. Codo (región anterior). Riesgo de lesión en:
• Venas cefálica y basílica
• Nervio cutáneo antebraquial interno
• Nervio cutáneo antebraquial externo

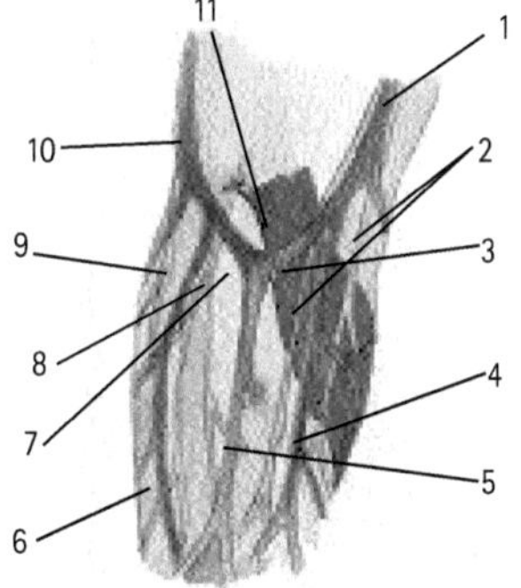

1. Vena basílica
2. Ramas anterior y posterior del nervio cutáneo
   antebraquial interno
3. Vena basílica media
4. Vena basílica
5. Vena antebraquial media
6. Vena cefálica
7. Vena cefálica media
8. Nervio cutáneo antebraquial externo (rama del nervio
   musculocutáneo)
9. Nervio cutáneo antebraquial posterior (rama del nervio
   radial)
10. Vena cefálica
11. Aponeurosis bicipital

- Aparato lagrimal en el canto interno del ojo y párpados (fig. 17a y b).

- Pleura en la fosa supraclavicular (fig. 18).

- Riesgos estético y funcional en labios y cartílago auricular (fig. 19a y b).

- Glándula parótida en el ángulo mandibular (fig. 5).

- Riesgos estético y funcional en la nariz (fig. 2b).

- Riesgo funcional en los pies (planta) (fig. 20).

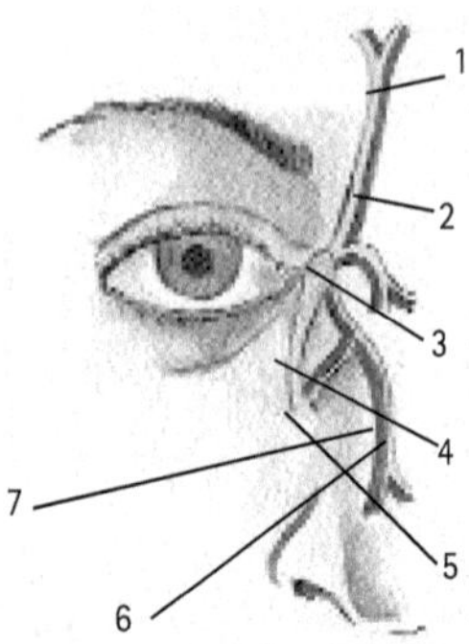

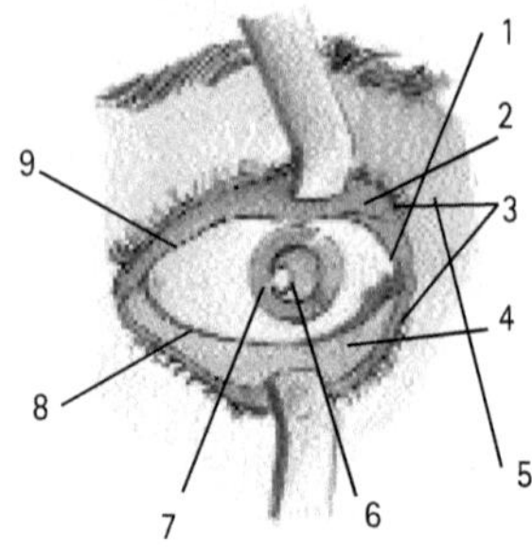

Figura 17. Canto interno del ojo. Riesgo de lesión en:
* Aparato lagrimal
* Estética y funcional

Párpados. Riesgo de lesión en:
* Piel muy fina (retracción)
* Estética y funcional

1 *Nervio supratroclear (rama del nervio frontal de la rama oftálmica [V1])*
2 *Arterias supratrocleares (ramas de la arteria oftálmica)*
3 *Saco lagrimal*
4 *Conducto nasolagrimal*
5 *Orificio del conducto nasolagrimal*
6 *Nervio infratroclear (rama del nervio nasociliar de rama oftálmica)*
7 *Arteria infratroclear (rama de la arteria oftálmica)*

1 Pliegue semilunar
2 Conjuntiva tarsal superior
3 Orificios lagrimales superior e inferior
4 Conjuntiva tarsal inferior
5 Canto interno del ojo
6 Pupila
7 Córnea
8 Fórnix conjuntiva inferior
9 Fórnix conjuntiva superior

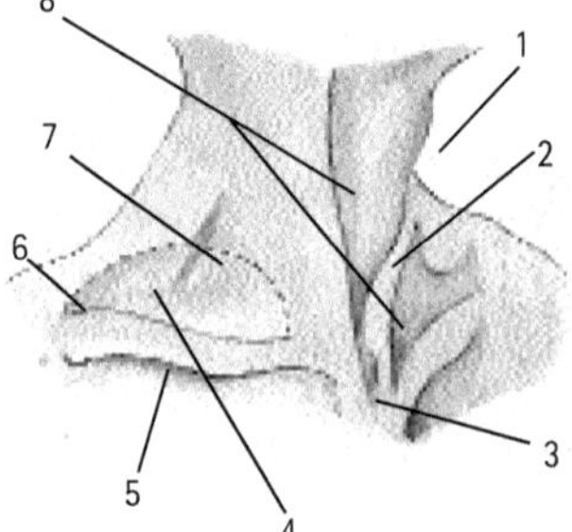

Figura 18. Fosa supraclavicular. Riesgo de lesión en:
* Pleura

1. Prominencia faríngea (nuez de Adán)
2. Glándula tiroides
3. Fosa yugular
4. Cúpula pleural
5. Relieve clavícula
6. Músculo trapecio
7. Marco superior plexo braquial
8. Músculo esternocleidomastoideo

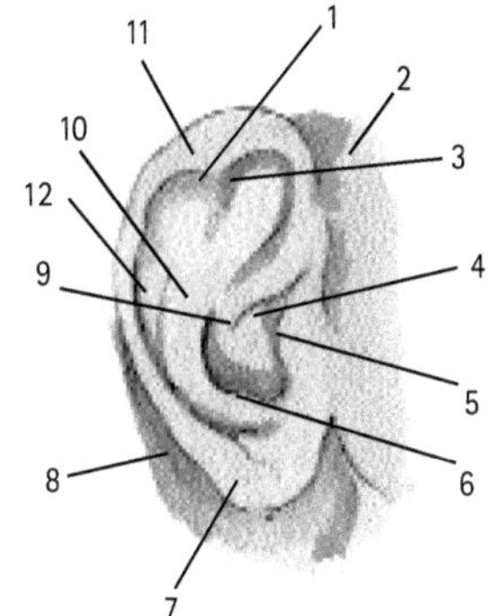

Figura 19. Auricular. Riesgo de lesión en:
• Cartílago auricular
• Estética

1 Fosita navicular
*2 Localización de vasos temporales superficiales y nervio
  auriculotemporal*
3 Fosa triangular
4 Conducto auditivo externo
5 Trago
6 Antitrago
7 Lóbulo de la oreja
8 Apófisis mastoides
9 Concha
10 Antihélix
11 Hélix
12 Canal del hélix

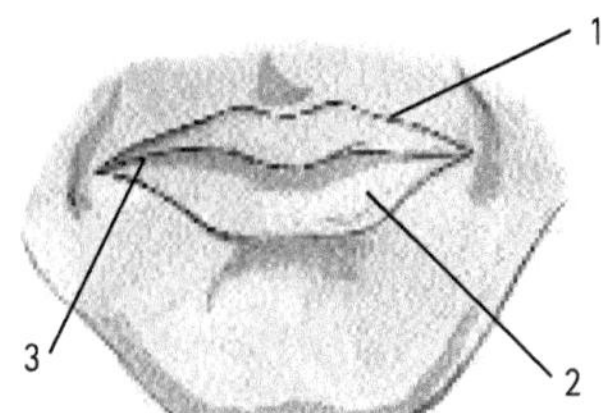

Labios y mucosa oral. Riesgo de lesión en:
• Estética y funcionalidad

1 Labio superior
2 Labio inferior
3 Comisura labial

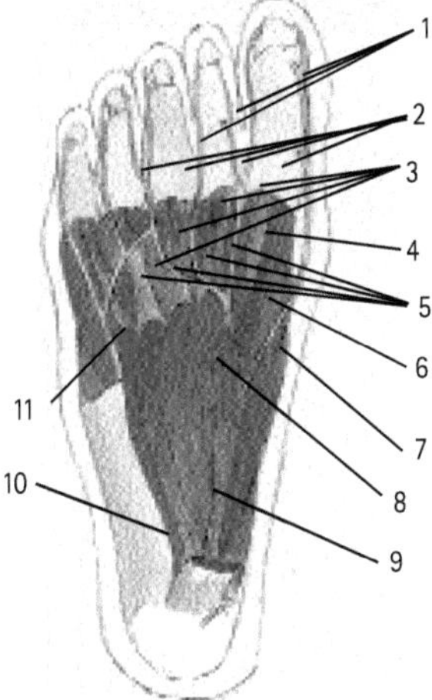

Figura 20. Planta del pie. Riesgo de lesión en:
• Funcional

1 Vaina fibrosa de los dedos
2 Nervios digitales plantares comunes
*3 Tendones músculos flexores corto y largo de los dedos de
  los pies*
4 Tendón flexor largo del primer dedo
5 Músculos lumbricales
6 Músculo flexor corto del primer dedo
7 Músculo abductor del primer dedo
8 Músculo flexor corto de los dedos del pie
9 Corte aponeurosis plantar
10 Tuberosidad del calcáneo
11 Músculo abductor menor digital del quinto dedo

Zonas anatómicas de riesgo

A continuación se describen detalladamente las regiones anatómicas de riesgo funcional o estético.

ZONA ANATÓMICA

RIESGO DE LESIÓN EN:

Cabeza

Región frontal externa (fig. 3)	- Rama frontal del nervio facial - Trascendencia estética
Región supraciliar interna (fig. 4)	- Rama I del nervio trigémino - Trascendencia estética
Regiones temporal y preauricular (fig. 15)	- Arteria temporal superficial - Trascendencia estética
Ojos y párpados (fig. 17a y b)	- Aparato lagrimal y músculo orbicular - Trascendencia estética y funcional
Región retroauricular (fig. 6)	- Nervios occipital menor y auricular menor
Región del ángulo mandibular (fig. 5)	- Nervio facial y glándula parótida - Trascendencia estética
Región auricular (fig. 19a)	- Cartílago y trascendencia estética
Labios (fig. 19b)	- Trascendencia estética y funcional
Nariz (fig. 2b)	- Trascendencia estética

Cuello

Región posterolateral (fig. 7)	- Músculo pletisma, vena yugular externa y nervio accesorio espinal
Fosa supraclavicular (fig. 18)	- Pleura (riesgo bajo)

Axila

Zona superficial (fig. 8)	- Nervio cutáneo braquial externo. Venas cefálica y basílica
Zona profunda	- Plexo braquial, ganglios linfáticos

ZONA ANATÓMICA	RIESGO DE LESIÓN EN:
Codo	
Zona flexora (fig. 16)	- Nervios cutáneo antebraquial externo e interno. Venas cefálica y basílica
Zona epitroclear (fig. 10)	- Nervio cubital
Mano	
Zona dorsal (fig. 9)	- Ramas del nervio radial. Tendones extensores y nervios digitales
Zona palmar del carpo (fig. 11)	- Nervios mediano y cubital. Arterias cubital y radial
Ingle	
Zona superficial (fig. 12)	- Vena safena y nervios iliohipogástrico y genitocrural (ramas superficiales)
Zona profunda (fig. 12)	- Ligamento inguinal, arteria y vena femorales
Pierna (posterior)	
Zona superficial (fig. 14)	- Nervio sural y vena safena externa
Zona profunda (fig. 13)	- Nervio ciático poplíteo externo
Pies	
Zona dorsal	- Tendones extensores
Zona plantar (fig. 20)	- Riesgo funcional y de infección

Información al paciente. Consentimiento informado

A. Bonaplata, J.M. Arribas, J.R. Castelló

Los procedimientos de cirugía menor realizados en medicina de familia no están exentos de riesgos. Estas complicaciones pueden aparecer tanto durante la intervención quirúrgica como después de ésta. Además, los resultados estéticos de dicha intervención pueden no ser satisfactorios para el paciente.

Por ello, en cualquier procedimiento quirúrgico efectuado por el médico de familia, es imprescindible (además de realizar una correcta técnica quirúrgica y una indicación terapéutica adecuada) ofrecer una información amplia, clara y completa al paciente.

Nos aseguraremos de que la información ofrecida ha sido comprendida de forma razonable y de que el paciente conoce el porqué, el cómo y las posibles consecuencias, tanto positivas como negativas, de cada intervención. Posteriormente se procederá a la obtención del consentimiento expreso firmado por el paciente, antes de la realización de cualquier intervención de cirugía menor.

Información al paciente

El derecho del paciente a la información se encuentra incluido en la Ley General de Sanidad (LGS) de 1986 y en posteriores leyes. La última modificación se llevó a cabo con la aprobación de la **Ley Básica reguladora de la autonomía del paciente y de derechos y obligaciones en materia de información y documentación clínica 41/2002**, vigente desde mayo de 2002.

La información dada tiene como objeto permitir que el paciente sea capaz de tomar una decisión respecto a las distintas opciones terapéuticas ofertadas por el médico responsable de su patología. Evitaremos el uso de tecnicismos. El grado de información proporcionada y los términos empleados deberán adecuarse al nivel cultural, edad y capacidad de comprensión del paciente.

1. ¿Quién debe ofrecer la información?

Esta información deberá ser ofrecida por el médico responsable directo de su patología y quién va a realizar la intervención quirúrgica. Si el médico va a ser asistido por un médico residente, es el primero quien se hará responsable de la intervención quirúrgica y de la información ofrecida por el médico en formación.

2. ¿A quién se debe informar?

La información debe ser proporcionada verbalmente al paciente que va a ser sometido a la intervención quirúrgica. Quedará reflejada por escrito en la historia clínica.

El paciente puede solicitar no ser informado y el médico debe respetar su decisión. Esta decisión será documentada en la historia clínica y no impide que el paciente firme el consentimiento informado y autorice la realización de la intervención.

Si el paciente lo permite expresamente, esta información podrá ser ofrecida a sus familiares o allegados. Este consentimiento también debe quedar reflejado en la historia clínica.

Si el paciente está incapacitado legalmente, es menor de edad o no está capacitado intelectual ni emocionalmente para comprender el alcance de la intervención, esta información se dará a sus familiares o tutor legal tal y como está contemplado en la Ley 41/2002. Además, hay que informar al paciente de modo adecuado a sus capacidades de comprensión.

3 Contenidos de la información

Se puede ofrecer la información de forma escrita y predeterminada en términos generales, mediante los folletos explicativos de información al paciente (véase el cap. 22 de la sección 4). No obstante, es conveniente personalizar dicha información y ofrecerla de forma oral, considerando las circunstancias personales de cada paciente (estado de salud, profesión, actitud, edad, etcétera.).

La información debe incluir:

- El diagnóstico de la lesión y su posible etiología.

- Los beneficios del procedimiento, la finalidad y la naturaleza de cada intervención, diferenciando las intervenciones realizadas por motivos estéticos y aquellas con motivos diagnósticos y/o terapéuticos.

- Las consecuencias relevantes o de importancia que la intervención origina con seguridad. En caso de intervenciones por motivos estéticos, el paciente debe estar informado sobre la existencia de cicatrices post-quirúrgicas y su repercusión estética.

- Los datos sobre la técnica quirúrgica que se va a emplear, especificando los pasos y el material que vamos a utilizar.

- Los riesgos relacionados con las circunstancias personales o profesionales del paciente. Por ello es importante realizar una anamnesis cuidadosa para descartar cualquier antecedente personal médico que contraindique la intervención.

- Los riesgos probables en condiciones normales, conforme a la experiencia y al estado de la ciencia o directamente relacionados con el tipo de intervención.

- Los cuidados posteriores que va a precisar y su seguimiento.

- Las contraindicaciones.

- La información sobre los servicios y unidades asistenciales disponibles, su calidad y los requisitos de acceso a ellos en caso de existir distintas alternativas terapéuticas.

4. ¿Dónde ofrecer la información?

Como toda actividad médica, se debe realizar en un lugar que asegure la confidencialidad y la intimidad del paciente. Es importante que el paciente disponga del tiempo necesario para reflexionar y tomar una decisión.

Consentimiento informado (C.I.)

Se define el consentimiento informado (artículo 3 del capítulo 1 de la Ley 41/2002) como: "**la conformidad libre, voluntaria y consciente de un paciente, manifestada en el pleno uso de sus facultades después de recibir la información adecuada, para que tenga lugar una actuación que afecta a su salud**". El consentimiento debe ser lo más individualizado y específico posible, adaptado a la intervención quirúrgica a realizar.

Es un requisito legal cuya no cumplimentación puede dar lugar a dos tipos de responsabilidades:

1. Jurídica: es una causa generadora de responsabilidad del facultativo. El médi-

co es condenado a indemnizar los daños y perjuicios causados por la omisión del consentimiento informado.

2. Administrativa sanitaria: sanciona disciplinariamente la infracción del otorgamiento del consentimiento informado (administrativa disciplinaria).

A pesar del cumplimiento adecuado del consentimiento informado, éste no es una garantía de no-culpabilidad (exculpación) en caso de existir un procedimiento judicial por un acto médico. El juez valorará una buena práctica médica y la experiencia clínica basada en la **lex artis** (selección adecuada de los pacientes y de las indicaciones para su realización, uso de una buena tècnica quirùrgica...) que no debemos olvidar ante cualquier acto médico.

Por tanto, la **lex artis** que el juez considerará debe basarse en la opinión científica de un experto (perito) de acuerdo con la evidencia y conocimientos científicos actuales.

Por ello, la buena práctica clínica, la prudencia y el sentido común, son mucho más importantes que la firma obligatoria del consentimiento informado.

La **ley 41/2002** detalla que el consentimiento informado será verbal por regla general. Se deberá prestar por escrito en los siguientes casos:

1. Intervención quirúrgica.

2. Procedimientos diagnósticos y terapéuticos invasores.

3. Aplicación de procedimientos que suponen riesgos o inconvenientes de notoria y previsible repercusión negativa sobre la salud del paciente.

La decisión que toma el paciente deberá estar basada en información suficiente sobre el procedimiento de aplicación y sus riesgos.

El paciente puede revocar en cualquier momento su consentimiento y podrá renunciar a ser informado previamente a firmar el consentimiento para una intervención. Ambas decisiones deberán constar por escrito.

La ley también contempla aquellos supuestos en los que no es necesario solicitar el consentimiento informado:

1. Cuando la no intervención conlleve riesgos para la salud pública.

2. Cuando existe un riesgo inmediato grave para la integridad física o psíquica del enfermo y no es posible conseguir su autorización. Si las circunstancias lo permiten, consultarán a sus familiares o a las personas allegadas a él.

3. Se otorga el consentimiento por representación en los siguientes supuestos:

   a. El paciente, por su estado físico o psíquico, no puede hacerse cargo de su situación.

   b. El paciente está incapacitado legalmente.

   c. El paciente es menor de edad y no es capaz, ni intelectual ni emocionalmente, de comprender su situación.

Es importante insistir en la firma del médico responsable y del paciente junto con la identificación de sus nombres y de los riesgos plausibles en la hoja de consentimiento informado.

Por todo lo visto, el consentimiento debe ser siempre individualizado y con la mayor información y precisión posibles. Además, se ha de obtener por el médico que va a realizar la cirugía menor. ¡No hay que delegar nunca su obtenciónen otras personas!

A continuación se muestran 4 diferentes modelos de CI que se adaptarán a la complejidad y necesidades de cada intervención y cada lugar.

Modelos de consentimiento informado

Consentimiento informado 1

CONSENTIMIENTO PARA INTERVENCIÓN

Dr. ....

Yo ....

....

Consiento la intervención de

....

cuya naturaleza y propósito me han sido explicados completamente por el Dr.

....

También comprendo los riesgos y las posibles complicaciones que pudieran ocurrirme.

Firma... Fecha..

(paciente, padres o tutor)   (Médico que interviene)

Figura 1. Forma de consentimiento informado abreviado.

Consentimiento informado 2

CONSENTIMIENTO PARA INTERVENCIÓN

Centro de Salud de

Yo

voy a la consulta del Dr.

el día .... para evaluación y tratamiento de la siguiente condición patológica

Hemos discutido los diferentes tratamientos posibles y los riesgos del no tratamiento.

Aconsejado por el Dr.

y por mi propio juicio, estoy de acuerdo en llevar a cabo el siguiente procedimiento:

Hemos valorado los diferentes resultados que pueden ocurrir y la mayoría de las posibles complicaciones. Estoy informado y soy consciente de que pueden ocurrir complicaciones no previstas. Estoy de acuerdo en seguir las instrucciones para el cuidado posterior a la intervención y volveré a revisión el día

Llamaré al centro de salud si surge algún problema antes de la visita concertada.

Fecha:

Firma del paciente   Firma del testigo   Firma del médico

(Copia para el paciente y otra para la historia clínica)

Figura 2. Forma de consentimiento informado habitual.

Consentimiento informado 3

Centro de Salud:

Nombre del paciente: ....

D(a). (paciente o tutor) ....

autorizo al Dr ....

para realizar la siguiente intervención:

....

....

Tras evaluar el probable diagnóstico de:

....

CONSENTIMIENTO DEL PACIENTE

He sido informado de:

• Las distintas alternativas terapéuticas.

• Los posibles riesgos de la intervención quirùrgica.

• Los posibles riesgos asociados al uso de anestèsicos locales a pesar de la utilización de dosis correctas y de no padecer antecedentes alèrgicos.

• Los cuidados posteriores a la intervención y volverè a revisiòn el dìa ....

Conozco que no existe garantía o seguridad absoluta sobre los resultados de la intervención y que pueden existir complicaciones no previstas.

He leìdo y comprendido esta forma de consentimiento y la firmo cuando todas mis dudas han sido contestadas a mi entera satisfacción.

Firmado(o tutor): .... Testigo ....

Fecha... Lugar ....

DECLARACIÒN MÈDICA

He explicado el contenido de este documento al paciente, he respondido a todas sus preguntas con el grado màximo de mi conocimiento, y creo que el paciente ha sido informado adecuadamente y ha aceptado la intervención.

Firmado:

Mèdico responsable ....

Fecha .... Lugar ....

Figura 3. Forma de consentimiento informado detallado.

Consentimiento informado 4

---

1. Operación o procedimiento y alternativas:
Don (a) .... (paciente o tutor) autoriza al
Dr ....
para realizar la siguiente intervención: ....

Entiendo que la razón para la intervención es: ....

Las alternativas incluyen: ....

2. Riesgos:
Autorizo la misma conociendo que cualquier intervención implica algunos riesgos. Los más comunes incluyen: infección, hemorragia, lesión nerviosa, coágulos sanguíneos, ataque cardíaco, reacciones alérgicas e incluso parada cardíaca. Estos riesgos pueden ser graves e incluso mortales. Algunos riesgos específicos de la presente intervención incluyen:

....

....

3. Anestesia:
A pesar de la utilización de dosis correctas y de no tener antecedentes alérgicos, la administración de anestésicos locales implica riesgos; el más importante, aunque muy poco frecuente, es el de sufrir alguna reacción que pudiera causar la muerte. Autorizo el uso de estos anestésicos en caso de considerarse necesario.

4. Procedimientos adicionales:
Si el médico que me interviene elige uno diferente, por alguna situación imprevista en el momento de la intervención, le autorizo a realizarlo si lo considera necesario.
Conozco que no existe garantía o seguridad sobre los resultados de la intervención y que puede no curar la enfermedad.

5. Consentimiento del paciente:
He leído y comprendido esta forma de consentimiento y la firmo cuando todas mis dudas han sido contestadas a mi entera satisfacción.
Firmado:

Paciente (o responsable) ....Testigo ....
Fecha ....Hora ....Lugar ....

6. Declaración médica:
He explicado el contenido de este documento al paciente, he respondido a todas sus preguntas con el grado máximo de mi conocimiento, y creo que el paciente ha sido informado adecuadamente y ha aceptado la intervención.
Firmado:

Médico responsable ....
Fecha ....Hora ....Lugar ....

Figura 4. Forma de consentimiento informado muy detallado.

Diagnóstico y colaboración con anatomía patológica

E. Tejerina

La incorporación de la cirugía menor al quehacer del médico de familia amplía más la necesidad de conocimientos y de colaboración propios de esta especialidad. La intervención del anatomopatólogo se convierte en imprescindible desde el momento en que la totalidad de las lesiones extirpadas deben ser remitidas para estudio histopatológico, proporcionando al facultativo el diagnóstico de certeza de la lesión, determinando además su naturaleza benigna o maligna y, en este último caso, la extensión de la misma; por otro lado, esta comunicación ayudará a ampliar, mediante estudios de correlación clínico-patológica, el conocimiento de ambos sobre las distintas patologías (formas de presentación, variantes en el aspecto macroscópico, etc.), lo que permitirá tener la sospecha diagnóstica oportuna ante lesiones similares.

El patólogo, no sólo ofrece información de tipo descriptivo de las lesiones, sino también datos relativos a la extensión, profundidad o grado de atipia, de indudable valor pronóstico y terapéutico. Dadas las limitaciones físicas que ofrece un informe escrito y los múltiples matices que serían necesarios para ser rigurosos, lo ideal sería una conversación directa médico de familia-patólogo; este último, pese a lo "técnica" que pueda parecer su labor, maneja continuamente datos clínicos e histológicos de forma conjunta; no es extraño que una muestra, inespecífica o dudosa desde el punto de vista histológico, se resuelva manejando la información relativa a la edad, localización, momento de aparición, ritmo de crecimiento, etc. De ahí el enorme valor que tiene la colaboración entre ambas especialidades; en última instancia, esto redunda en beneficio del paciente.

La biopsia

¿Dónde hacerla?

En las enfermedades autoinmunes vesico-ampollosas crónicas no deben tomarse muestras directamente de las vesículas; el material resultante está deformado y artefactuado, y se corre el riesgo de obtener un falso negativo. En la dermatitis herpetiforme se aconseja tomar una muestra de piel a cierta distancia de la zona de lesiones floridas (suele hacerse en las nalgas); el infiltrado inflamatorio de la zona lesional fagocita los complejos inmunes, con lo que los tests de inmunofluorescencia son falsamente negativos. En el pénfigo pueden tomarse muestras de cualquier zona de piel no afectada; sin embargo, es posible que en el penfigoide los tests de inmunofluorescencia resulten negativos si se toman muestras muy distantes de las lesiones activas, especialmente en pacientes con lesiones en escaso número. En ellos se recomienda tomar un fragmento de piel perilesional.

En el lupus eritematoso el lugar de biopsia depende del propósito del estudio: si es establecer un diagnóstico, se tomará una muestra de la lesión; cuando se trata de establecer el diagnóstico diferencial entre un lupus eritematoso sistémico o un lupus discoide, se tomará una muestra de piel sana e incluso protegida de la exposición a la luz solar.

En las vasculitis, lo ideal es tomar una muestra directamente de la lesión.

En todo caso, hay que dibujar en el informe un esquema que indique la zona extirpada respecto a la lesión y el tejido sano y, en general, tomar muestras que contengan parte de la lesión y parte del tejido sano.

¿Cuándo hacerla?

El examen histológico de lesiones plenamente desarrolladas proporciona, por lo general, más información histológica que una precoz o involutiva. Hay, no obstante, excepciones a este hecho:

• En las vasculitis es aconsejable escoger una lesión de menos de 24 horas de evolución.

• Las lesiones vesicoampollosas, bullosas y pustulosas, es mejor que sean muy precoces, pues los cambios secundarios (regeneración, sobreinfección, etc.) pueden hacer imposible el reconocimiento tanto de las características histológicas como del mecanismo de formación (acantólisis, espongiosis, etc.; su determinación es a veces esencial en el diagnóstico).

¿Cómo hacerla?

Desde el punto de vista del diagnóstico anatomopatológico, es importante tener en cuenta las siguientes consideraciones:

• Si hay varias lesiones y el diagnóstico final depende de la histología, es muy conveniente obtener muestras de varias de ellas.

• Es fundamental incluir grasa del tejido celular subcutáneo, puesto que en muchas dermatosis los rasgos histopatológicos fundamentales aparecen en la dermis o en la grasa subcutánea.

• En las biopsias del cuero cabelludo hay que asegurarse de hacer la biopsia paralela a la dirección de crecimiento de los pelos, e incluir siempre los bulbos de los folículos pilosos.

• Márgenes de resección (importante en relación con la biopsia-escisión). En las lesiones supuestamente benignas, los márgenes serán tan estrechos como sea posible; 1-2 mm es lo recomendable. En las malignas, siempre hay que garantizar esos 2 mm, e incluso más en lugares donde son habituales lesiones muy infiltrantes (triángulo nasogeniano). Ante la duda sobre la naturaleza de una lesión, es preferible tratarla como maligna (véase el cap. 34 de la secc. 6).

En la tabla I se relacionan las características de los tipos de biopsias de piel y los criterios anatomopatológicos para la eleccion de cada procedimiento según el tipo de lesión.

Manejo del material obtenido

Una vez realizada la escisión según la técnica que se considere más adecuada, llega un paso no menos importante: la preparación de la muestra para su envío a anatomía patológica. Con su correcta realización, se consiguen dos objetivos fundamentales:

• Lograr una muestra viable, bien conservada, haciendo innecesaria la repetición de la intervención.

• Facilitar la tarea del patólogo.

Esto último se consigue tanto efectuando un correcto informe para anatomía patológica como realizando correctamente el procesamiento de la muestra y envío, escogiendo un recipiente adecuado para ello.

Informe para anatomía patológica

Incluirá datos relativos a la localización, tamaño y descripción de la lesión, edad del paciente e incluso patología asociada.

Es aconsejable añadir también la orientación diagnóstica hecha por el médico de

Tabla I • Características de los tipos de biopsias de piel y su interés anatomopatológico
(consultar capítulo de la sección 8, volumen 2)

Procedimiento	*Ventajas*	*Inconvenientes*
Escisión fusiforme	• Permite obtener lesiones enteras (incluyendo los márgenes deseados), siendo por tanto curativa en muchos casos. • Permite biopsiar elementos vésico-ampollosos. • Permite alcanzar la hipodermis, con lo que pueden valorarse reacciones vasculares o inflamatorias.	• Requiere sutura directa.
Punch-biopsia	• La de 4-6 mm suele proporcionar suficiente material. • La herida puede no precisar sutura. • El tejido queda protegido dentro del cilindro, con lo que la manipulación es mínima.	• No permite obtener cantidad suficiente de tejido celular subcutáneo. • En las lesiones cavitadas (pústulas, vesículas, ampollas) produce un "batido de epidermis" y secreciones.
Biopsia por afeitado (*Shaving*)	• De elección en lesiones pediculadas.	• Se "deja" la dermis debajo y no permite valorar reacciones inflamatorias de ésta. • No permite distinguir entre un queratoacantoma y un carcinoma espinocelular.
Curetaje	• Permite extirpar algunas lesiones superficiales (Molluscum, queratosis).	• El material se deforma y pierde la arquitectura. • Las muestras son muy superficiales. • No indicado en lesiones sospechosas de ser premalignas o malignas.

familia, pues nadie mejor que él conoce el estado de salud del paciente.

Descripción de la lesión

Deben señalarse siempre la forma y el tamaño tanto de la lesión como del fragmento que la contiene. Además, y según la naturaleza de ésta, se describirán:

• Lesiones benignas: color, características de la superficie de la lesión y afectación de los márgenes.

• Lesiones malignas: color o colores, configuración (elevada o deprimida); presencia o ausencia de ulceración; características de los márgenes (mal o bien definidos, deprimidos o sobreelevados); distancia de los límites de la lesión de los márgenes de resección; y presencia o ausencia de nódulos satélite.

- Lesiones obtenidas mediante punch-biopsia: diámetro y grosor de la muestra, aspecto de la superficie e inclusión o no inclusión de tejido celular subcutáneo.

- Lesiones obtenidas mediante curetaje: número, tamaño, forma y características de la superficie de los fragmentos.

Procesamiento

En ocasiones, y dependiendo del tamaño de la muestra, es necesario reducirla a fragmentos más pequeños para facilitar la penetración del fijador en el tejido durante el traslado al laboratorio. En general, salvo que el anatomopatólogo diga lo contrario, se enviará el material sin manipular.

Recipiente

Se utilizará un recipiente por biopsia, y no por paciente. Cada uno de ellos llevará los datos relativos al paciente (filiación), e irá acompañado por el informe que incluya los datos referidos a la localización y a las características macroscópicas de la lesión.

Debe ser amplio, de modo que la muestra no quede nunca doblada o plegada y permita, al mismo tiempo, albergar cantidad suficiente de líquido fijador. La tapa cerrará herméticamente, a fin de evitar la evaporación del fijador y la (aún peor) desecación de la muestra, que provocaría retracciones artefactuales que dificultarían el diagnóstico.

El líquido fijador deberá estar en una proporción 20 veces superior al volumen de la biopsia. De elección se emplea una solución acuosa de formalina al 10% (formol). Se puede almacenar en nevera, pero no en congelador.

La fijación correcta requiere un tiempo mínimo; para muestras de 4 mm de grosor,

será de ocho horas; si tiene 6 mm de grosor, se requieren 12 horas.

Algunas excepciones al método habitual señalado son:

- Tejidos destinados a técnicas histoquímicas o de inmunofluorescencia (epidermólisis ampollosas, pénfigos, etc.): la muestra se remitirá congelada en nitrógeno líquido y se mantendrá en criostato a temperaturas de entre –20 y –70° C antes de cortarla. Ha podido comprobarse, no obstante, que este tipo de muestras conservan su reactividad si son introducidas en una solución salina normal de buffer fosfato (incluso durante períodos superiores a dos semanas); si el laboratorio está localizado en las proximidades del centro, sólo será necesario remitirla en una gasa empapada en suero.

- Tejidos destinados al microscopio electrónico: la pieza ha de ir seccionada en pequeños trozos de no más de 1 mm de diámetro, e incluidas en el fijador modificado de Milonig.

- Tejidos en los que se desee demostrar actividad enzimática: en general estas técnicas se aplican a las biopsias de músculo, pero son muy útiles en ciertas patologías cutáneas, así:

  - Demostración de actividad de dopa-oxidasa: permite distinguir melanomas malignos (dan marcada positividad) de otros tumores no compuestos por melanocitos.

  - Demostración de actividad de succinil-deshidrogenasa, fosforilasa, fosfatasa ácida y beta-glucuronidasa: es de elección para determinar la diferenciación ecrina o apocrina de tumores cutáneos; la succinil-deshidrogenasa y la fosforilasa son típicas de las ecrinas, siendo las otras dos características de las apocrinas.

En general, la demostración enzimática no es posible en tejidos fijados en formol. Por tanto, estas muestras serán enviadas envueltas en una gasa empapada en solución salina e introducidas en una bolsa de plástico (consultar al anatomopatólogo).

- Patologías específicas: hay dos enfermedades, en concreto el escleredema de Buschke y la amiloidosis, en las que los resultados de las tinciones diagnósticas (rojo Congo para la amiloidosis y demostración de ácido hialurónico con azul de toluidina a pH 7,0 en el escleroedema) son mucho mejores si se realizan sobre secciones congeladas, no fijadas. Así, el tejido se divide en dos fragmentos: uno será congelado y el otro fijado en formol (a fin de tener un remanente de muestra que usar en caso de "accidente").

Tinción

La más habitual, y que con frecuencia permite el diagnóstico, es la tinción con hematoxilina-eosina. Ésta tiñe los núcleos celulares de azul, y el colágeno, músculo y nervios, de rojo. Hay, no obstante, otras muchas tinciones (incluyendo las técnicas de histoquímica), cada una de ellas destinada a la demostración de un componente o estructura en concreto (tabla II).

Procedimientos complementarios

Aunque su uso raras veces está justificado en atención primaria, en ocasiones permiten el diagnóstico de certeza de algunos procesos, facilitando considerablemente la labor diagnóstica.

Microscopio de luz polarizada

Se basa en la birrefringencia que ciertas sustancias dan al ser expuestas a la luz polarizada. Así, permite la detección de:

- Amiloide: ofrece una típica birrefringencia verde esmeralda a la luz polarizada tras la tinción con rojo Congo.

- Cristales de urato en los tofos gotosos.

- Material de sutura.

- Sílice.

- Lípidos: solamente pueden ser observados en tejidos fijados con formol e incluidos en parafina.

Test de inmunofluorescencia

Incluye test de inmunofluorescencia directa (se realiza sobre fragmentos de piel o mucosa del paciente), útil en las enfermedades ampollosas crónicas autoinmunes, en todas las formas de lupus eritematoso y en vasculitis leucocitoclástica. Los tests indirectos (efectuados a partir del suero del paciente) son útiles en algunas variantes de pénfigo y penfigoide, por la presencia de anticuerpos circulantes. Para los tests directos, una biopsia *punch* de 3 mm es suficiente. Con ellos se consiguen resultados positivos en el 100% de los casos de pénfigo, penfigoide ampolloso y dermatitis herpetiforme, así como en un alto porcentaje de casos de herpes gestacional y de penfigoide cicatricial.

Inmunohistopatología

El objetivo fundamental de su uso es determinar la naturaleza (en última instancia, el origen) de las células que componen un tumor anaplásico; se aplica fundamentalmente en el estudio y diagnóstico de una gran variedad de tumores malignos y de linfomas. La técnica requiere el empleo de anticuerpos monoclonales o policlonales dirigidos contra elementos celulares específicos; éstos serán incubados con secciones del tejido en estudio, ya sea en cortes congelados (imprescindible en el estudio de los linfomas) o en cortes incluidos en parafina.

Tabla II • Tinciones útiles habituales en anatomía patológica

Tinción	Estructuras a demostrar	Patología asociada
Hematoxilina-eosina	Inespecífica.	Se usa de rutina. En los cuadros funcionales, se emplea asociada al PAS.
Tricrómico de *Masson*	Colágeno; éste se ve de color verde, mientras que músculo, nervios y núcleos celulares se tiñen de rojo oscuro.	Biopsias de músculo. Esclerodermia. Fibrosis.
Verhoeff-Van Gieson	Fibras elásticas; se ven negras, mientras que el colágeno se ve rojo y los núcleos, músculos y nervios, amarillos.	Pseudoxantoma elástico. Nevus conjuntivo.
Nitrato de plata	Melanina, fibras reticulares, nervios (son argirófilos; se tiñen de negro).	Lesiones hipocrómicas.
Fontan-Masson (nitrato de plata amónico)	Melanina (específico).	Vitíligo.
Plata-metenamina	Hongos, cuerpos de Donovan, bacilo de Frisch; se tiñen de negro.	Infecciones fúngicas.
PAS (ácido peryódico de *Schiff*)	Polisacáridos, especialmente glucógeno y mucoproteínas con mucopolisacáridos neutros: los tiñe de rojo. Depósitos de fibrina. Paredes fúngicas: contienen celulosa y quitina, que se tiñen de rojo brillante.	Infecciones fúngicas. Degeneración fibrinoide.
PAS-Amilasa	La amilasa digiere el glucógeno, pero no los mucopolisacáridos neutros, lo que permite su distinción.	Triquilenoma. Hidradenoma de células claras. Poroma ecrino: Paget mamario y extramamario. Espiradenoma ecrino.
Azul alcián	Mucopolisacáridos ácidos: los tiñe de azul (en c.n. aparecen en la sustancia fundamental de la dermis en cantidades indemostrables). Sialomucinas (contienen mucopolisacáridos ácidos no sulfatados que se tiñen con alcián a pH 2,5 pero no a pH 0,5. Heparina (mastocitos) y condroitín sulfato (cartílago): ambos se tiñen con alcián a pH 2,5 y a pH 0,5.	Dermatosis mucinosa (hay un gran incremento de mucopolisacáridos ácidos no sulfatados, especialmente ácido hialurónico). Paget del ano asociado al carcinoma rectal. Metástasis cutáneas del carcinoma gastrointestinal con células "en anillo de sello" (sus citoplasmas están repletos de sialomucinas). Granuloma anular.

Tabla II (continuación) • Tinciones útiles habituales en anatomía patológica

Tinción	Estructuras a demostrar	Patología asociada
Azul de *toluidina*	Mucopolisacáridos ácidos (les otorga metacromasia).	Idem.
Giemsa	Mucopolisacáridos ácidos. Gránulos citoplásmicos de los eosinófilos y de los mastocitos (metacromasia púrpura). *Leishmania* (rojo).	Mastocitosis.
Fite	*M. tuberculosis*	Tuberculosis.
Tinción de *Perls*	Hemosiderina (azul).	Hemocromatosis.
Rojo Congo	Amiloide (verde esmeralda a la luz polarizada).	Amiloidosis.
Orceaína ácida de *Pikus+Giemsa*	Fibras elásticas.	Nevus conjuntivo.
Von Kossa	Calcio.	Calcinosis.
Rojo escarlata	Lípidos.	Xantomas.

Limitaciones del examen histológico de la muestra

El estudio histológico es uno de los métodos más valiosos de diagnóstico en la práctica de la medicina. Es una visión directa de lo que sucede en los tejidos y en las células que los constituyen, de modo que permite con frecuencia realizar un diagnóstico de certeza.

No obstante, tiene sus limitaciones: por una parte, las debidas a la naturaleza del material utilizado; son tejidos vivos y, por tanto, perecederos y susceptibles de sufrir distorsiones. Por otro, los mecanismos fisiopatológicos responsables de la enfermedad estudiada no siempre tienen una imagen histológica específica o característica.

De este modo, pocas dermatosis van asociadas con un patrón histológico patognomónico; en estos casos la histología puede ser tan sólo sugerente o enteramente inespecífica.

- En lesiones infecciosas, como tuberculosis, lepra o micosis profundas, el diagnóstico precisa la demostración del agente causal.

- En el gran grupo de dermatosis inflamatorias no infecciosas (liquen plano, lupus eritematoso), las imágenes histológicas, aunque con frecuencia son diagnósticas, en otros casos son sólo sugestivas, especialmente en aquellos de clínica atípica.

- En la psoriasis, raras veces es diagnóstico.

- Las dermatitis agudas y crónicas dan imágenes muy similares entre sí y con respecto a otras dermatosis, como pitiriasis rosada, prurigo simple y la variante de parapsoriasis en pequeñas placas, en estos casos en los que el manejo simultáneo de los datos clínicos nos permite llegar a un diagnóstico.

Las dificultades diagnósticas surgen también en el caso de los tumores.

• No siempre es posible distinguir un carcinoma escamoso de una hiperplasia carcinomatosa o de un queratoacantoma.

• Lo mismo sucede con el melanoma maligno y el nevus de Spitz, el linfoma y el pseudolinfoma, la papulosis linfomatoide y el linfocitoma cutis; en ellos, la distinción es, a veces, imposible, y ni siquiera técnicas de inmunohistoquímica la permiten. Desgraciadamente, no existen anticuerpos que permitan distinguir las células malignas de las benignas.

Comentario final

Toda lesión extirpada debe ser enviada al servicio de anatomía patológica

El patólogo puede dar al facultativo una información óptima, de indudable valor, sobre el proceso en estudio, pero sólo si la muestra va acompañada de los datos clínicos pertinentes. En esto es imprescindible una fluida y adecuada comunicación entre ambos.

Bibliografía recomendada para la sección 6

- Arribas JM, Gil ME, Sanz C, Morón I, Muñoz-Quirós S, López A et al. Efectividad de la cirugía menor dermatológica en la paciente en relación con la cirugía ambulatoria. *Med Clin* (Bar) 1996;107:772-775.
- Arribas JM, Martín S, Villalva P, Bru S, Villarroel J, Suárez E et al. Estudio del acuerdo diagnóstico entre médico de familia y dermatólogo. MEDIFAM 1995;5:17-21.
- Arribas JM, Rodríguez I, Mena JM, Martín S, Bru S, Villarroel J. Cirugía menor en la consulta del médico de familia. Descripción de un año de experiencia. *Aten Primaria* 1996;17:142-6.
- Arribas JM. Cirugía Menor y Procedimientos en Medicina de Familia. Jarpyo Ed. Madrid 2000.
- Arribas JM. Repercusiones de la cirugía sin ingreso en las consultas de atención técnicas y procedimientos en la consulta de atención primaria. FMC 1998; 5:217-218.
- Arribas JM. Técnicas y procedimientos en la consulta del Médico de Familia. Editorial. MEDIFAM 1996;6:311-315.
- Atlas of Human Anatomy. Frank H. Netter, M.D. Ed. Ciba-Geigy Corporation, 1990.
- Bonaplata A et al (2005) Cirugía menor en medicina de familia ante lesiones sospechosas de malignidad. Videorev Cir Men, vol. 2 n° 1. 2005.
- Breisch EA, Greenway HT. Cutaneous Surgical Anatomy of the Head and Neck. Ed. RC Grekin, New York NY, Churchill-Livingstone, 1992.
- Bull MJV, (1995). Gardiner P Surgical Procedures in Primary Care. Oxford University Press.
- Bull MJV, Gardimer P. Surgical Procedures in Primary Care. Oxford University Press 1995.
- Camacho F, de Dulanto F. (1995) Cirugía Dermatológica. Grupo Aula Médica. Madrid.
- Declaración sobre la promoción de los derechos de los pacientes en Europa, 1994 por la Oficina Regional para Europa de la Organización Mundial de la Salud.
- Dermatologic Surgery. Roenigk & Roenigk's. Principles and practice. 2nd edition. Ed. R. K. Roenigk & H.H. Roenigk, Jr. 1996.
- Deutchman M. One approach to describing the privileges of family physicians. *PSOT* 1994;7(4):100-102.
- Diagnostic Surgical Pathology (third edition), volume 1, chapters 1-3 (pgs.3-89). Sternberg, Antonioli; Carter, Mills, Oberman eds. Lippincott Williams 1999. Philadelphia.
- Directiva Comunitaria 95/46, de 24 de octubre.
- Fitzpatrick T, Johnson R, Wolf K, Suurmond D (2001). Color Atlas and Synopsis of Clinical Dermatology. McGraw-Hill. New York.
- Fitzpatrick´s Dermatology in General Medicine.(1999) 5th Edit. Irwin M Freedberg et al. McGraw-Hill. New York.
- Lask GP, Moy RL.(1996) Principles and Techniques of Cutaneous Surgery. Mcgraw-Hill.
- Ley 41/2002 básica reguladora de la autonomía del paciente y de derechos y obligaciones en materia de información y documentación clínica.
- Ley General de Sanidad 14/1986 (LGS art 10.6).
- Ley Orgánica 15/1999, de 13 de diciembre, de Protección de Datos de Carácter Personal.
- Minor Surgery in Practice. Vija K Sodera. Ed. Cambridge University Press, 1994.
- Pfenninger John L, Grant C Fowler (2003) Procedures for Primary Care Physicians 2ND Edition. Mosby Year Book, Inc. St Louis, Missouri.
- Principles and Techniques of Cutaneous Surgery. G. P. Lask & R. L. Moy. Ed McGraw-Hill, 1996.
- Recomendación de 13 de febrero de 1997 del Consejo de Europa.
- Rodriguez Alonso JJ, Arribas Blanco JM.Surgery and minor traumatology. Can we? Will we be able to? Aten Primaria 2003 Jan;31(1):47-51
- Saxe N, Jessop S, Todd (1997) G Handbook of Dermatologic for Primary Care. Oxford University Press, Southern Africa.
- Skin Pathology (second edition), section 1, chapter 1, pgs.3-17. Churchill-Livingston, 2002. London.

- Sodera Vija K Minor Surgery in Practice.(1994) Cambridge University Press. Cambridge 1994.
- Surgical Pathology (ninth edition), volume 2, appendices D and E (pgs.2831-2911). Rosai and Ackerman eds. Mosby 2004. Edimburgh.
- Williams PL, Warwick R. Gray's Anatomy, 36th British ed. Philadelphia, Saunders, 1980.

Páginas Web:

- American Academy of Family Physician: www.aafp.org
- Grupo de Trabajo de Cirugía Menor en Medican de Familia: www.cirugiamenor.com
- Limbs & Things LTD: www.medicalplastics.com
- The National Proceding Institute: www.npinstitute.com
- Videorevista de Cirugía Menor: www.videorevista.com

Anestesias local y regional

Anestésicos locales. Aspectos generales

J.M. Arribas, B. Esteve, J.R. Castelló

La historia de la cirugía es una historia que se inicia en 1846, con el descubrimiento de la anestesia y, por tanto, con la posibilidad de operar sin dolor.

Todo lo anterior a tal fecha no pasa de ser una noche de ignorancia, sufrimiento y estéril tanteo en la oscuridad... (Bertrand Gosset. El siglo de los cirujanos. Jürgen Thorwald. Ediciones Destino. Barcelona 1999)

El uso de los anestésicos ha supuesto uno de los mayores avances de la medicina. En medicina, hoy en día, nadie debería provocar dolor si éste puede ser evitado. La buena práctica clínica nos recuerda que: *"los profesionales sanitarios tienen la obligación ética de evitar el sufrimiento y el dolor del paciente en todas sus actuaciones y cuidados".*

La anestesia local consiste en la pérdida de la sensación dolorosa, que se produce por la inhibición del impulso nervioso en las terminaciones nerviosas. Los anestésicos locales son agentes químicos que interrumpen la conducción nerviosa en una zona localizada, de forma transitoria y reversible.

El uso de la anestesia *a nivel* local es reciente, aunque ya en las civilizaciones muy antiguas empleaban productos que, aunque no para ese fin, provocaban cierta anestesia al masticarlos (hojas de coca); no es hasta mediados del siglo XIX cuando se extrae el principio activo del primer anestésico, la cocaína (*eritropxylin*) (*Gaedicke*, 1855); poco después *Niemann* (1860) purifica dicho principio activo de la coca y lo denomina cocaína y *Koller* (1884) la utiliza como anestesia tópica ocular. En 1884 *Halstead* y *Hall* describen el bloqueo nervioso con cocaína y *Braun* (1897) propone el *"manguito químico de epinefrina"* para disminuir la toxicidad de la cocaína. En 1866 *Richardson* utiliza el éter en *spray* como anestesia tópica.

A principios del siglo XX, *Einhorn* (1904) sintetiza la **procaína** y, cuarenta años más tarde, *Lofgren* y *Lundqvist* (1943) sintetizan la **lidocaína**, cuyo uso clínico se inicia en 1947. *Ekstam* y *Egner*, en 1956, realizan la síntesis de la **mepivacaína** y *Ekstam* (1957), la síntesis de la **bupivacaína,** cuyo uso clínico se realiza en 1963.

Marco terapéutico

La anestesia local consiste en la aplicación del agente anestésico con el objetivo de producir la inhibición de estímulos dolorosos, táctiles y térmicos.

El modo y lugar de aplicación de la anestesia define los tipos de anestesia local:

1. Anestesia local por infiltración

2. Anestesia local por bloqueos

3. Anestesia local tópica

Clasificación de los anestésicos locales

Los anestésicos locales son compuestos químicos escasamente hidrosolubles formados por un anillo aromático y una amina terciaria unidos por una cadena hidrocarbonada. Dicha unión se hace por un grupo éster o un grupo amida; esta característica química es la que clasifica los anestésicos locales en dos grupos: ÉSTERES Y AMIDAS .

Esta clasificación es muy importante pues delimita dos familias de anestésicos diferentes en sus características intrínsecas (solubilidad a los lípidos, unión a proteínas, pKa, actividad vasodilatadora, difusibilidad en los tejidos), en su metabolismo y en su potencial toxicidad (ampliar información en cap 27 de secc 5).

* ÉSTERES: *procaína, tetracaína, clorprocaína, benzocaína, cocaína.* Alto poder alergenizante.

* AMIDAS: *lidocaína, mepivacaína, bupivacaína, prilocaína, etidocaína, ropivacaína, articaína, levobupivacaína.* Menor riego de alergia y mayor seguridad en todas las intervenciones en que utilizamos anestésicos locales. No tienen reactividad cruzada con los ésteres.

En la tabla I se describen las características principales que debemos conocer para realizar un uso correcto de los anestésicos locales más utilizados.

Dosificación

Presentaciones comerciales

Los anestésicos locales se presentan en forma de solución. Dicha solución contiene el principio activo en forma de sal a una concentración determinada. La concentración del preparado se expresa en %.

Dado que existe una dosis máxima (tóxica) de los anestésicos locales, debemos realizar bien el cálculo de la dosis a administrar para evitar riesgos derivados de esa toxicidad por exceso de dosis. Así, debemos conocer que una concentración al 1 % sig-

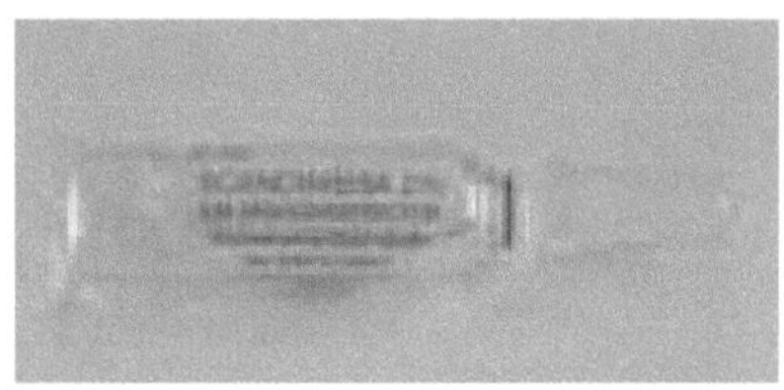

Figura 1. Mepivacaína al 2%: 2 ml = 40 mg.

nifica que en 100 ml hay 1 g (1000 mg) y en 10 ml de la solución hay 100 mg del anestésico.

Para calcular la concentración en mg/ml bastará con multiplicar el % por 10: así, una ampolla de 2 ml de mepivacaína al 2 % tiene 20 mg por cada ml de la solución, es decir, dicha ampolla de 2 ml tiene 40 mg de mepivacaína (fig. 1).

Cálculo de la dosis. Recomendaciones

Varía según el tipo de anestésico, el peso del paciente y su patología y la asociación con vasoconstrictor. Las dosis máximas y características de los más usados son:

LIDOCAÍNA

Características

* Inicio de acción: 1-2 min.

* Duración: 1-2 horas, según cantidad y amplitud de la zona.

* Tiene moderado efecto de vasodilatación, por ello usar junto a un vasoconstrictor si éste no está contraindicado.

Presentaciones

Amp. de 10 ml (Fig. 2)

* al 1 % (100 mg en cada ampolla de 10),

* al 2 % (200 mg en cada ampolla de 10),

* al 5 % (500 mg en cada ampolla de 10)

Tabla I • Características más importantes de los anestésicos

	Grupo	Inicio de acción	Duración	Propiedades. Efectos secundarios	Usos
PROCAÍNA	Éster	Lento	Corta	Alergénico, vasodilatación	Muy limitado
TETRACAÍNA	Éster	Lento (>10 min)	Larga (>60 min)	Elevada toxicidad sistémica	Anestesia Tópica
LIDOCAÍNA	Amida	Muy rápida (1-2 min)	Intermedia (40-60 min)	El más habitual. Vasodilatación moderada	Uso habitual en: -Infiltración -Tópica -Bloqueos periféricos -Bloqueos espinal y epidural
MEPIVACAÍNA	Amida	Rápida (2-4 min)	Intermedia (40-60 min)	Similar a la lidocaína. Vasodilatación leve	Uso habitual en: -Infiltración -Bloqueos periféricos
PRILOCAÍNA	Amida	Rápida (2-4 min)	Intermedia (40-60 min)	Metahemoglobinemia a dosis altas	-Tópica -Bloqueos periféricos
BUPIVACAÍNA	Amida	Intermedia (>10 min)	Larga (>60 min)	Riesgo de cardiotoxicidad	-Bloqueos periféricos -Bloqueos espinal y epidural

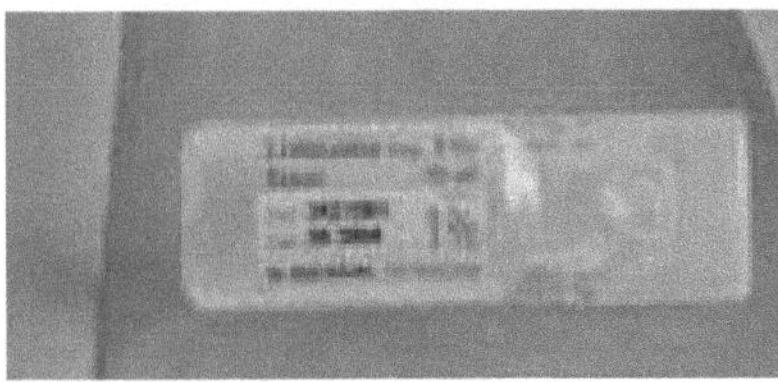

Figura 2. Lidocaína al 1%, 10 ml = 100 mg.

Dosis

- Dosis sin vasoconstrictor: 3-4 mg/kg; máximo, 300 mg (**3 amp 10 ml 1%**).

- Dosis con vasoconstrictor: 7 mg/kg; máximo, 500 mg (**5 amp 10 ml 1%**).

- En adultos, usar la **concentración al 1%** y no más de 30 ml.

- En niños, usar al 0,25-0,50% y no más de 4 mg/kg de peso.

MEPIVACAÍNA

Características

- Inicio: 2-5 min.

- Duración: 1-1,5 horas, según cantidad y amplitud de la zona.

- Tiene leve efecto de vasodilatación. Usar con vasoconstrictor, salvo que éste esté contraindicado, aunque en este caso es menos necesario que con la lidocaína.

Presentaciones

- Amp. de 10 ml y de 2 ml (fig. 3).

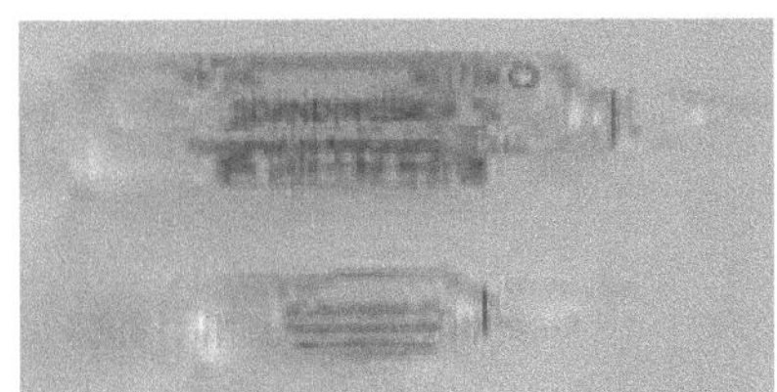

Figura 3. Mepivacaína al 1%, 10 ml, y de 2 ml al 2%.

- Amp. de 10 ml al 1% (100 mg).

- Amp. de 2 ml al 2% (40 mg) y al 3% (60 mg).

Dosis

- Dosis sin vasoconstrictor: 400mg (4-5 mg/kg).

- Dosis con vasoconstrictor: 500 mg (7mg/kg).

- En adultos usar la concentración al 1% y no más de 40 ml.

- En niños usar al 0,25-0,50% y no más de 7 mg/kg de peso.

Trucos

A continuación mostramos una tabla (tabla II) de cálculo rápido para realizar la elección de dosis correcta, siempre por debajo de la dosis tóxica, y la dilución que preparamos para disponer del volumen necesario para realizar la anestesia.

Vasoconstrictores y anestesia local

El uso de vasoconstrictores junto con los anestésicos locales está justificado por la mejora del perfil de seguridad del anestésico y también por la mejor visualización que el vasoconstrictor proporciona al campo quirúrgico. Por ello, el uso de los vasoconstrictores con la anestesia local es siempre deseable salvo que estén contraindicados por riesgo de arritmias y HTA (HTA severa, coronariopatías, IMAOs, hipertiroidismo, feocromocitoma) o por riesgo de necrosis por vasospasmo y retraso en la cicatrización (dedos de las manos y de los pies, piel muy desvitalizada o traumatizada). Tampoco se debe usar en el embarazo (véase cap 27 de la secc 5).

El más empleado es la adrenalina (fig 6). **La dosis máxima de adrenalina (como vaso-**

Tabla II • Diferentes ejemplos y concentraciones

Peso del paciente	Dosis tope en mg	Volumen si usamos concentración al 2%	Volumen si usamos concentración al 1%	Volumen si usamos concentración al 0,5%*	Volumen si usamos concentración al 0,25*
10 kg	40 mg	2 ml	4 ml	8 ml	16 ml
20 kg	80 mg	4 ml	8 ml	16 ml	32 ml
30 kg	120 mg	6 ml	12 ml	24 ml	48 ml
40 kg	160 mg	8 ml	16 ml	32 ml	64 ml
50 kg	200 mg	10 ml	20 ml	40 ml	80 ml
75 kg	300 mg	15 ml	30 ml	60 ml	120 ml

(*) Cómo preparamos volumen al 0,5%:

- Mezclamos un volumen de lidocaína (o mepivacaína) al 1% con mismo volumen de suero fisiológico (fig 4)

- Mezclamos un volumen de lidocaína (o mepivacaína) al 2% con el doble de volumen de suero fisiológico (fig 5)

Y así sucesivamente...

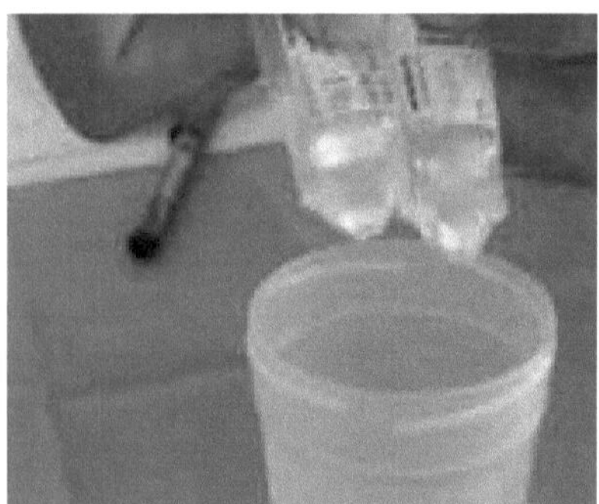

Figura 4. Preparación de la dilución al 0,5%: Mezclamos un volumen de lidocaína (o mepivacaína) al 1% con el mismo volumen de suero fisiológico.

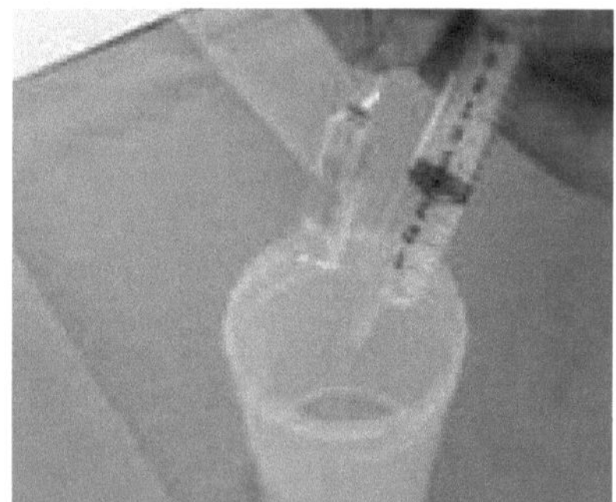

Figura 5. Preparación de la dilución al 0,5%: Mezclamos un volumen de lidocaína (o mepivacaína) al 2% con el doble de volumen de suero fisiológico.

constrictor) no debe sobrepasar los 250 microgramos en el adulto o los 10 microgramos/kg en el niño.

La aplicación de adenalina como vasoconstrictor se debe realizar diluida de 100 a 200 veces respecto de la presentación habitual.

Así la concentración recomendada es a una dilución de 1:100.000 o 1:200.000 (óptima) que se prepara mezclando 0,1mg de adrenalina (0,1 ml de adrenalina al 1:1.000) en 9 ml de suero salino (o de anestésico), para tener dilución del 1:100.000.

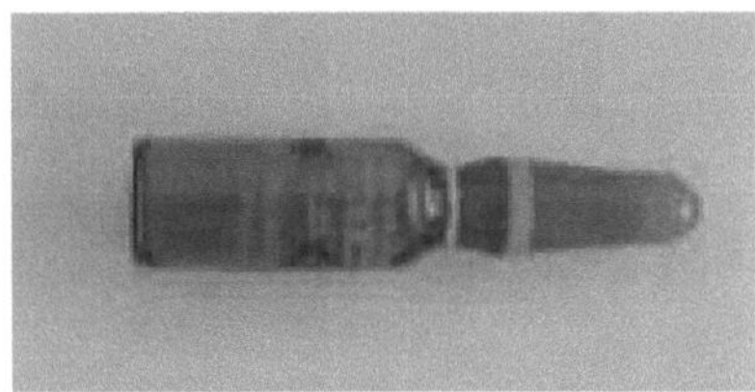

Figura 6. Ampolla de adrenalina al 1:1.000 (1 ml).

Trucos

Aquí mostramos una tabla (tabla III) de cálculo rápido para realizar la dilución correcta del vasoconstrictor.

Efectos adversos
de la anestesia local

Existen efectos adversos de dos tipos:

1. **A nivel local:** dolor, equimosis/hematoma, infección, lesión del tronco, nervios.

2. **A nivel sistémico:** existen tres tipos:

A) Derivados de la toxicidad por *sobredosificación* (la mayoría por inyección iv) que producen:

- *afectación cerebral*, según la cantidad, de leve a grave:

  Leve: *acufenos, sabor metálico, parestesias*, náuseas, vómitos, vértigo, inquietud.

  Moderada: nistagmo, alucinaciones, *fasciculaciones*, temblor y convulsiones.

  Severa: apnea y coma.

- *En el corazón:* el primer signo es la hipotensión y, con posterioridad, las arritmias, *shock* y parada cardiaca en asistolia.

B) Derivados de la reacción alérgica, que son muy poco frecuentes con las amidas.

C) Derivados de la reacción psicógena, que son, con mucho, las más frecuentes. La clínica consiste en sensación de mareo, palidez, sudoración, náuseas, bradicardia y síncope.

Tabla III • Diferentes ejemplos de preparación de diluciones para traducirlos a volumen

Preparación de concentración al 1: 100.000 **		*Preparación de concentración al 1: 200.000* **	
Volumen de anestésico o suero fisiológico	Volumen de adrenalina al 1:1000	Volumen de anestésico o suero fisiológico	Volumen de adrenalina al 1:1000
10 ml	0,1 ml	10 ml	0,05 ml
20 ml	0,2 ml	20 ml	0,1 ml
30 ml	0,3 ml	30 ml	0,15 ml
100 ml	1 ml	100 ml	0,5 ml

(**) Cómo preparamos:
- 10 ml de lidocaína con 0,1 ml de adrenalina al 1/1.000 (Fig 7)
- 10 ml de lidocaína con 0,05 ml de adrenalina al 1/1.000 (Fig 8)
Y así sucesivamente...

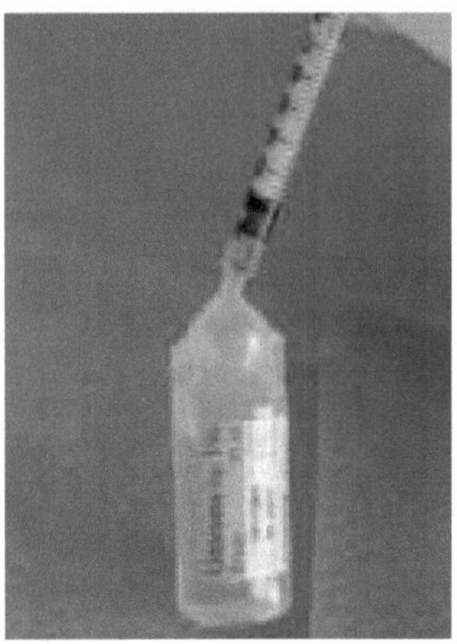

Figura 7. Vasoconstrictor al 1:100.000: 10 ml de lidocaína con 0,1 ml de adrenalina al 1/1.000.

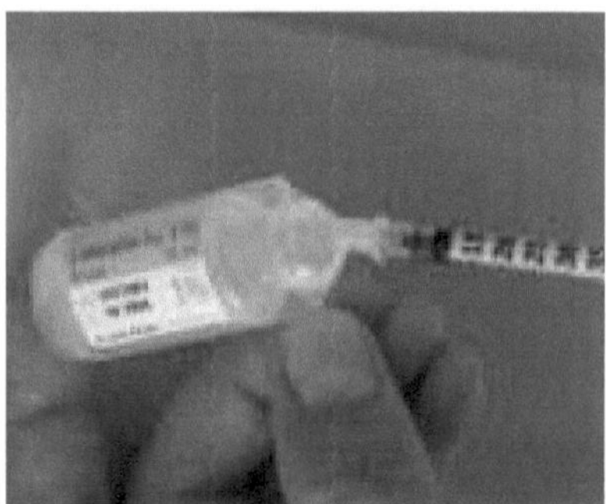

Figura 8. Vasoconstrictor al 1:200.000: 10 ml de lidocaína con 0,05 ml de adrenalina al 1/1.000.

Medidas para evitar o tratar los efectos adversos

Medidas y trucos para evitar el dolor

- Explicar al paciente la sensación de "pinchazo", "picor", antes de que se produzca.

- Hacer manipulación física (presión en la zona del pinchazo).

- Emplear una preanestesia tópica o bien crioanestresia (véase el capítulo siguiente).

- Utilizar agujas de fino calibre.

- Aplicar líquido anestésico a temperatura ambiente.

- Insertar la aguja en un poro cutáneo.

- Efectuar la técnica cuidadosamente, no moviendo la aguja lateralmente.

- Realizar una reinserción imbricada, si es posible.

En diferentes publicaciones (*Pfeninger*, 2003) se recomienda mezclar bicarbonato de sodio al 10% con el anestésico [1 ml de bicarbonato en 9 ml de lidocaína], con ello se evita (sin disminuir su eficacia) el dolor derivado del pH ácido del líquido que se infiltra y que es una causa del dolor. Cuando se realice este proceso no debemos usar dicha solución pasadas 24 horas pues se altera la estabilidad de la solución.

Medidas y trucos para evitar la distensión tisular

La inyección debe ser lenta y en tejido subcutáneo e inyectar el menor volumen posible. Además, realizar bloqueos nerviosos siempre que exista indicación para ello.

Medidas en caso de una reacción alérgica a anestésicos

No hay publicados casos de alergia a amidas si se usan envases monodosis. Cuando se usan envases multidosis, éstos suelen contener como conservantes methilparabenos, los cuales tienen estructura similar al para-aminobenzoico y en estos casos sí pueden constituir riesgo de alergia.

En caso de que ocurra se tratan con adrenalina y fluidoterapia (véase el cap. 22 de la secc. 4).

Medidas en caso de una sobredosificación

En caso de síntomas de sobredosificación, utilizar diazepam 1-2 mg IV diluido en 10 cc de suero salino y oxígeno y traslado urgente en UVI móvil al hospital. Realizar RCP si es necesario.

¡¡¡ En la sala quirúrgica siempre debe haber materiales y medicación de RCP!!!

Medidas en caso de una reacción psicógena

Se tratará con posición de Trendelenburg, tranquilizando al paciente, y medidas preventivas al levantarse de la camilla tras la intervención, indicándole que lo debe hacer lentamente y tras permanecer sentado durante unos segundos. A veces son precisos fluidos iv. y atropina 1/2-1 amp. iv. y, si no es posible tomar vía y la situación es grave, se puede poner por inyección intramuscular o incluso sublingual (véase el cap. 22 de la secc. 4).

- No sobrepasar las dosis máximas y usar concentraciones del 1% en adultos y 0,025-0,05 en niños.

- Esperar el tiempo de latencia previo a intervenir quirúrgicamente (2-5 minutos).

- Preguntar por alergias (indagar sobre procedimientos dentales previos).

- Desinfectar generosamente la zona a infiltrar.

- Aspirar la jeringa "siempre" antes de presionar el émbolo, y presionar suavemente. Si aparece aspiración sanguínea, interumpir la anestesia presionando levemente la zona con gasa estéril y desechar la jeringuilla, continuando la infiltración con una nueva.

- Si en el momento de la punción apareciera un dolor intenso y generalmente irradiado, es porque hemos lesionado una terminal nerviosa; en este caso, retirar un poco la infiltración perineural y continuar infiltrando en otra zona.

- Preguntar a menudo al paciente para valorar precozmente cualquier complicación.

- Evitar hacer comentarios inapropiados que asusten al paciente.

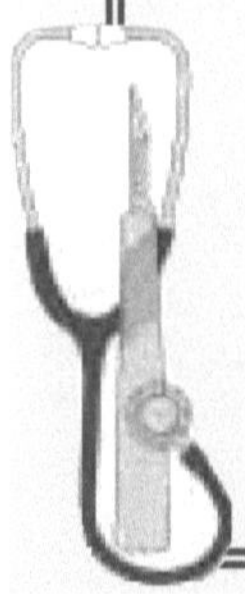

Anestesia local tópica

J.M. Arribas, N. Rodríguez Pata, V. Baos

La anestesia tópica fue la primera utilizada por el hombre, primero con la aplicación de frío o de calor y, posteriormente, con uso de preparados farmacológicos. Así, la anestesia *a nivel* local data de las civilizaciones incas cuando empleaban hojas de coca masticadas que, al ser utilizadas como estimulante, provocaban insensibilidad en boca y en faringe. Sin embargo, como se dice en el capítulo anterior, es a finales del siglo XIX cuando se utiliza el principio activo para anestesia tópica ocular.

Definición

La anestesia local tópica consiste en la aplicación directa del agente anestésico sobre la piel o mucosas, produciendo inhibición de estímulos dolorosos, táctiles y térmicos.

Un buen anestésico tópico es aquel que produce un efecto anestésico del 100% en un corto periodo de tiempo y que es útil sobre piel intacta sin provocar efectos adversos locales o sistémicos. Todavía hoy no se ha encontrado el anestésico tópico ideal; sin embargo, en los últimos 30 años se han ido desarrollando variedad de métodos que han mejorado su perfil de actuación, su seguridad y sus indicaciones.

Tipos de anestésicos locales tópicos

Aunque todos los anestésicos locales, tanto ésteres como amidas, son potencialmente anestésicos tópicos, los más utilizados son los siguientes: tetracaína, benzocaína, lidocaína, prilocaína, ropivacaína, bupivacaína.

En el mercado farmacéutico español existen infinidad de preparados que contienen anestésico tópico aunque su indicación no sea precisamente la de ser anestésico tópico (véase tabla III del anexo al final del capítulo). Esto puede llevar a utilizar, sin saberlo, preparados con un alto riesgo potencial de producir sensibilizaciones alérgicas (como es el caso de los ésteres).

En la tabla I se muestran los preparados más característicos y usuales en España. Como se observa, existen productos a base de mezclas de diferentes anestésicos y excipientes que son los que en los últimos años más se están investigando y que son los que se preconizan como anestésicos tópicos. A ellos nos vamos a referir a continuación.

Preparados: características, dosis y eficacia

TAC®

Se presenta en solución: 0,5 % de tetracaína, 0,05% de adrenalina al 1:2.000, cocaína 4,0-11,8% [menor riesgo de toxicidad cuando se usa al 4%]. No comercializado en España, se viene utilizando en Norteamérica desde hace 20 años. La evidencia de los ensayos clínicos muestra eficacia similar a la lidocaína al 1% con vasoconstrictor, en heridas de la cara y cuero cabelludo. Se aplican 2-4 ml de la solución TAC directamente sobre la herida con un algodón con presión firme mantenida durante 20-40 min. Está contraindicado en mucosas (riesgo de absorción de la cocaína)

Tabla I • Anestésicos tópicos más habituales en España

Anestésicos	Presentación	Superficie	Indicación	Observaciones
Tetracaína	Gingicain® (*spray*) Topicaína® (*spray*)	Mucosa oral	Orofaríngea, la cavidad oral	Poca penetrabilidad en la superficie cutánea
	Lubrificante urológico®	Mucosa genitourinaria	Colocación de sondas	
	Colicurí anestésico® y otros	Córnea y conjuntivas	Exploraciones oftalmológicas en procesos dolorosos	
Benzocaína	Dentispray® gel 5%	Boca		
Lidocaína	Curadent® gel 2-5% Xylocaína® 2% Xylocaína® 3% Gel, pomada Xylonibsa aerosol® 10% (con vasoconstrictor) Xylonibsa aerosol® 2% (sin vasoconstrictor)	Boca Piel Mucosas	Cuadros dolorosos de mucosas o piel. Intervenciones cortas sobre ellas	Poca penetrabilidad en la superficie cutánea
Asociación	EMLA®	Mezcla de lidocaína al 2,5% y prilocaína al 2,5% (crema)	Cutáneo-mucosa Principalmente en la piel intacta	Curetaje, afeitado, criocirugía, laserterapia. Procedimientos instrumentales en niños Escasa toxicidad (aprobado por la AFDA). Cura oclusiva 1 h antes de la intervención
	TAC LET ELA-max LIPOSOMAS	NO DISPONIBLES EN ESPAÑA		

y en las zonas acras (dedos, pene y oreja) por el vasoconstrictor. Su uso cada vez está más abandonado por razones toxicológicas obvias.

LET®

Se presenta en solución o en gel: 4 % de lidocaína, 0,1 % de epinefrina 1:2.000, 0,5 %

de **tetracaína**; tampoco está comercializado en España. Apareció como alternativa al TAC y ha demostrado su eficacia anestésica en laceraciones, similar, pero con menores costes y riegos de toxicidad. Se aplican 1-3 ml de la solución o gel directamente sobre los labios de la herida con un algodón con presión firme mantenida durante 15-30 min. Está contraindicada su aplicación en mucosas y en las zonas acras (dedos, pene y oreja) por el vasoconstrictor. Recordar la dosificación límite de lidocaína 3-5 mg por kg (un niño de 20 kg tendría dosis tope de 60 a 100 mg [2 ml de LET son 80 mg de lidocaína y 1,5 ml son 60 mg]).

TetraLidoPhen®

Compuesto de tetracaína- lidocaína-fenilefrina, investigado para anestesia de laceraciones de mucosas en niños; sin embargo, es significativamente menos eficaz.

Prilophen ®

Otro compuesto similar que contiene prilocaína-fenilefrina también se ha investigado para reparar laceraciones en mucosas o cerca de ellas, como alternativa al TAC y LET.

EMLA®

Es un preparado (*eutectic mixture of local anesthetic*) compuesto de lidocaína 25 mg/ml y prilocaína 25 mg/ml, junto con excipientes de polioxietileno y carboxipolimetileno que le confieren un pH de 9,4). En nuestro país se presenta en forma de crema (tubos de 5 g en cajas con 5 unidades, y parches auto-adhesivos de 4 cm de diámetro [fig. 1]).

Se considera el mejor anestésico tópico sobre piel íntegra, por su capacidad para penetrar a través de ella. Se aplica una capa espesa de 1-2 g por 10 cm^2, hasta una dosis máxima de 10 g; a continuación se cubre con apósito de plástico pegado para facilitar su absorción a través del estrato córneo. Su periodo de latencia está entre 1 a 2 horas y su duración es de 30 a 60 minutos. No se recomienda aplicarlo en palmas y plantas dada su baja penetrabilidad. Por otra parte, se ha estudiado la eficacia y seguridad en ancianos respecto a población no anciana y en ambos los resultados son similares.

Está aprobada por la FDA sólo para piel intacta, sin embargo existen estudios respecto a su utilidad en heridas; pese a ello, esos resultados no se han repetido en otras publicaciones y actualmente no está aprobado su uso para esta indicación.

En los últimos años se ha extendido ampliamente su uso en procedimientos de cirugía menor en mucosas, a pesar de que no se ha establecido todavía la dosis óptima y segura ni los riesgos potenciales de su uso en tejidos profundos.

ELA-max®

Es una crema de lidocaína al 4-5%. Existen evidencias de su eficacia, similar al EMLA, para disminuir el dolor en procedimientos de *peeling* o en depilación con láser.

Benzocaína (gel)

Este preparado es muy usado en odonto-estomatología por sus características far-

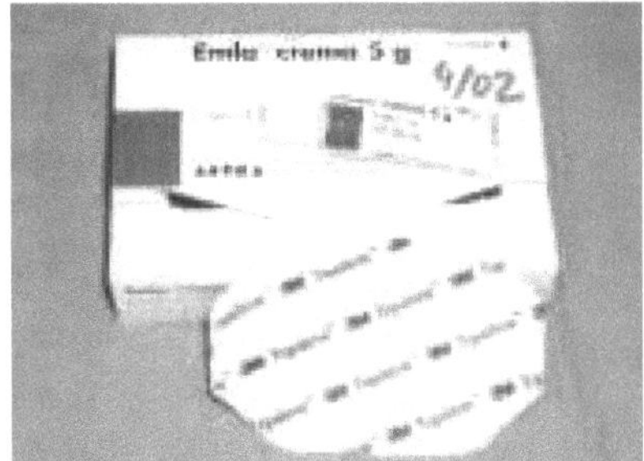

Figura 1. Presentaciones de EMLA en pomada y en parches.

macológicas. Ha demostrado (en preparación al 20 %) ser eficaz en reducir el dolor de la punción cuando se aplica (durante 1 min) antes de la inserción de la aguja en el paladar.

Nuevas fórmulas y modelos de aplicación

Lo fundamental en la anestesia tópica es su capacidad de penetrabilidad sobre piel íntegra. Por ello, se usan en combinación y se investigan constantemente mezclas y nuevas formas de aplicación que consigan mejorar su penetrabilidad a través de la piel. Así:

• **Liposomas**: se trata de una formulación de estratos acuosos y lipídicos que facilitarían la penetrabilidad del anestésico a través de la piel. Se ha desarrollado hace mas de 10 años para la tetracaína, obteniendo malos resultados y, más recientemente, con lidocaína al 4% (ELA-max). Esta última formulación ha dado buenos resultados en las curas de abrasiones, en los *peeling*, disminuyendo el dolor; ha sido aprobada por la FDA para estas indicaciones. Su aplicación es sin oclusión durante 15-40 min. Todavía no se ha evaluado su utilización en mucosas ni en otros procedimientos de cirugía menor.

• **Iontoforesis:** es un método para aumentar la rapidez de penetración, a través de la piel, de compuestos químicos (en este caso del anestésico), por medio de una corriente eléctrica. Diferentes estudios han demostrado que mejoran la absorción y acortan el periodo de latencia de los anestésicos tópicos. Precisan de una adecuada instrumentación para la producción de la corriente eléctrica, la cual es notada como una ligera descarga cuando se activa el paso de la misma. Su uso futuro está por desarrollar.

Efectos secundarios

La mayoría de los efectos adversos de los anestésicos locales son derivados de la toxicidad y las reacciones de hipersensibilidad.

Las reacciones de toxicidad son poco probables pero pueden presentarse (véase el cap anterior). Dadas las características de aplicación de los anestésicos tópicos cabría pensar que, salvo aplicaciones gigantescas sobre mucosas o piel erosionada, sería poco probable conseguir dosis de toxicidad. Sin embargo, existe constancia de la existencia de absorción que no se correlaciona con la cantidad del anestésico aplicado. Así, se ha constatado que es más rápida la absorción sistémica de la anestesia tópica en zonas cutáneas irritadas o en mucosas.

En los niños (que es donde más se indican los anestésicos tópicos) aumentan las posibilidades de toxicidad, en general, con todos los anestésicos (por la inmadurez del metabolismo y eliminación de los mismos) y, en forma particular, con algunos anestésicos como la prilocaína o la bupivacaína. Es característica la metahemoglobinemia por el uso de EMLA en niños menores de seis meses, atribuida al metabolito de la prilocaína (ortotoluidina).

Las reacciones de hipersensibilidad son más frecuentes con los ésteres; es decir, con tetracaína, benzocaína, las cuales son componentes habituales de muchos preparados de uso tópico (con indicación anestésica o sin ella). La clínica consiste en picor, urticaria, eritema, náuseas, vómitos, dolor, diarrea, tos, disnea; cuando es de carácter grave, todo esto se complica con edema de glotis, broncospasmo, hipotensión y *shock*.

Indicaciones actuales

Diferenciaremos el uso clínico por indicación médica, del uso de *motu propio* por el paciente (productos sin receta o con publicidad [EFP]). En el anexo final de este artículo se enumeran todos los anestésicos locales y los preparados existentes en el mercado farmacéutico español que contienen anestésicos locales dentro de sus componentes.

Así, las actuales indicaciones de los anestésicos topicos son:

En procedimientos ORL

Se usa de forma habitual por instilación de lidocaína en fosas nasales y orofaringe previo a la realización de la nasolaringoscopia. Recientes publicaciones refieren un 93-95% de seguridad y eficacia anestésica en la miringotomía (para la inserción de tubos de drenaje), con el uso de 5-10 gotas de tetracaína al 8% (en solución de alcohol de isopropilo al 70%) aplicadas 15 minutos antes sobre la membrana timpánica.

En procedimientos de digestivo

El uso de anestésicos locales para anestesia local faríngea (similar a lo descrito en la nasolaringoscopia) en la endoscopia del aparato digestivo superior está muy debatido, aunque su uso es rutinario. Se ha usado en el síndrome de la "boca quemante" con resultados contradictorios: en algunos pacientes la intensidad de los síntomas aumenta significativamente, en otros disminuye y en otros no produce ningún cambio.

En procedimientos odonto-estomatológicos

La lidocaína en gel al 60% se ha mostrado más efectiva que la benzocaína gel al 20%, aplicados 20 minutos antes de la inyección de la anestesia por infiltración; en otros estudios, en que la lidocaína se aplicaba al 5% y la benzocaína al 20%, ambos anestésicos han mostrado ser igualmente eficientes.

En procedimientos oftalmológicos

En los últimos años, la anestesia tópica con lidocaína al 2% o ropivacaína al 1% se ha instalado como primera elección en cirugía de cataratas y refrectaria.

En la exploración ocular para valoración de úlceras corneales, extracción de cuerpos extraños, etc., la utilización de colirios anestésicos (procaína, tetracaína o derivados) es habitual. En estos casos procederemos de la siguiente manera (fig. 2), siempre tras la valoración sensorial y la visual:

1°. Se indica al paciente que dirija la mirada hacia arriba.

2°. Se aplican 2 gotas del colirio anestésico en la conjuntiva tarsal inferior (fondo de saco).

3°. No comenzar la técnica hasta que no pasen 3 ó 4 minutos. Su efecto permanece durante 30 a 40 minutos.

En procedimientos ginecológicos

El EMLA se ha usado con buenos resultados en procedimientos menores de ginecología como biopsia de vulva, eliminación de condilomas, histeroscopia, tratamiento con láser de lesiones CIN. Existen comunicaciones de la eficacia de estos preparados en el vaginismo.

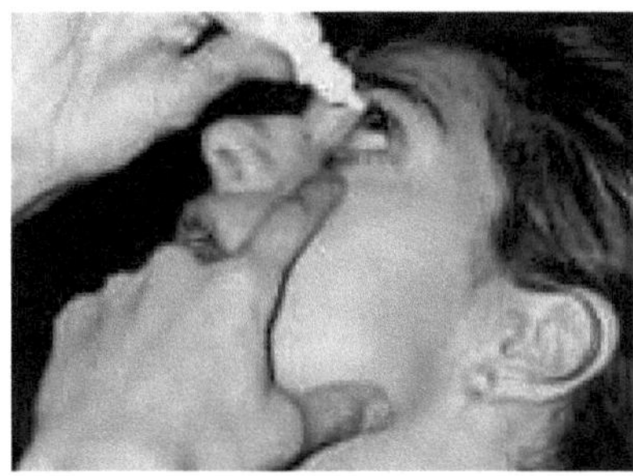

Figura 2. Modo de aplicación de la anestesia tópica ocular.

En procedimientos de urología

Es habitual que para realizar el sondaje uretral se utilice lubrificante con anestésico (lubrificante urológico con tetracaína). En los últimos años se está usando EMLA, como alternativa a la infiltración, para el tratamiento de adherencias balano-prepuciales y de pequeñas lesiones peneanas; incluso se ha probado este preparado, con buenos resultados, en la fimosis. Otros autores indican su eficacia sólo para prevenir el dolor del pinchazo de la infiltración de los nervios dorsales del pene para la circuncisión, pero no para inhibir el dolor de la propia infiltración.

En procedimientos de pediatría

El uso de los anestésicos tópicos es clave en la correcta realización de muchos procedimientos en los niños. Ello, junto con la ineludible profesionalidad y ternura al tratar a los pequeños, la utilización de métodos de distracción, la adecuada indicación de sedación (con midazolan) (ver cap. 33) o el uso de los nuevos adhesivos tisulares, nos va a ayudar a realizar las diferentes técnicas con el menor dolor posible.

Se ha estudiado la aplicación de EMLA previa a procedimientos como la punción lumbar, las vías venosas o las inyecciones intamusculares. Dichos estudios demuestran la eficacia en la disminución del dolor provocado por dichas técnicas si se aplican, al menos, 1 hora antes del procedimiento (en casa, por los padres) y recomiendan, para evitar toxicidad e interacciones, que no se apliquen cerca de las mucosas. La rapidez y efectividad de la acción anestésica aumentaba con técnicas como la iontoforesis.

También se ha preconizado el uso de anestésicos tópicos cuando se deban realizar exploraciones y manipulaciones dolorosas, aunque éstas no lleven implícitas la inserción de agujas ni la incisión en tejidos; así

en las manipulaciones ortopédicas o en el examen de abusos sexuales. Pero, sobre todo, es en los procedimientos de cirugía menor en los niños cuando más se han utilizado los anestésicos locales en forma tópica como alternativa a la infiltración.

En todos estos procedimientos, sean o no sean de incisión o punción, siempre se debe valorar la sedación o incluso el uso de anestesia general. El uso de sedación en el momento actual exige la monitorización con pulsioxímetro, tener disponible material de resucitación y mucha experiencia en el manejo de dosis, efectos adversos y tratamiento de los mismos. El midazolam intranasal es el más recomendado, sobre todo si deseamos una ligera amnesia del procedimiento, aunque su riesgo de depresión respiratoria es mayor que con el diazepam.

En cirugía menor

Aunque hemos ido aportando datos con respecto a las indicaciones de los anestésicos tópicos en procedimientos menores en diferentes especialidades, creemos conveniente resumir aquellas indicaciones que se encuentran dentro de los procedimientos de cirugía menor. Dichas indicaciones, el preparado más idóneo según la evidencia actual y las observaciones de su uso en la cirugía menor, se resumen en la tabla II.

Otros tipos de anestesia tópica: CRIOANESTESIA

Es otro tipo de anestesia local tópica que, mediante el frío, inhibe el impulso nervioso. El efecto criógeno lo producen diferentes compuestos químicos: Cloretilo® (cloruro de etilo), que es el más utilizado, y Fluoretilo® (cloruro de etilo y freón 114), cuyo efecto es más prolongado.

Tabla II • Anestésicos tópicos empleados en procedimientos de cirugía menor

Anestésico	*Modo aplicación*	*Características*	*Indicaciones*	*Complicaciones*	*No indicado*
TAC®	2-5 ml (1ml por cm de laceración) aplicado sobre la herida durante 10-30 min	Tiene efecto a los 10-30 min después de la aplicación. Su duración no está establecida	Puede ser efectivo en niños en laceraciones de cara y cuero cabelludo	Se han comunicado efectos tóxicos por cocaína: convulsiones, parada cardiaca	En mucosas y en zonas acras (dedos, pene y oreja)
LET®	1-3 ml aplicados directamente sobre la herida durante 15-30 min	Tiene efecto a los 20-30 min después de la aplicación. Su duración no está establecida	Puede ser efectivo en niños en laceraciones de cara y cuero cabelludo y menos efectivo en las extremidades	No se han comunicado efectos adversos importantes Se ha comunicado irritación leve local hasta dermatitis de contacto	En mucosas y en zonas acras (dedos, pene y oreja)
EMLA®	Aplicar pomada (1-2 g por 10 cm²) sobre piel intacta y cubrir en oclusivo o bien aplicar la presentación con parche plástico. Dosis máxima, 10 gramos	Tiene efecto a los 60-120 min después de la aplicación. Su duración es de 30-120 min. No es útil sobre palmas y plantas	Admitido como anestésico en pequeños procedimientos sobre piel intacta: curetaje y afeitado (queratosis seborreica, molusco contagioso, nevus dérmico), criocirugía (verrugas, condilomas), electrocirugía (pequeños fibromas y *spiders*), depilación con laser, preanestesia de infiltración anestésica y bloqueos	Se han comunicado casos de metahemoglo-binemia en niños de < 6 meses expuestos durante mucho tiempo y a mucha cantidad de EMLA	No indicado ni en heridas, ni en tejidos profundos

Tabla II • Anestésicos tópicos empleados en procedimientos de cirugía menor (continuación)

Anestésico	Modo aplicación	Características	Indicaciones	Complicaciones	No indicado
		No es útil sobre palmas y plantas	Se ha usado (aunque no está aprobado su uso) con resultados variables en piel no intacta (laceraciones, cura de ulceras cutáneas y en dermoabrasión) y en lesiones de mucosas (fimosis y adherencias, extirpación de condilomas)		
ELA-max® (pomada de lidocaina al 3-5%)	Aplicación directa de la pomada, o bien por medio de liposomas o iontoforesis	Similar a EMLA. Con iontoforesis tiene efecto a los 10 min (duración 10-20 min) y liposomas a los 15-40 min	Indicación similar a EMLA pero con menos estudios. Sobre todo se utiliza en curas de dermoabrasiones y previamente a los *peeling* o a la depilación con laser. (Aprobado por FDA para alivio temporal de pequeños cortes y abrasiones)	No tiene riesgo de metahemoglo-binemia (al no llevar prilocaína)	Aunque no existen suficientes datos, puede ser seguro el uso en las mucosas

Su forma de aplicación generalmente es en aerosol, que se accionará a unos 5 cm de la lesión durante más de cinco segundos; de esta forma se conseguirán de dos a cinco segundos de anestesia. No se deben emplear para los ojos ni inhalarlos, ya que son muy tóxicos e inflamables.

La indicación más habitual de la crioanestesia es como *preanestesia* en la punción o incisión (abscesos, infiltración articular) o también complementaria de otra modalidad anestésica (de una infiltración subcutánea) sobre todo en niños.

El nitrógeno líquido no está indicado como anestésico, por el dolor y las extensas quemaduras que produce.

Anexo

En la tabla III se enumeran todos los preparados existentes en España que son anestésicos o contienen dentro de sus componentes algún anestésico local. Como se observa, se dispone de numerosos preparados cuya indicación no es la anestesia (antisépticos bucales, antinfecciosos, enzimas digestivas, antihistamínicos tópicos, cicatrizantes ...) pero que contienen anestésicos locales del grupo éster. Creemos que es recomendable hacer un repaso de los mismos, para utilizarlos con buen criterio y proporcionar los consejos apropiados a los pacientes respecto a sus usos incorrectos.

Comentario final

Los anestésicos tópicos surgen como alternativa a la infiltración, tanto en piel intacta como en laceraciones o en mucosas, sobre todo en niños.

La aplicación de TAC® y LET® (no comercializados en España) han mostrado su eficacia en la anestesia de laceraciones faciales y en cuero cabelludo en niños; el TAC® está en desuso por menor coste-efectividad y mayor riesgo toxicológico.

Para piel intacta, EMLA® y ELA-max® están aprobados en la cirugía menor de curetaje, afeitado, criocirugía, laser y preanestesia de infiltración; también ha dado buenos resultados en mucosas en procedimientos menores urológicos y ginecológicos aunque para esta indicación no está aprobado, al igual que para la sutura de heridas y de escisiones.

Tabla III • Especialidades farmacéuticas con anestésicos locales en su composición

Grupo terapéutico	Especialidad farmacéutica	Anestésico	Dosis
Anestésicos locales	Bupivacaína Braun	Bupivacaína	0,25%, 0,5%, 0,75% amp; miniplástico
	Svedocain Sin Vasocostr.	Bupivacaína	0,25%, 0,5%, 0,75% amp
	Cloretilo Chemirosa	Cloruro de etilo	100% aerosol 100 g
	Lidocaína Braun	Lidocaína	1%, 2%, 5% miniplástico
	Xilonibsa Aerosol	Lidocaína	10% aerosol 80 g
	Xylocaína Gel	Lidocaína	2% gel 15 Y 20 g
	Xylocaína Pomada	Lidocaína	5% pomada 15 g
	Xylonor 2% Sin Vasoconstr.	Lidocaína	Cartuchos 1,8 ml
	Anestecidan Noradrenalin*	Lidocaína	40 mg/cartucho

Tabla III • Especialidades farmacéuticas con anestésicos locales en su composición (continuación)			
Grupo terapéutico	*Especialidad farmacéutica*	*Anestésico*	*Dosis*
	Anestecidan Simple	Lidocaína	40 mg/cartucho
	Octocaine*	Lidocaína	20 mg/ml
	Isogaine	Mepivacaína	3% amp 1,8 ml
	Mepivacaína Braun	Mepivacaína	1% amp y miniplásticos de 5,10 Y 20 ml
	Scandinibsa	Mepivacaína	1% y 2% amp 2 y 10 ml
	Scandinibsa Dental	Mepivacaína	3% cartuchos 1,8 ml y amp de 2 ml
	Citanest	Prilocaína	0,5 % amp, 1% amp, 2% amp, 4% amp y cartuchos
	Procaína Serra	Procaína	1% y 2% amp 5 y 10 ml
	Naropin	Ropivacaína	2 mg/ml amp de 10, 20 ml y bolsas de 100 y 200 ml; 7,5 mg/ml y 10 mg/ml amp de 10 y 20 ml
	Anestesia Topi Braun s/A	Tetracaína	1% vial 20 ml
	Lubricante Urol Organon	Tetracaína	0,75% pomada 25 g
	Anestesia Loc Braun c/A*	Procaína	100 mg en viales al 1% y 200 mg en viales al 2%
	Anestesia Loc Braun s/A	Cincocaína/Procaína	2,5 mg/200 mg c/amp
	Anestesia Topi Braun c/A*	Tetracaína	10 mg/ml
	Articaína 4% c/E*	Articaína	72 mg/unidad
	Carbocaína*	Tetracaína	30 g/100 ml
	Citanest octapressin*	Prilocaína	54 mg/cartucho y 60 mg/amp
	Emla	Lidocaína/prilocaína	25 mg/25 mg c/parche y c/g Crema
	Llorentecaína Noradrenal*	Lidocaína	1 g/vial 2%
	Meganest*	Articaína	40 mg/ml
	Neocones*	Tetracaína	1 mg/comp
	Scandinibsa C/epinefrina	Mepivacaína	10 mg/ml amp 1% y 20 mg/ml amp 2%
	Stoma Anestesia Dental*	Lidocaína	30 mg/amp
	Topicaína Braun*	Benzocaína/Tetracaína	14 g/2 g c/100 ml
	Topicaína Organon*	Butacaína/Benzocaína/Tetracaína	10 mg/140 mg/20 mg c/ml
	Ultracain Epinefrina*	Articaína	40 mg/ml

Tabla III • Especialidades farmacéuticas con anestésicos locales en su composición
(continuación)

Grupo terapéutico	Especialidad farmacéutica	Anestésico	Dosis
	Xilonibsa Epinefrina*	Lidocaína	20 mg/ml
	Xylonor*	Lidocaína	15 g/100 ml
	Xylonor Especial 2%*	Lidocaína	36 mg/cartucho
	Dermovagisil	Lidocaína	20 mg/g
Calmantes de dolores dentales	Dentispray	Benzocaína	5% soluc 5 ml
	Hurricaine	Benzocaína	20% gel y soluc
	Curadent	Lidocaína	2 y 5% gel
	Dentikrisos*	Benzocaína/Tetracaína	140 mg/20 mg c/ml
	Dentol Tópico*	Procaína	1 g/100 ml
	Neodesfila Kin*	Lidocaína	10 mg/ml
	Sanaden Reforzado*	Benzocaína	25 mg/ml
	Tangenol*	Procaína	4,5 g/100 g
Calmantes de molestias de la dentición	Nani Pre Dental*	Lidocaína	500 mg/100 ml
Antisépticos bucales tópicos	Co Bucal*	Procaína	100 mg/100 ml
Antiinfecciosos para tratamiento oral local	Racestyptine	Lidocaína	6,5 g/frasco
Colagogos y coleréticos	En asociación	Neocolan*	Procaína 200 mg/comp
Enzimas digestivos	Nulacin Fermentos*	Procaína	100 mg/comp
Antihemorroidales tópicos con corticoides	Anso*	Lidocaína	20 mg/g
	Antihemorroidal Cinfa*	Benzocaína	15 mg/g
	Hemodren Compuesto*	Amilocaína/ Benzocaína	25 mg/25 mg c/sup; 15 mg/15 mg c/g pomada
	Hepro*	Lidocaína	300 mg/sup
	Neo Analsona*	Benzocaína	15 mg/sup y g de pomada
	Proctium*	Lidocaína	4 mg/g
	Ruscus Llorens*	Cincocaína/Procaína	1 mg/sup; 5 mg/g de pomada
	Scheriproct*	Cincocaína	5 mg/g
	Synalar Rectal*	Lidocaína	20 mg/g
	Trigon Rectal*	Lidocaína	50 mg/g

Tabla III • Especialidades farmacéuticas con anestésicos locales en su composición
(continuación)

Grupo terapéutico	Especialidad farmacéutica	Anestésico	Dosis
Antihemorroidales	Hemonet	Tetracaína	8,75 mg/toallita
tópicos	Hemoal*	Benzocaína	30 mg/g
sin corticoides	Titanorein Lidocaína*	Lidocaína	20 mg/g
Antihistamínicos	Curapic*	Lidocaína	5 mg/g
tópicos	Oxidermiol Antihist*	Benzocaína	50 mg/g
Otros	Lanacane	Benzocaína	3% crema 30 g
antipruriginosos	Aeroderm	Lidocaína	5% pomada 30 g
	Balsabit	Pramocaína	1% gel 50 g
	Pramox	Pramocaína	1% gel 50 g
	Curine*	Lidocaína	25 mg/ml
Otros cicatrizantes	Cicatral*	Benzocaína	20 mg/g
incluy. combinaciones	Mastiol*	Benzocaína	10 mg/g
Corticoides tópicos	Grietalgen Hidrocort	Benzocaína	20 mg/g
asoc. a antibióticos	Kanapomada	Lidocaína	10 mg/g
Otras asoc. de corticoides tópicos con antiinfecciosos	Cremsol*	Benzocaína	1 mg/g
Emolientes y protectores dermatológicos	Grietalgen*	Benzocaína	20 mg/g
Callicidas	Callicida Rojo Escaned*	Benzocaína	2 g/100 ml
	Callívoro Marthand*	Benzocaína	2,86 mg/cm^2
Antisepticos	Solarcaine*	Benzocaína	495 mg/100 g
y desinfectantes	Pomada Quemaduras Asens	Benzocaína	2 g/100 g
	Capota*	Benzocaína	1 g/100 g
Antitusígenos	Caltoson Balsámico*	Benzocaína	1 mg/comp
asociados a otras	Tos Mai*	Benzocaína	0,2 mg/comp
sustancias	Vicks Fórmula 44*	Benzocaína	1 mg/comp

Tabla III • Especialidades farmacéuticas con anestésicos locales en su composición (continuación)

Grupo terapéutico	Especialidad farmacéutica	Anestésico	Dosis
Antiinfecciosos faríngeos de acción tópica inc. anestésicos	Gartricin	Benzocaína	5 mg/comp
	Angileptol*	Benzocaína	4 mg/comp
	Anginovag*	Lidocaína	1 mg/ml
	Bucodrin*	Benzocaína	2,5 mg/comp
	Bucometasana*	Benzocaína	15 mg/comp
	Bucospray*	Benzocaína	0,75 mg/unidad aerosol
	Dequadin Complex*	Lidocaína	520 mcg/unidad aerosol
	Diformiltricina*	Benzocaína	3 mg/comp
	Drill Pastillas*	Benzocaína	2 mg/pastilla
	Drill Pastillas Miel Ros*	Benzocaína	2 mg/pastilla
	Edifaringen*	Benzocaína	0,2 mg/comp
	Eupnol*	Procaína	0,52 mg/comp
	Faringesic*	Benzocaína	5mg/comp
	Gargaril*	Benzocaína	2mg/comp
	Garydol*	Benzocaína	2 mg/comp
	Gradin Del D Andreu*	Benzocaína	2,5 mg/comp
	Hibitane*	Benzocaína	2 mg/comp
	Miozets*	Benzocaína	2 mg/comp
	Pastillas Koki Ment Tiro*	Benzocaína	2 mg/comp
	Phonal*	Benzocaína	1 mg/comp
	Resorborina*	Benzalconio	5 mg/5ml
	Resorborina Spray*	Tetracaína	1 mg/ml
	Roberfarin*	Oxetacaína	0,5 mg/ml
	Sedofarin Spray*	Benzocaína	10 mg/ml
	Strepsils con Anestésico*	Lidocaína	2 mg/comp
Antiinflamatorios tópicos sin corticoides	Doctofril Antiinflamat*	Lidocaína	20 mg/g
Rinológicos tópicos: descongestionantes adrenérgicos	Kanafosal*	Procaína	2 mg/ml
	Otonasal*	Procaína	2 mg/ml
Descongestionantes + antiinfecciosos + corticoides	Kanafosal Predni*	Procaína	2 mg/ml

Tabla III • Especialidades farmacéuticas con anestésicos locales en su composición
(continuación)

Grupo terapéutico	Especialidad farmacéutica	Anestésico	Dosis
Otros rinológicos tópicos incl. cromoglicato	Nasopomada*	Benzocaína	10 mg/g
Midriáticos	Fenilefrina Llorens*	Tetracaína	10 mg/ml
Corticoides oftalmológicos con antiinfec más descongestivos	Oftalmol Dexa*	Procaína	0,8 mg/ml
Descongestivos adrenérgicos de uso oftálmico	Coliriocilina Adren Astr*	Procaína	10 mg/ml
	Oftalmol Ocular*	Procaína	1,36 mg/ml
Anestésicos locales oftálmicos	Prescaína	Oxibuprocaína	Colirio 0,2% y 0,4%
	Colircusi Anestesi Doble	Oxibuprocaína/ tetracaína	4 mg/1 mg c/ml
	Colircusi Anestésico*	Tetracaína	5 mg/ml
	Colircuso Fluotest*	Oxiprocaína	4 mg/ml
Antibióticos y corticoides con anestésicos locales otológicos	Aldo Ótico*	Lidocaína	6,16 mg/ml
	Oto Difusor*	Benzocaína	4 mg/ml
	Otomidrin*	Lidocaína	20 mg/ml
	Otonina*	Benzocaína	2 mg/ml
	Otosedol Biótico*	Benzocaína	12,1 mg/ml
	Panotile*	Lidocaína	40 mg/ml
	Vinciseptil Ótico*	Tetracaína	1,33 mg/ml
Otros productos otológicos	Otalgan*	Procaína	10 mg/g
	Otogen calmante	Tetracaína	100 mg/ml
	Otosedol*	Procaína	12,6 mg/ml
Tónicos	Protergan*	Lidocaína	25 mg/vial

*: Especialidades farmacéuticas que contienen más de un principio activo en su composición.

La lidocaína se utiliza como anestésico local en la administración por vía IM de muchas especialidades farmacéuticas (antibióticos, corticoides sistémicos...) .

Anestesia local.
Técnica de infiltración y tipos

J.M. Arribas, J.R. Castelló, N. Rodríguez Pata

La mayoría de las lesiones que intervenimos en cirugía menor precisan de 3-6 ml de anestésico para conseguir una correcta anestesia de la zona a intervenir. Dicho volumen se introduce extravascularmente en el tejido subcutáneo y en la dermis. Allí actuará sobre las terminaciones nerviosas, inhibiendo su excitación.

La técnica para conseguirlo se denomina infiltración.

Técnica de infiltración

Para realizar la técnica de anestesia por infiltración necesitamos los siguientes materiales:

• Guantes y gasas estériles.

• Povidona yodada.

• Jeringas desechables (2, 5, 10 ml).

• Agujas desechables subcutánea (naranja 25 G), intramuscular (azul 23 G).

• Contenedor de residuos.

• Lidocaína 1%, ampollas de 10 ml, o bien, Mepivacaína 1%, ampollas de 2-10 ml.

• Vasoconstrictor (adrenalina al 1:100.000-200.000) en la misma ampolla ya preparada o preparar de acuerdo con lo descrito en el capítulo 38 de esta sección.

1. Previa antisepsia, se realiza la primera punción (en un poro cutáneo) con una aguja de calibre fino, subcutánea, de 25 G (las punciones son menos dolorosas). Se produce un primer **habón subdérmico**

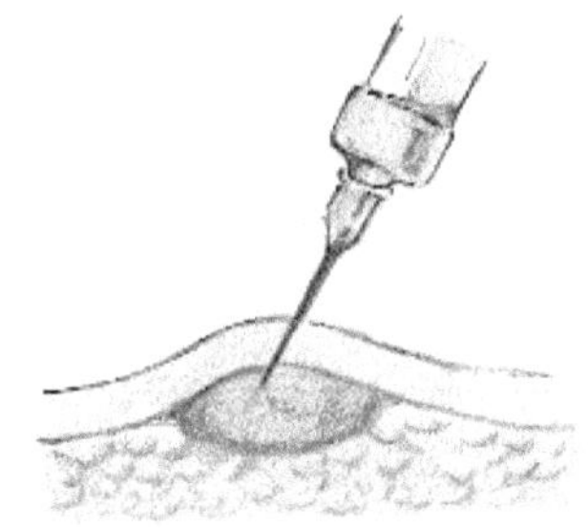

Figura 1. Infiltración dérmica superficial o intraepidérmica que provoca un habón.

(aguja inclinada 45° respecto a la piel) con 0,5-1 ml del anestésico (fig. 1). Sobre este habón se aplica un ligero masaje para que el anestésico se extienda entre los tejidos. No realizar este primer habón en la dermis pues es muy doloroso.

2. A partir del punto de entrada, se efectuará la **infiltración subcutánea de campo**. Así la aguja se introducirá por el habón inicial, con una angulación < 30°.

La introducción del anestésico se realizará preferentemente *"en retirada de la aguja"*: 1) Se introduce la aguja hasta la profundidad deseada. 2) Se aspira para confirmar que no estamos en un lecho vascular. 3) Se retira lentamente mientras se presiona el émbolo de la jeringa (fig. 2).

Otra modalidad consiste en introducir el anestésico a la par que la aguja (fig. 3). Esta manera de introducir el anestésico presenta potenciales riesgos de introducir en un vaso

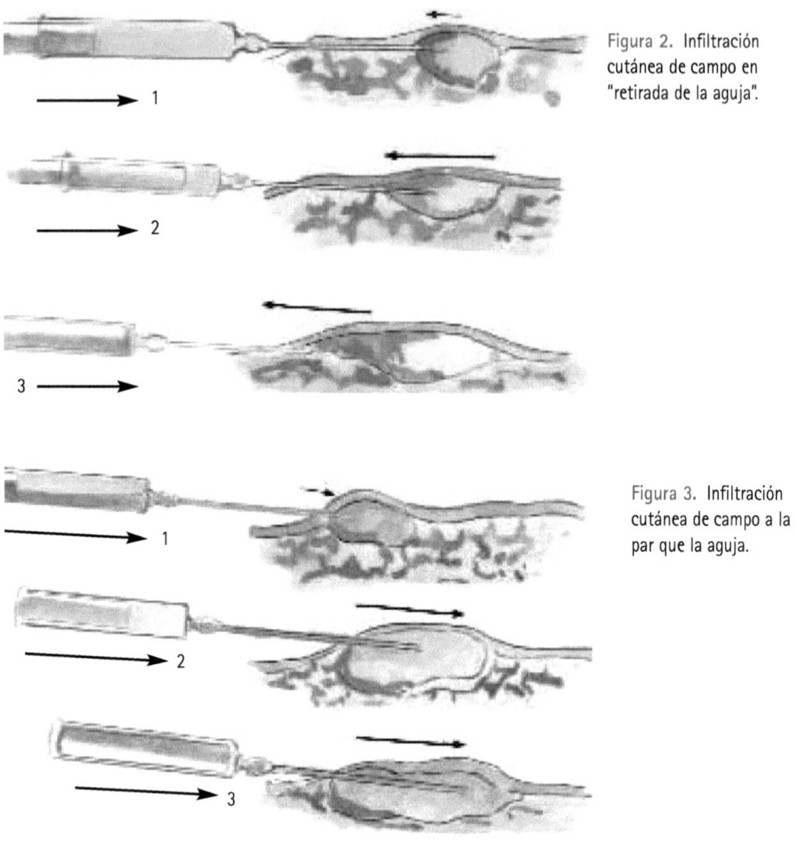

Figura 2. Infiltración cutánea de campo en "retirada de la aguja".

Figura 3. Infiltración cutánea de campo a la par que la aguja.

el líquido anestésico sin que nos percatemos. Por ello es siempre recomendable utilizar la alternativa anterior.

Tipos de infiltración

Existen tres formas para la infiltración del anestésico local (fig. 4):

1. infiltración angular

2. infiltración perifocal

3. infiltración lineal

Indicación de cada tipo de infiltración

La elección depende del tipo de intervención, del tamaño de la zona a anestesiar y de las características de la lesión.

1. **Infiltración angular en las lesiones superficiales** (nevus, dermatofibromas, son susceptibles de la infiltración angular).

2. **Infiltración perifocal en las lesiones subcutáneas de tipo quistes, abscesos o lipomas.** Esta forma es también útil para las lesiones

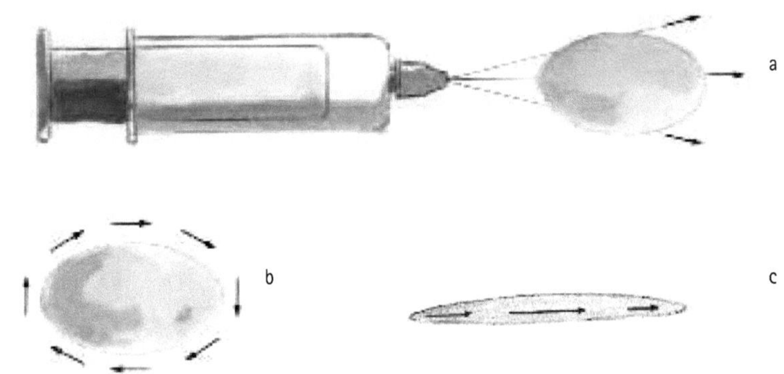

Figura 4. Tipos de infiltración: a) Infiltración angular. b) Infiltración perifocal. c) Infiltración lineal.

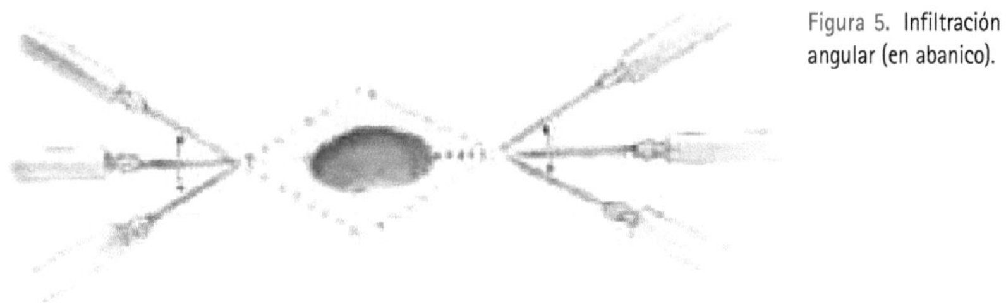

Figura 5. Infiltración angular (en abanico).

superficiales, pero no es aconsejable realizar la angular en las descritas en este apartado, por el riesgo de puncionar el quiste, absceso, etc., durante la anestesia.

3. **Infiltración lineal en las incisiones lineales** (como en el caso de la línea incisional de la extirpación de los lipomas) y **en las laceraciones de la piel** (se infiltrarán siguiendo los márgenes de la misma de forma lineal perilesional o intralesional).

Técnica de infiltración angular

A partir del punto de entrada, se infiltra el anestésico siguiendo tres o más direcciones diferentes, a modo de abanico. Para cambiar la dirección, la aguja saldrá del punto de entrada con el fin de evitar laceraciones de los tejidos.

En cualquier lesión cutánea se hará la infiltración a partir de dos puntos de entrada, cada uno situado a un lado de la lesión, de manera que una línea que una ambos puntos coincida con el eje mayor de la lesión (fig. 5). Son aconsejables márgenes generosos para no tener que administrar de nuevo anestesia antes de finalizar la intervención. Se calculará la longitud de la aguja según el tamaño de la lesión y la modalidad de la infiltración.

Otra alternativa consiste en puncionar una sola vez. En este caso se pincha, además, dentro del huso de la piel que se va a retirar, con lo que la lesión tisular, dependiente de la anestesia, es la menor posible (fig. 6).

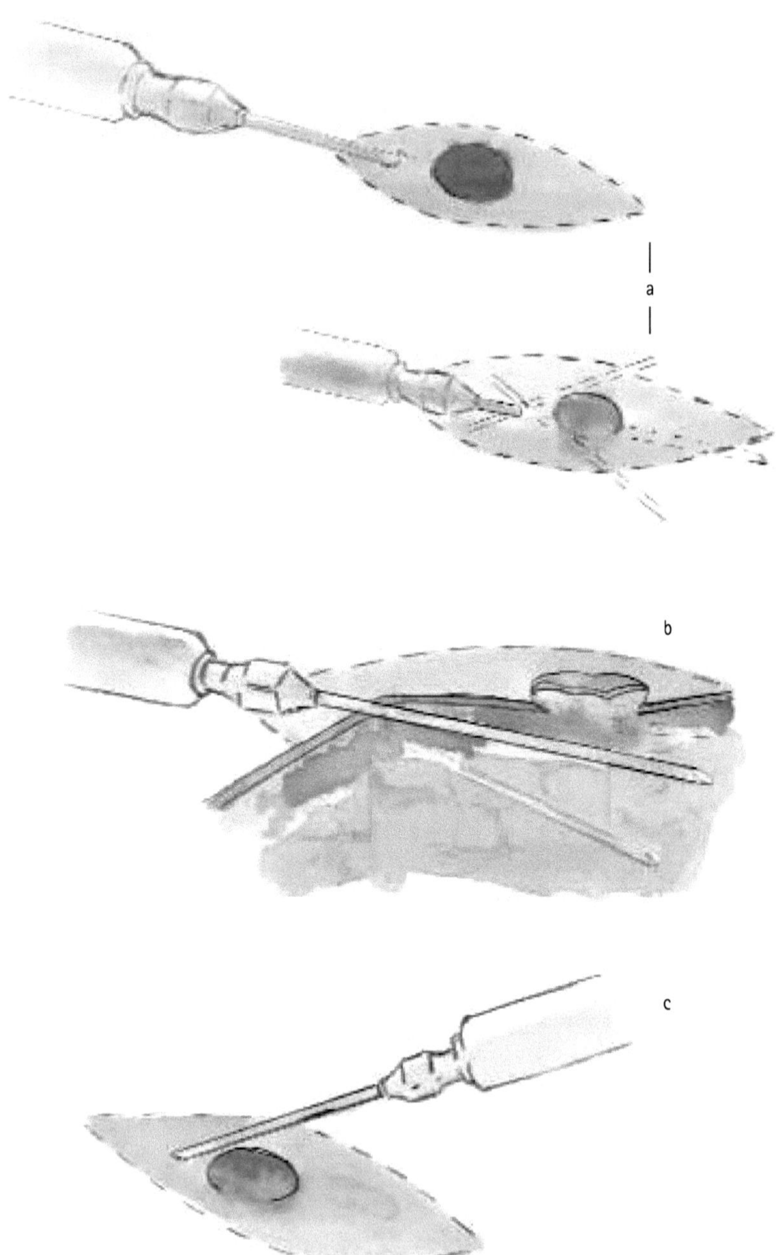

Figura 6. Infiltración angular con una sola punción siguiendo los pasos a, b y c.

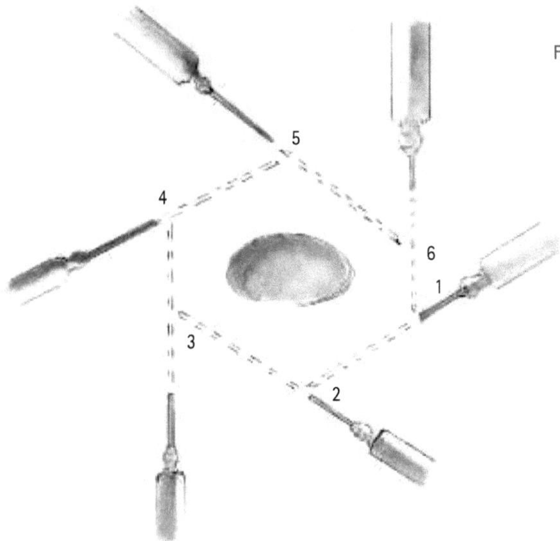

Figura 7. Infiltración perilesional.

Técnica de infiltración perifocal

A partir de cada punto de entrada se infiltrará el anestésico en una única dirección, de manera que se rodea la lesión mediante diferentes infiltraciones, cada una con su propio punto de entrada, formando una figura poliédrica y dejando un margen de seguridad generoso para no puncionar la lesión que se pretende bloquear (fig. 7).

Las punciones sucesivas se superponen, es decir, se van realizando sobre tejido ya impregnado el anestésico, con lo que el dolor de la punción dérmica será mayor solamente en la primera punción.

Se empleará, como en el caso de la técnica angular, la longitud de la aguja que se desee con respecto al punto de entrada.

Técnica de infiltración lineal

Se realiza la infiltración siguiendo la línea en donde se realizará la incisión de forma consecutiva, imbricándose cada pinchazo en el siguiente hasta completar todo el territorio a anestesiar.

Si la lesión que se va a intervenir es una laceración cutánea, se infiltrará directamente en sus labios de forma lineal e imbricada (fig. 8a). Si la herida es contusa y tiene bordes irregulares, es preferible utilizar una

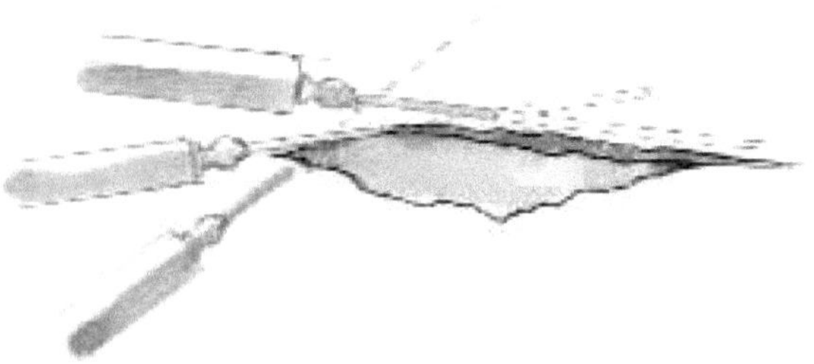

Figura 8a. Infiltración lineal e imbricada

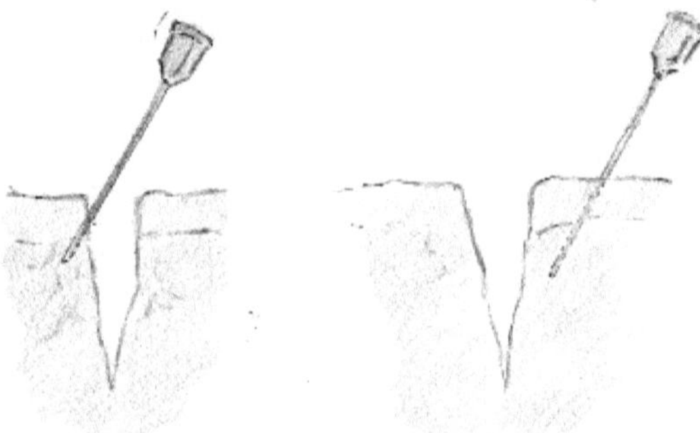

Figura 8b. Modalidades de infiltración lineal en heridas.

técnica perilesional desde la zona no lesionada, siguiendo linealmente los márgenes de la herida para no introducir contaminación microbiana (fig. 8b).

Comentario final

La anestesia local por infiltración es la técnica más apropiada para la mayoría de los procedimientos de cirugía menor en la piel. Por lo general, es posible usar mezcladas varias modalidades: angular, lineal y perilesional, aunque en las lesiones quísticas (abscesos, quistes epidérmicos, etc.) es más aconsejable sólo la infiltración perilesional.

Anestesia locorregional (I): bloqueo digital

J.M. Arribas, J.R. Castelló, A. Cerdán

Esta modalidad de anestesia local se caracteriza por el **bloqueo de un nervio periférico** con el objetivo de obtener **anestesia en el territorio inervado por el mismo.**

Las **ventajas** de los bloqueos son:

• mayor duración de acción anestésica

• ausencia de distorsión del territorio a intervenir

Las principales **desventajas** son:

• la posibilidad de daño neural directo (neuritis por infiltración) o por compresión si se origina algún hematoma (o por el mismo líquido).

• y la mayor lentitud de acción: el tiempo de latencia es mayor.

Antes de comentar diversos aspectos de la anestesia locorregional, es importante subrayar que, sin un buen **conocimiento de la anatomía**, el determinante principal del éxito de un bloqueo nervioso será la suerte y no la habilidad técnica.

Existen múltiples aplicaciones de la anestesia regional (anestesia epidural en el parto, cirugía mayor de corta estancia). En todas ellas su realización está supeditada a la experiencia y a que la indicación y el medio de actuación sean los adecuados.

En medicina de familia se realizan bloqueos digitales (lesiones en los dedos de las manos y de los pies), dada su sencillez, y sólo excepcionalmente otros bloqueos nerviosos periféricos, ya que éstos requieren un conocimiento anatómico preciso del **trayecto del nervio** y

suficiente **experiencia en la realización de la técnica.**

Bloqueo digital

El bloqueo digital permite actuar sobre lesiones en los dedos. Éstos son **zonas hipersensibles**, sobre todo por su **cara ventral**, y las lesiones traumáticas e infecciosas resultan muy frecuentes.

Indicaciones

Lesiones de los dedos (suturas de laceraciones, desbridamiento de heridas, lesiones de tejidos blandos, panadizo, cuerpos extraños) y en la patología de la uña (paroniquia, uña encarnada, biopsia ungueal).

Material necesario

(Véase el cap. 40 de esta sección).

Elección del anestésico local

Usaremos como anestésico local para los bloques digitales mepivacaína al 1-2%, o bien lidocaína al 1% ¡sin vasoconstrictor!

Además, sea cual sea el fármaco elegido, la dosis total debe estar dentro de los límites de seguridad aceptables y ya comentados con anterioridad. Se debe tener presente que **las concentraciones más elevadas de anestésicos locales** no son las más apropiadas para el **bloqueo de nervios periféricos.**

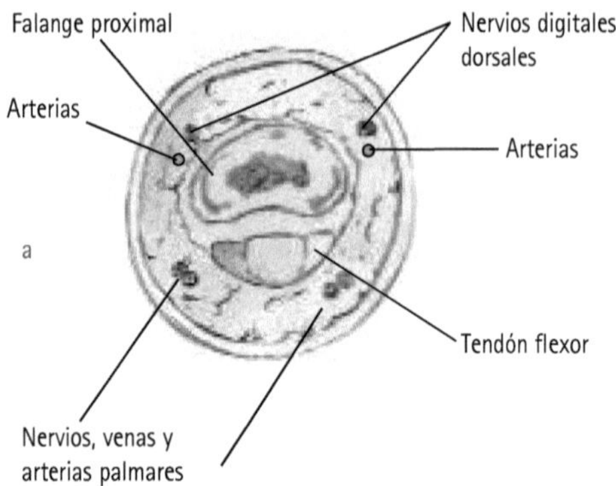

Figura 1. Situación de las ramas de los nervios digitales dorsales y palmares. Sección trasversal (a) y visión longitudinal (b).

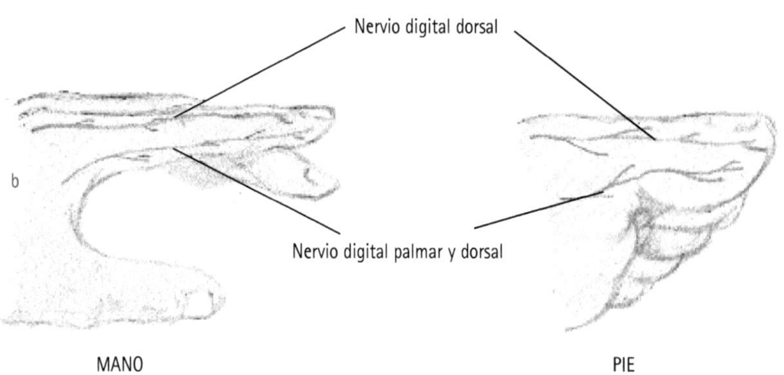

Contraindicaciones

Inyección a través de zonas infectadas, además de las generales descritas en el capítulo 38 de esta sección respecto de alergias, etc.

Advertencias:

- No rebasar la dosis tóxica de anestésico local (véase el cap. 38 de esta sección).

- **No administrar vasoconstrictor en los bloqueos digitales.**

- El dolor intenso durante la inyección sugiere que el bisel de la aguja está situado en el interior del haz nervioso, y se debe detener la inyección y cambiar ligeramente la posición de la aguja (retirar despacio hasta que no duela).

- Aspirar antes de inyectar; en este tipo de anestesia, se coloca la punta de la aguja muy cerca de las venas y arterias importantes.

Procedimiento

Se describe a continuación la anestesia troncular de dedos de manos y pies, cuya técnica es igual en ambos casos.

Los nervios que inervan los dedos están situados a cada lado de la falange. Existen 2 ramas a cada lado: las ramas dorsales **(nervio digital dorsal)**, situadas a las "10 horas" y a las "2 horas" si observamos el dedo en corte transversal. Y los **nervios digitales palmares** (plantares), localizados en las "5 horas" y "7 horas", como se ve en la figura 1a y b.

Pasos de la técnica (*)

1. Limpieza del dedo que vamos a infiltrar con solución antiséptica.

2. Se introduce una fina aguja en la base de la falange proximal (fig. 2a) en una localización dorsal y lateral. La aguja se introduce hasta el punto en el que se calcula que está situado el nervio colateral digital palmar (fig. 2b) y, previa aspiración, se inyecta 1 ml de anestésico local.

3. Se retira la aguja hasta inmediatamente por debajo de la piel a la vez que se aspira de nuevo y se inyecta 1 ml a lo largo de la cara dorso-lateral, en la localización teórica de la rama dorsal del nervio digital. A continuación la aguja ahora se introduce en el lado opuesto (fig. 2c) realizando la misma maniobra.

4. Otra alternativa ortodoxa para bloquear el dedo es pinchando, como se observa en la figura 3. Obsérvese cómo desde la zona intermedia de cada lateral del dedo se impregna el anestésico en las ramas palmar y dorsal de cada lado de la misma manera (figs. 3b y 3c).

(*) Existen variantes que preconizan algunos autores. Así, puede realizarse la infiltración desde el dorso del dedo en la zona central y desde la dicha inserción inicial se avanza a los laterales del dedo, variando el ángulo de la orientación de la aguja, y se inyecta una roncha subcutánea a través del dorso y lateral del dedo; primero en un lado y luego en otro (fig 4). Esta acción se preconiza como idónea al permitir sólo un único pinchazo, sin embargo no es suficiente pues no llega a anestesiar la rama digital palmar de ambos lados y por ello casi siempre precisa de pinchazos suplementarios que bloqueen dichas ramas palmares.

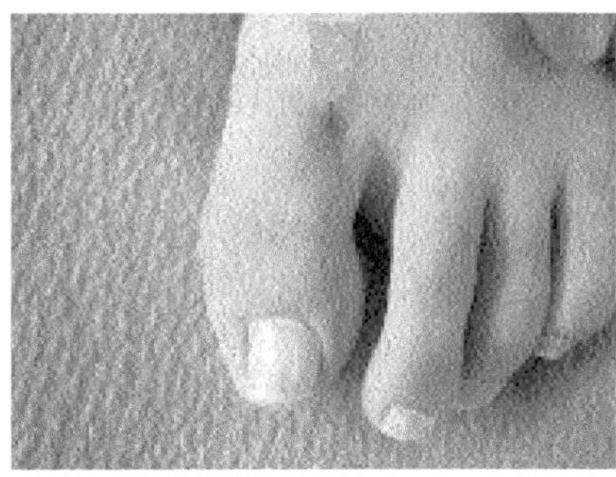

a

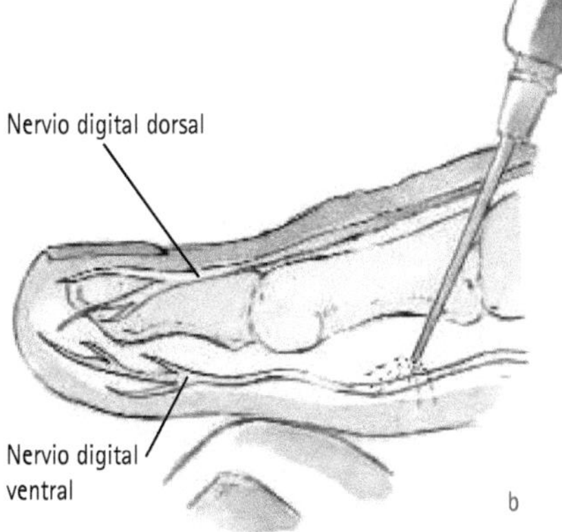

b

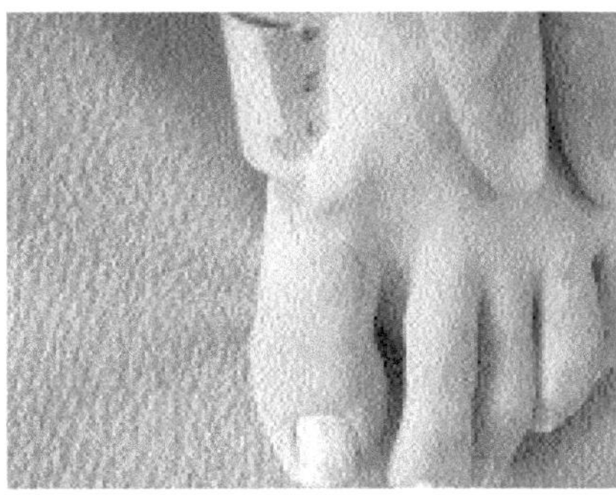

c

Figura 2. Bloqueo digital del dedo del pie (a). Detalle de la localización de la aguja y de los nervios digitales (b). Pinchazo en el otro lado para completar el bloqueo (c).

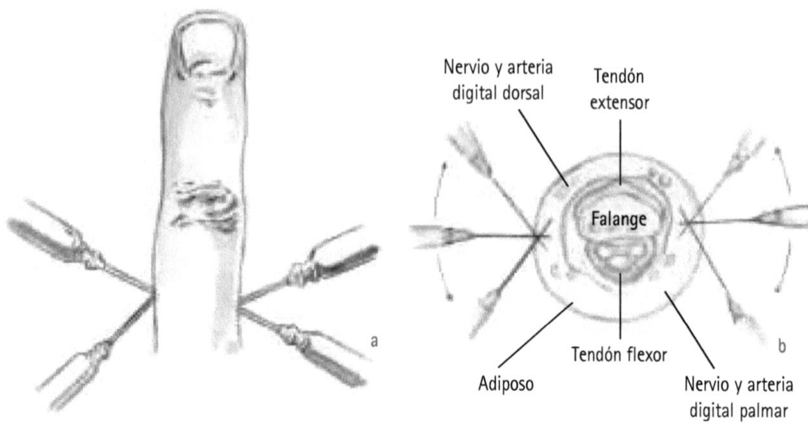

Figura 3. Bloqueo digital del dedo de la mano buscando desde el centro las zonas donde están los nervios palmar y dorsal (a). Detalle (b).

5. Es crucial esperar que transcurran de 10 a **15 minutos** para que se difunda el anestésico y el bloqueo sea completo. El **volumen total inyectado no debe superar los 4 ml**, debido a que volúmenes mayores pueden comprimir los vasos digitales y producir isquemia. Por la misma razón y como ya se dijo antes, nunca se utilizarán vasoconstrictores.

Bloqueo digital intermetacarpiano

Se utiliza en la mano para reparar laceraciones complejas de los dedos y para reducir fracturas de cualquier dedo. Es una técnica muy útil pero poco utilizada en el medio ambulatorio.

Procedimiento

1. **Posición de la mano:** la mano del paciente se coloca en posición palmar hacia arriba y con la unión metacarpofalángica del dedo afectado ligeramente hiperextendida.

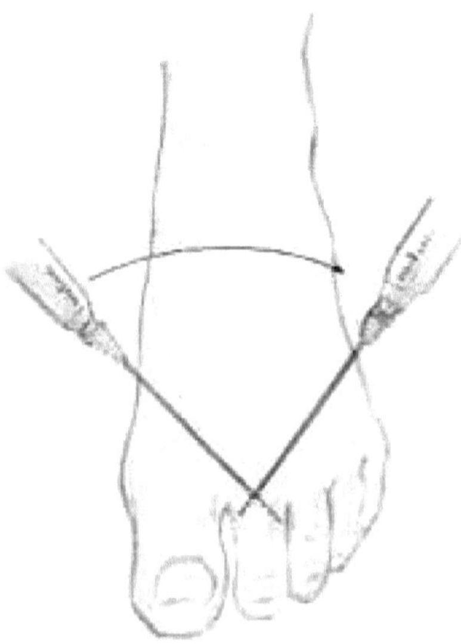

Figura 4. Bloqueo digital del dedo del pie. Variante de un solo pinchazo (véase el texto).

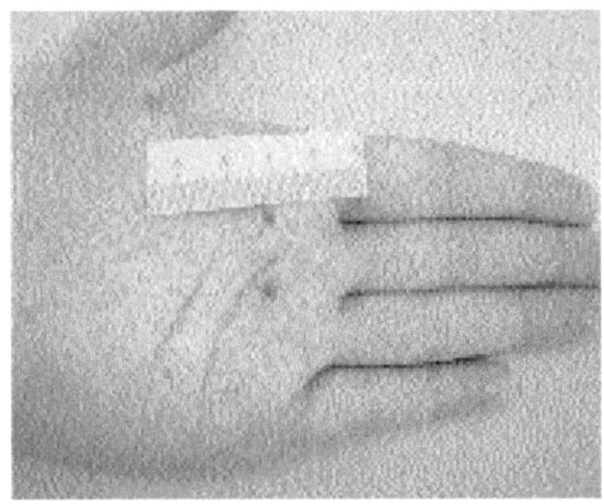

Figura 5. Localización de la zona de inserción de la aguja.

2. **Localización del punto de inserción:** a la altura del pliegue palmar distal a ambos lados del metacarpiano Esta localización de la inserción también puede realizarse en el punto situado a 2 cm por encima de la comisura interdigital (fig. 5).

3. **Realización de la infiltración:**

   a. Limpieza de la zona que vamos a infiltrar con solución antiséptica

b. Se introduce una fina aguja en la zona elegida de inserción (Fig. 6a) y se inyectan 1-2 ml de anestésico a lo largo de los nervios digitales (Fig. 6b). Al inyectar el anestésico local notaremos que se rellena. Esto anestesia los lados adyacentes de los dedos. Para bloquear un dedo completo hay que infiltrar el espacio vecino.

Comentario final

El bloqueo digital con anestésicos locales es una técnica sencilla pero que precisa del conocimiento anatómico de los nervios interdigitales. Se realizará en la zona proximal de la falange proximal del dedo y nunca con vasoconstrictor.

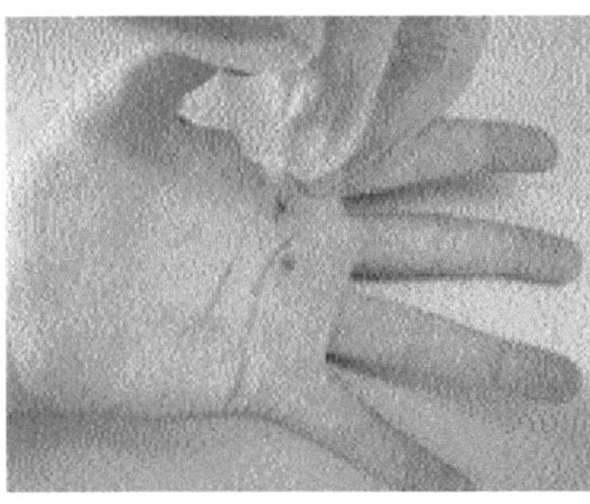

a

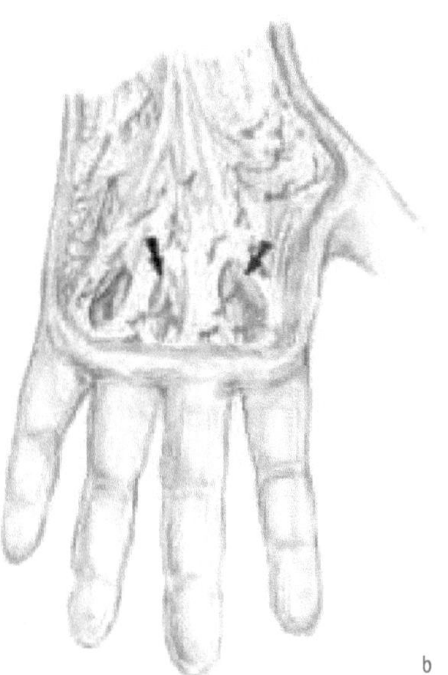

b

Figura 6.
Bloqueo inter-metacarpiano: obsérvese cómo la metacarpo-falángica del dedo afectado está ligeramente hiperextendida (a). Detalle anatómico (b).

Anestesia locorregional (II): cabeza y cuello

J.M. Arribas, M. Beltrán, J.R. Castelló

Aunque la mayor parte de los procedimientos de cirugía menor en la región facial, así como el tratamiento de las heridas producidas en dicha área se realizan con infiltraciones anestésicas directas, sin embargo, en ocasiones deben efectuarse bajo técnicas de anestesia por infiltración troncular. Por otra parte, la realización de anestesia tópica en la mucosa ocular permite llevar a cabo ciertos procedimientos evitando la punción propia de la infiltración.

La anestesia regional en el territorio cervicofacial está menos extendida que otro tipo de bloqueos regionales, como el de las extremidades, debido al desarrollo de una anestesia general muy segura en esta área. Sin embargo, el conocimiento de algunos bloqueos tronculares del área facial es de gran utilidad siempre que la complejidad técnica no sea limitante en su utilización.

El bloqueo troncular facial presenta, respecto a la infiltración local, además, **las ventajas propias de la anestesia locorregional:**

- Resulta menos dolorosa.

- Requiere menos cantidad de anestésico para áreas mayores.

- No distorsiona el tejido que se va a tratar, no alterando los márgenes de las lesiones.

- El punto de bloqueo se encuentra alejado de las áreas a tratar, hecho importante en heridas contaminadas.

- Ahorra tiempo.

- Permite trabajar sobre áreas extensas, con menos riesgo que la anestesia general.

- La vía intraoral resulta muy cómoda para el paciente y para el médico.

Sin embargo presenta ciertos inconvenientes:

- No proporciona un efecto vasoconstrictor local, típico de la infiltración de anestésico local asociado a adrenalina.

- Requiere un conocimiento anatómico apropiado y experiencia y monitorización previas.

En este capítulo se desarrollarán las técnicas locorregionales más prácticas y seguras.

Antes incluiremos unas consideraciones generales.

Consideraciones generales

Indicaciones

Está indicado en la reparación de laceraciones o en la extirpación de lesiones cuando se den las siguientes circunstancias:

- Cuando se precisa anestesiar un espacio muy amplio y en condiciones de limpieza.

- Cuando preveamos que sobrepasaremos los límites de dosificación.

- Exista infección en la zona o en la periferia.

- Cuando sea muy importante no distorsionar la zona a reparar con el fin de que el resultado sea óptimo.

Asimismo se usa para control del dolor cráneo-facial en algunas patologías.

Contraindicaciones

- Está contraindicado cuando hay sospecha de alergia (véase cap 38 de esta sección).

- Si existe riesgo de hematomas (pacientes con alteraciones de la coagulación o que toman anticoagulantes orales) o que hayan sufrido traumatismo importante en la zona.

- Pacientes no colaboradores (niños o bien aquellos con dificultad para entender la técnica).

Complicaciones

- El **síncope** es más habitual debido a la localización que asusta más.

- **Rotura de la aguja.** Es muy rara pero se debe evitar teniendo la precaución de no introducir nunca completamente la aguja.

- **Hematoma:** raro.

- **Parestesia local:** indica daño del nervio bien por la aguja o por el líquido; puede ser pasajero o permanente.

- **Úlcera isquémica:** cuando se usa en zonas mal perfundidas (paladar duro) y con vasoconstrictor a concentración inadecuada (no sucede si la dilución de la adrenalina es de 1:100.000 – 1:200.000).

- **Zona pálida:** ocurre en el lugar de la inyección por la presencia del vasoconstrictor. Si sucede lejos de la zona de inyección es posible que sea debido a inyección intravascular. No requiere tratamiento.

- **Taquicardia:** puede ocurrir derivado del dolor de la inyección, pero es más posible que se deba a inyección intravascular.

- **Parálisis:** se debe a anestesia inadvertida del nervio facial. Es temporal.

- **Alteración visual:** es rara complicación que se debe posiblemente a vasospasmo o inyección intra-arterial. Sucede generalmente en la infiltración del nervio infraorbitario y se recupera normalmente en unos 30 min.

Anestesia ocular oftálmica

La anestesia tópica ocular resulta de extrema utilidad en la **valoración diagnóstica** de lesiones tales como:

- Laceraciones y abrasiones corneales.

- Quemaduras oculares, originadas por agentes físicos o químicos.

- Úlceras corneales, sobre todo las producidas por cuerpos extraños y lentes de contacto.

La anestesia tópica elimina el dolor y permite una exploración cómoda, al descartar el blefarospasmo y el lagrimeo.

Advertencia: **se realizará la anestesia tópica siempre tras la valoración sensorial y la visual.**

Materiales

Colirio anestésico (véase el cap. 39 de esta sección).

Procedimiento

1. Se indica al paciente que dirija la mirada hacia arriba.

2. Se aplican dos gotas en la conjuntiva tarsal inferior (fondo de saco inferior), no directamente sobre la córnea (fig. 1).

La tetracaína tiene una latencia de tres o cuatro minutos y su efecto permanece durante 30 a 40 minutos.

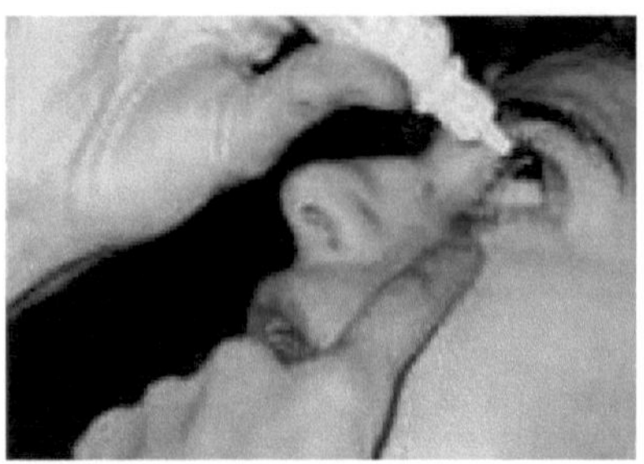

Figura 1. Aplicación correcta de la anestesia oftálmica.

Bloqueo troncular facial

Recuerdo anatómico

La inervación sensitiva cervicofacial corresponde principalmente al quinto par craneal (nervio trigémino) y a ramos sensitivos del plexo cervical (C2 y C3, principalmente).

Las fibras sensitivas del nervio trigémino alcanzan el macizo facial a través de tres ramas, oftálmica, maxilar y mandibular, mediante la hendidura esfenoidal, agujero redondo mayor y agujero oval, respectiva-mente. La tabla I resume las divisiones del nervio trigémino y la figura 2 (a y b), la distribución sensitiva de las mismas.

Resulta de especial interés la alineación anatómica del agujero o de la escotadura supraorbitaria, el agujero infraorbitario y el agujero mentoniano, en una línea vertical trazada desde la pupila hasta la comisura oral. Esta línea permite situar la topografía de los **nervios supraorbitario-supratrocle-ar, infraorbitario y mentoniano** (fig. 3).

Indicaciones

- Procedimientos de cirugía menor sobre áreas extensas de la región facial.

- Tratamiento de abrasiones, heridas y laceraciones faciales múltiples.

- Laserterapia de malformaciones vasculares faciales (angioma plano).

Material necesario

Véase el cap. 40 de esta sección. Se recomienda utilizar lidocaína o mepivacaína al 1% con o sin vasoconstrictor, con jeringa de 2 cc y aguja subcutánea.

Tabla I • Ramas del nervio trigémino (V par)

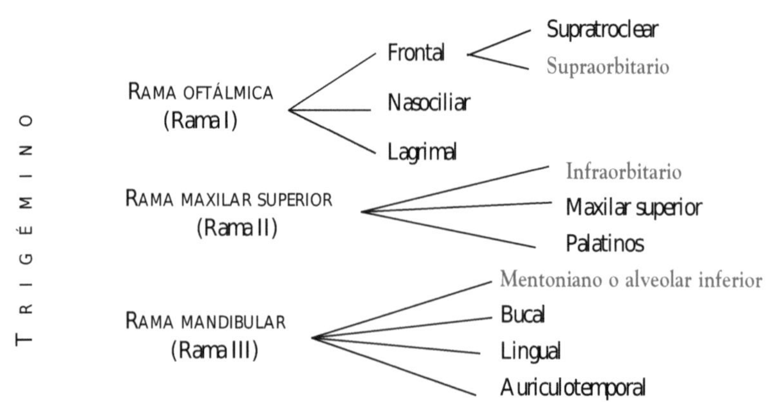

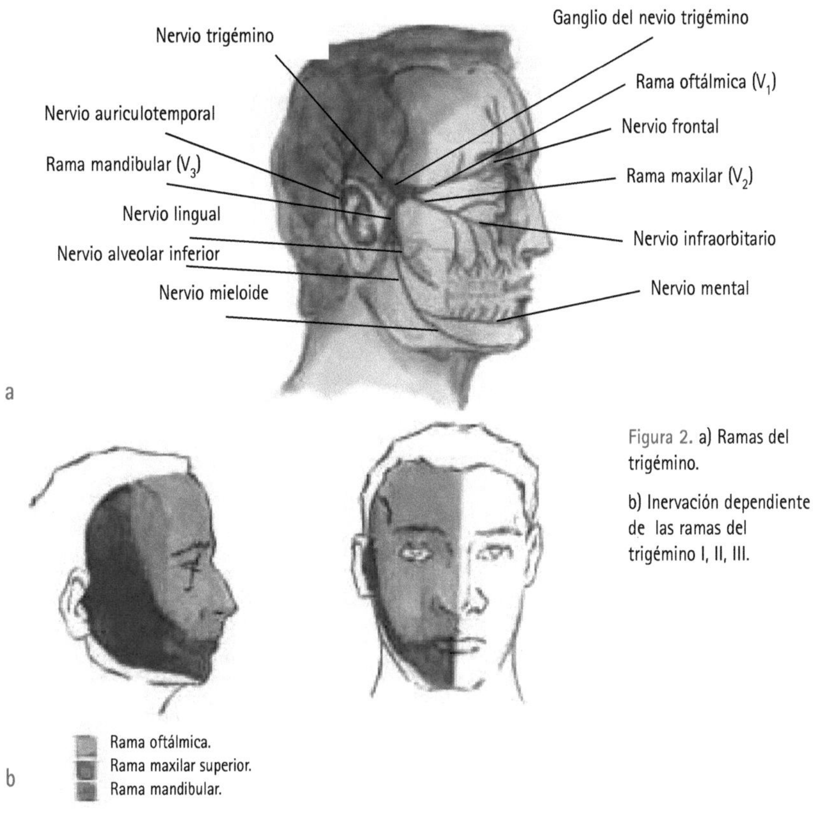

Figura 2. a) Ramas del trigémino.

b) Inervación dependiente de las ramas del trigémino I, II, III.

Procedimiento

Se detalla de forma pormenorizada en cada tipo de infiltración que se describe a continuación.

BLOQUEOS SUPRAORBITARIO Y SUPRATROCLEAR

Localización

Unión del tercio medial con el central de la arcada supraorbitaria. Esta infiltración permite anestesiar la mayor parte de la frente (fig. 4a).

Indicaciones

• Intervenciones quirúrgicas en la región frontal.

• Tratamiento de heridas profundas y abrasiones localizadas en la frente. No es aconsejable ante la presencia de fracturas orbitocraneales.

• Tratamiento del dolor postraumático en la región frontal.

Procedimiento (fig. 4)

1. Palpar el foramen supraorbitario, que se localiza justo en el borde superior a la

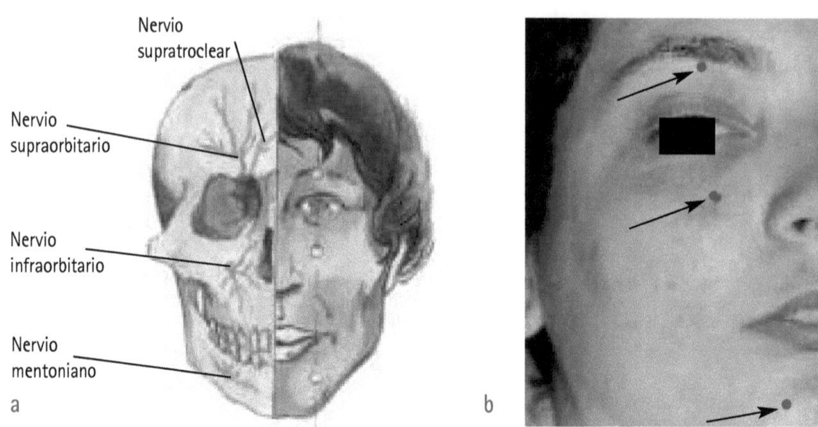

Figura 3. Orificio de salida de los nervios supratroclear, supraorbitario, infraorbitario y mentoniano. En la figura 3b los puntos corresponden a los orificios de salida.

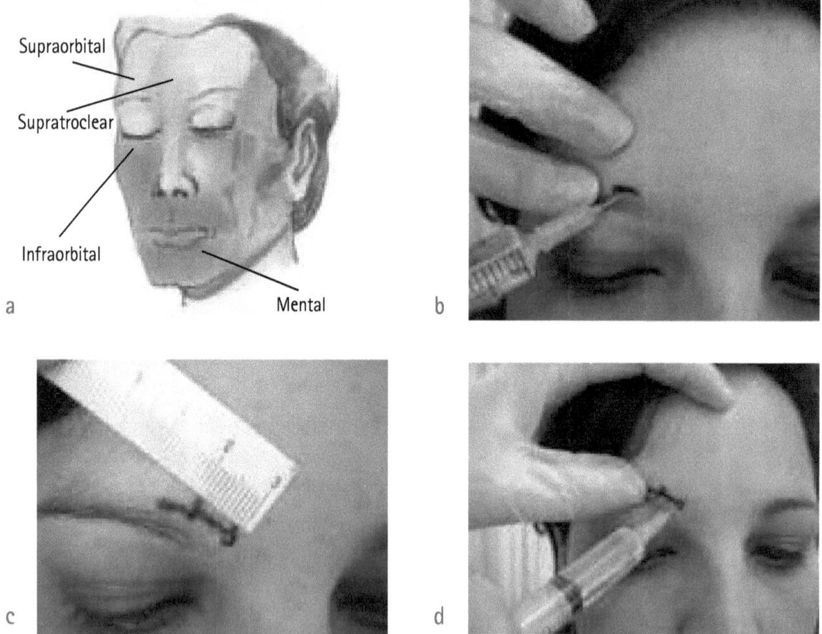

Figura 4. a) Zona anestesiada. b) Infiltración del nervio supraorbitario (con rotulador azul está señalada la escotadura del foramen supraorbitario). c) Localización del nervio supratroclear (1 cm por debajo y en el intermedio del foramen supraorbitario). d) Infiltración del nervio supratroclear (véase el texto).

muesca supraorbitaria. Este agujero está sobre una línea vertical con la pupila cuando el ojo está mirando hacia adelante.

2. Insertar la aguja justo encima de la muesca (fig. 4b) e inyectar 1-3 ml de anestésico. No es preciso inyectar directamente en el foramen para bloquear el nervio supraorbitario.

3. El nervio supratroclear puede ser bloqueado insertando la aguja a 1 cm por debajo y hacia la linea media del foramen supraorbitario (fig. 4c), quedándose la punta de la aguja al borde del hueso (fig 4 d).

BLOQUEO INFRAORBITARIO

Localización

Unión del tercio medial con el tercio central del reborde infraorbitario y a 0,5-1 cm por debajo del mismo (fig. 3a).

Indicaciones

- Procedimientos quirúrgicos en la región central de la cara: labio superior, mejilla y región lateronasal (fig. 5a).

- Diagnóstico diferencial en casos de neuralgia.

- Intervenciones odontostomatológicas.

Procedimiento

1. *Intraoral:* se palpa la porción central del reborde orbitario inferior con el dedo medio y se desciende 1 cm, localizando el agujero infraorbitario (flecha). Tras levantar y evertir el labio superior, se inyecta 1-3 ml del anestésico a través de la mucosa del vestíbulo, previa aspiración, hacia la flecha (fig. 5b).

2. *Extraoral:* se inyecta el anestésico por vía percutánea hacia la flecha (fig. 5c). Esta

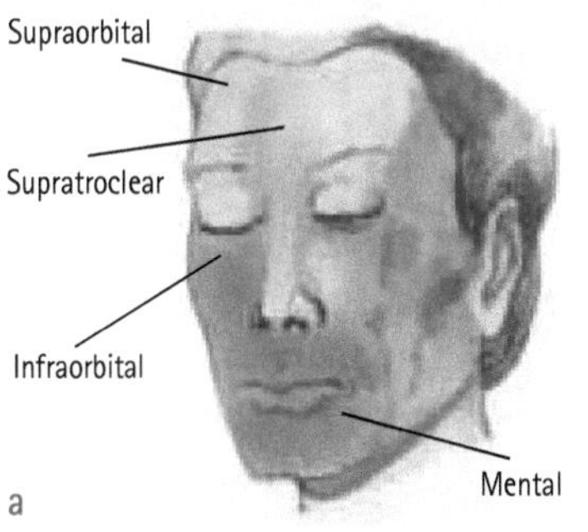

a

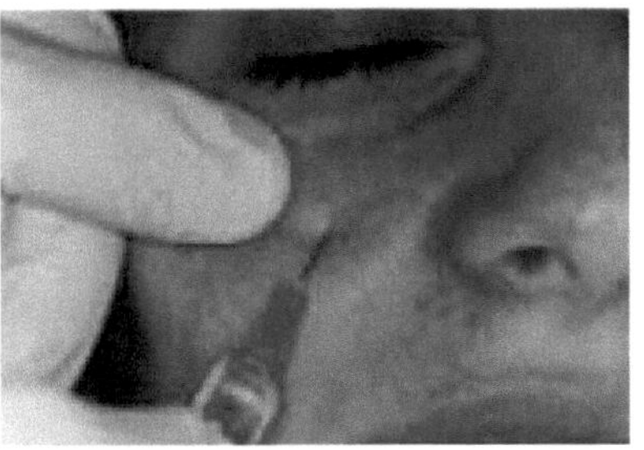

c

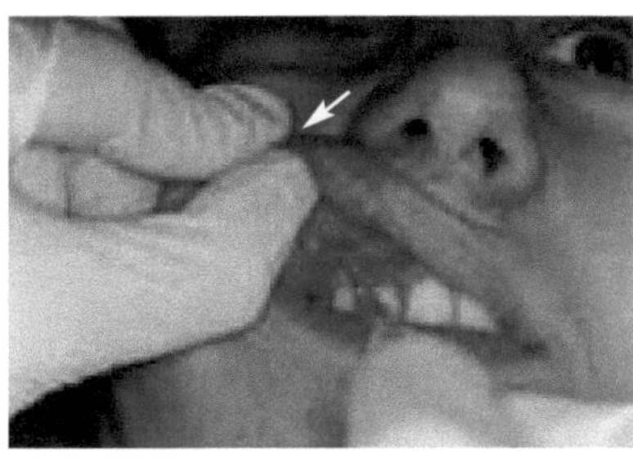

b

Figura 5.

a) Zona anestesiada.

b) Infiltración infraorbitaria: vía intraoral.

c) Infiltración infraorbitaria: vía extraoral.

vía está indicada en casos de trismo o de dificultad para la apertura oral por edema o traumatismo.

▲ Advertencia: **a veces se produce de forma súbita un fenómeno que causa gran alarma. Se trata de la aparición brusca de palidez y anestesia en la zona de distribución de esta rama. Ello se debe al pinchazo directo del nervio, lo cual causa vasospasmo de todos los vasos que controla.**

BLOQUEO MENTONIANO

Localización

Emerge a través del agujero mentoniano, situado a 1-1,5 cm por encima del borde inferior de la mandíbula, a nivel del primer premolar. Inerva la región mentoniana y el labio inferior de cada lado (fig. 6a).

Indicaciones

- Intervenciones y procedimientos quirúrgicos en el área mentoniana y labio inferior.

- Intervenciones odontostomatológicas.

Procedimiento

1. *Intraoral:* tras levantar y evertir el labio inferior, se inyecta el anestésico a través de la mucosa del fondo del vestíbulo, previa aspiración, hacia el agujero mentoniano. Se inyecta 1-3 ml del anestésico (fig. 6b).

2. *Extraoral:* se infiltra el anestésico por vía percutánea hacia el punto topográfico correspondiente (fig. 6c). Es más doloroso y está indicado en casos de trismo o de dificultad para la apertura oral.

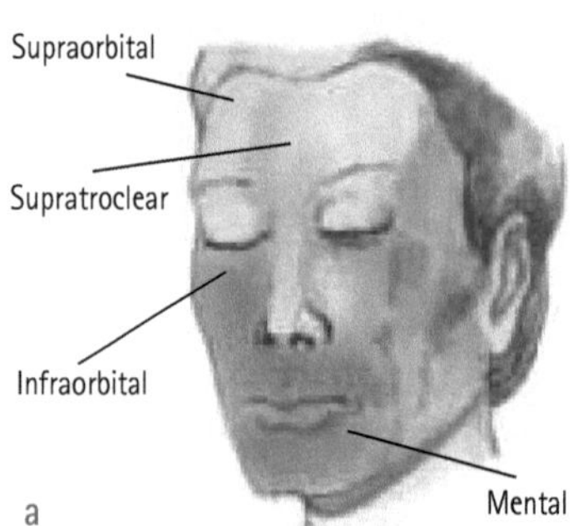

a

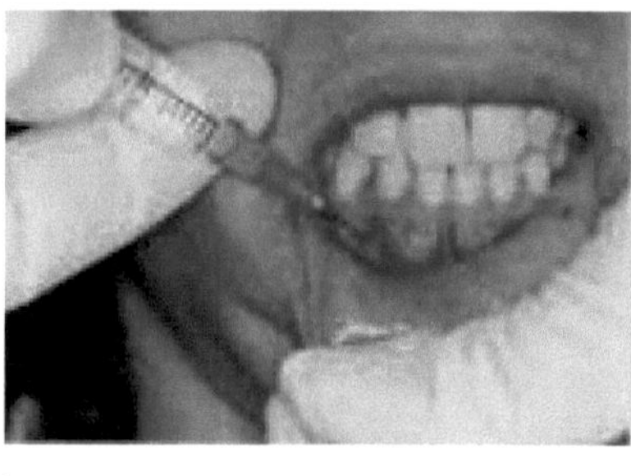

b

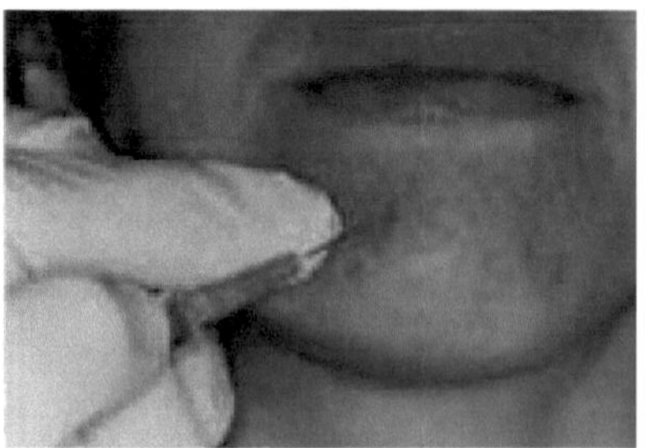

c

Figura 6.

a) Zona anestesiada.

b) Infiltración mentoniana: vía intraoral.

c) Infiltración mentoniana: vía extraoral.

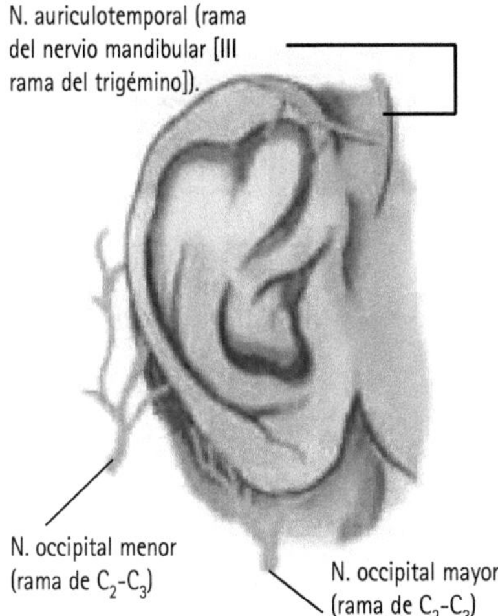

Figura 7. Inervación del pabellón auricular (ramas del trigémino y de C2- C3).

lotemporal (rama del nervio trigémino, división mandibular) recoge la sensibilidad de los dos tercios superiores de la cara anterior del pabellón (fig. 7). La pared posteroinferior del conducto auditivo es inervada por el ramo auricular del nervio vago (ganglio yugular).

Indicaciones

En cirugía menor es muy excepcional que precisemos este tipo de bloqueo cuando realicemos cirugía en el pabellón auricular.

Así, en pequeñas heridas o en la cirugía programada del lóbulo rasgado, no se precisa realizar el bloqueo auricular y es suficiente con la infiltración directa.

En otras circunstancias, como grandes laceraciones o hematomas muy amplios o bien en cirugías de extirpación del pabellón auricular, en que quizás sea preciso el bloqueo auricular, es muy improbable que sea el medico de familia en atención primaria a quien le corresponda su resolución. Así, pues, las indicaciones son:

- Grandes laceraciones del pabellón auricular.

- Extirpación de grandes lesiones del pabellón auricular.

Procedimiento

Suele realizarse una infiltración subcutánea, en forma de rombo, siguiendo el contorno del pabellón auricular (fig. 8) con la aguja muy plana inmediatamente debajo de la piel.

Bloqueo auricular

Localización

El pabellón auricular recibe inervación sensitiva en su cara posterior y en el tercio inferior de la cara anterior a partir de los nervios auricular mayor y occipital menor (ramos del plexo cervical). El nervio auricu-

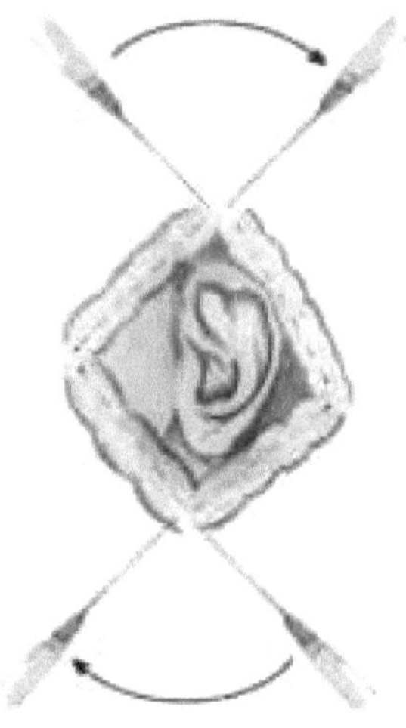

Figura 8. Infiltración en rombo del pabellón auricular (véase el texto).

1. Nervio auriculotemporal: se infiltra insertando la aguja en la parte posterior del arco cigomático (fig. 9a y b).

2. Nervios auricular mayor y occipital menor: se procede a la infiltración "en V" o en abanico partiendo del polo inferior del pabellón (fig. 10a y b).

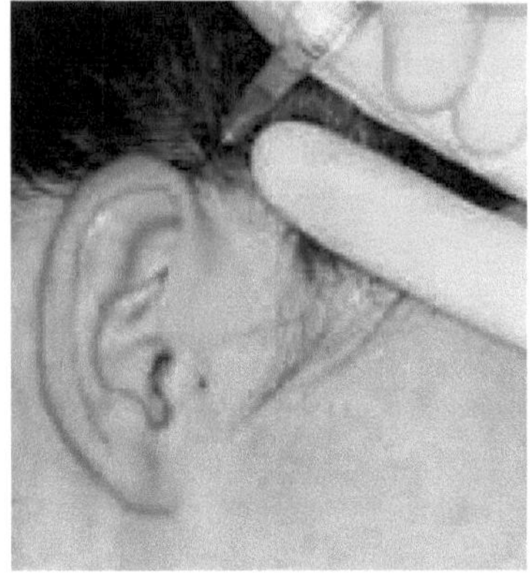

a

b

Figura 9. Infiltración del nervio auriculotemporal.

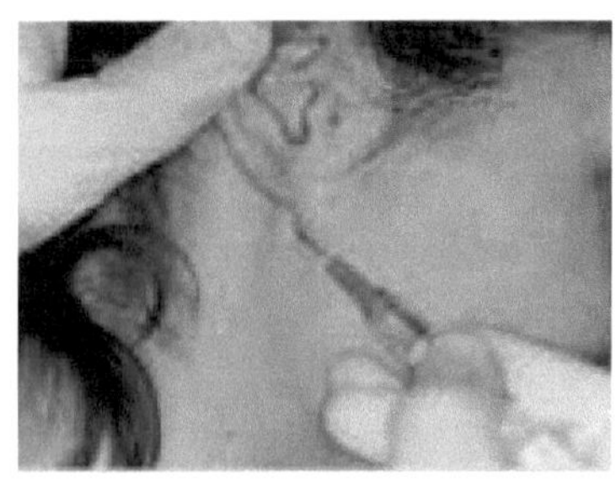

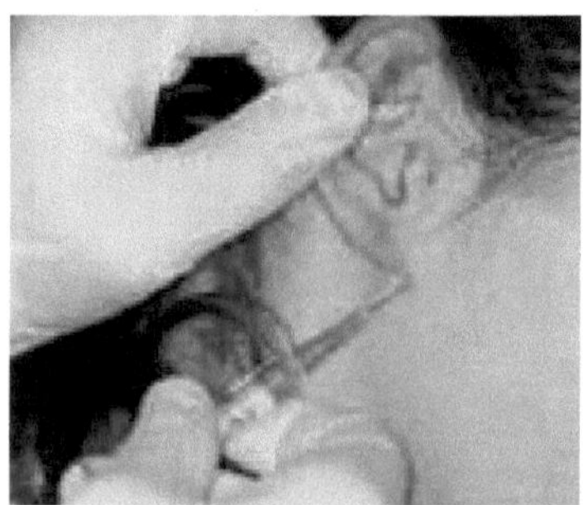

a

b

Figura 10. Infiltración del auricular mayor y del occipital menor.

Comentario final

Gran parte de los procedimientos quirúrgicos relativos al tratamiento de heridas y a las técnicas de cirugía menor al alcance del médico de familia pueden llevarse a cabo con eficacia bajo anestesia por bloqueo troncular facial.

La realización de este tipo de anestesia precisa del conocimiento de las características anatómicas de la región y un entrenamiento adecuado.

Anestesia locorregional (III): nervios cubital, mediano y radial

J.M. Arribas, B. Esteve, J.R. Castelló

En general no suelen recomendarse los bloqueos periféricos de la extremidad superior a nivel del codo o de la muñeca. A pesar de que no hay datos definitivos parece ser que están asociados a una mayor probabilidad de lesión nerviosa. Probablemente ello se deba a que en esta localización, los nervios se encuentran encerrados en estructuras compactas y la inyección de un volumen de solución anestésica puede provocar compresión nerviosa.

Vamos a describir los bloqueos más usados a nivel de la muñeca:

• Bloqueo del nervio cubital

• Bloqueo del nervio mediano

• Bloqueo del nervio radial

Indicaciones

En general este tipo de infiltraciones se realizan en cirugía de la mano de tipo electivo o bien tras traumatismo que requieren cirugía urgente. Su uso en cirugía menor es excepcional.

Materiales

Similares a los descritos en el capítulo 40, los anestésicos usados son lidocaína o mepivacaína al 1% sin vasoconstrictor.

De manera especial se precisa de aguja de bisel corto de 25 G y es muy útil disponer de un neuroestimulador (que nos ayudará a localizar el nervio).

Bloqueo del nervio cubital

Localización

El nervio cubital se encuentra entre el borde medial del tendón del músculo flexor carpocubital y el borde interno de la arteria cubital.

Técnica

1. El paciente se coloca en posición de supino (o sentado cómodamente) , con el brazo extendido sobre una superficie en donde se apoya la muñeca.

2. Desinfección amplia de la zona a infiltrar con povidona yodada.

3. Vía de acceso por la cara palmar. La inserción de la aguja se localizará en la zona situada entre el relieve que produce el tendón flexor cubital del carpo (se puede poner de manifiesto si le indicamos que realice la flexión con desviación cubital contra-resistencia) y el latido de la arteria cubital a dicho nivel (fig. 1).

4. Bloqueo del nervio cubital. Se introduce la aguja perpendicularmente entre el tendón del m. flexor carpocubital y la arteria; si se encuentran parestesias se inyectan 3-5 ml de anestésico; si no se encuentran parestesias se infiltra en abanico, siempre previa comprobación de no estar situada intravascularmente.

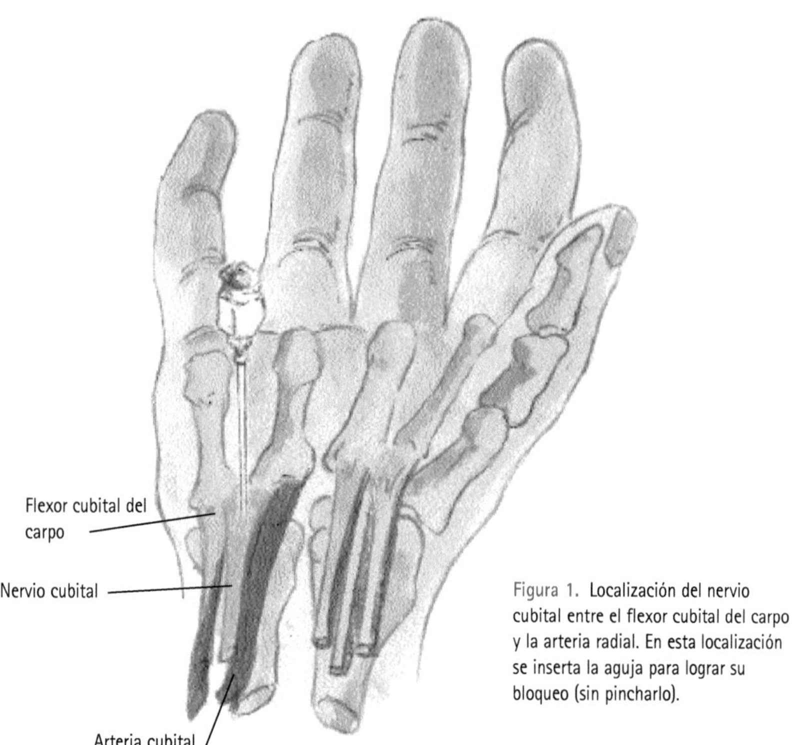

Figura 1. Localización del nervio cubital entre el flexor cubital del carpo y la arteria radial. En esta localización se inserta la aguja para lograr su bloqueo (sin pincharlo).

Bloqueo del nervio mediano

Localización

El nervio mediano se encuentra situado entre las dos líneas cutáneas de flexión de la muñeca y el borde cubital del tendón del músculo palmar menor (o flexor carporradial).

Técnica

1. Posición del paciente: sentado cómodamente, con el antebrazo sobre una superficie, con la mano en semiflexión dorsal y supinación.

2. Desinfección de la zona cutánea a infiltrar con povidona yodada.

3. Vía de acceso por la cara palmar. La inserción de la aguja se localiza en la zona situada entre las dos líneas cutáneas de flexión de la muñeca y el borde cubital del tendón del músculo palmar menor (fig. 2), que se evidencia al realizar flexión palmar de la muñeca contrarresistencia.

4. Bloqueo del mediano. Se introduce la aguja de forma oblicua unos 45°- 60° sobre la horizontal del antebrazo en sentido distal y con una profundidad de unos 10-15 mm (fig. 3) y se busca parestesia inyectando de 3-5 ml de solución anestésica. Si no se obtiene parestesia se infiltra la misma cantidad de anestésico en forma de abanico. Siempre previa comprobación de no estar intravascular.

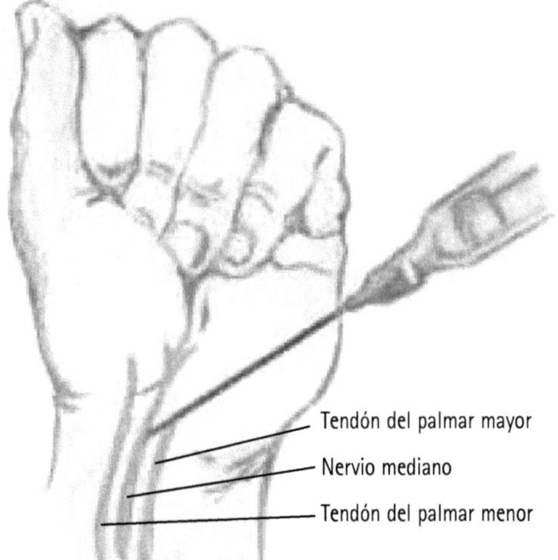

Figura 2. El nervio mediano se encuentra situado entre el cubital del tendón del músculo palmar menor (flexor carporradial) y el tendón del palmar mayor (no existe en muchas personas) . El tendón se evidencia al realizar la flexión palmar de la muñeca contrarresistencia.

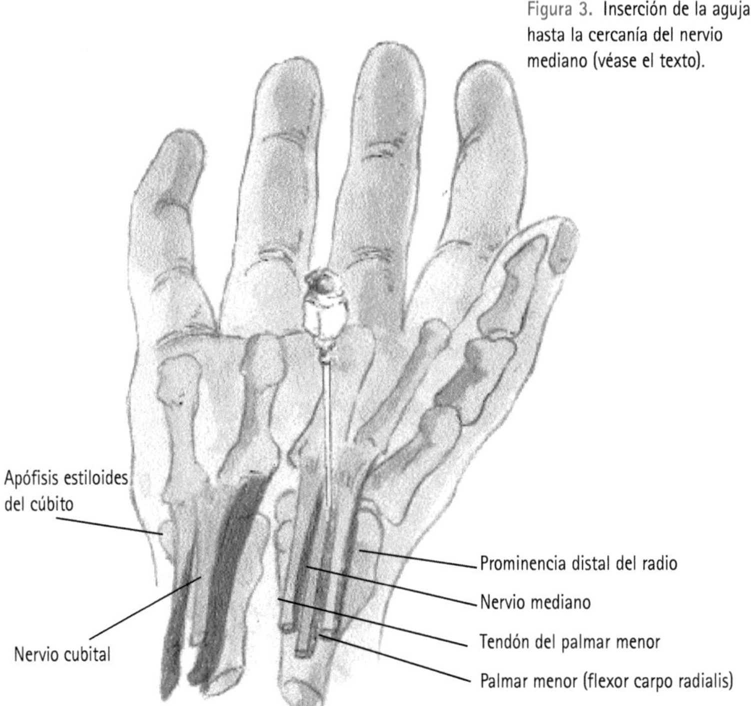

Figura 3. Inserción de la aguja hasta la cercanía del nervio mediano (véase el texto).

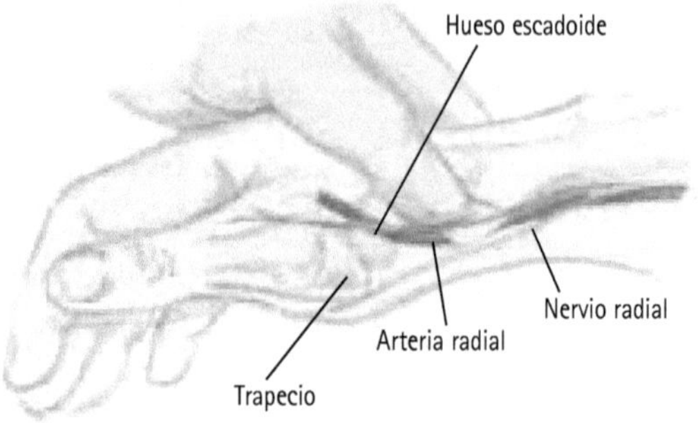

Figura 4a. Vía de acceso a las ramas del radial: se localiza la arteria radial, la apófisis estiloides del radio y la tabaquera anatómica.

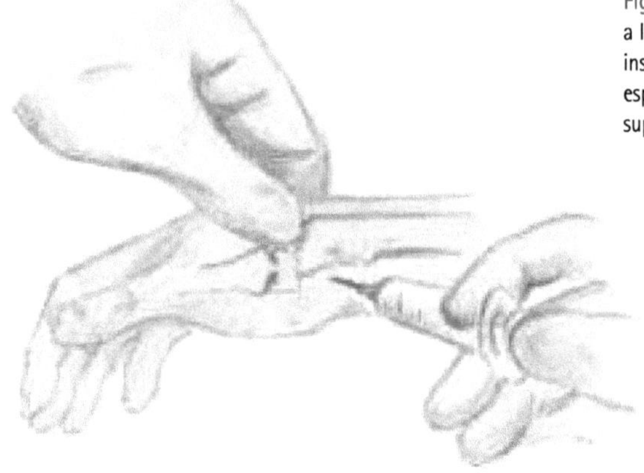

Figura 4b. Vía de acceso a las ramas del radial: inserción de la aguja en el espacio subcutáneo muy superficialmente.

Bloqueo del nervio radial

Localización

El nervio radial se encuentra a nivel de la muñeca en la cara volar y se ha repartido en varias ramas superficiales, luego no es un nervio sino varias ramas distribuidas en dicha zona y localizadas muy superficialmente.

Técnica

1. Posición del paciente: sentado cómodamente, con el antebrazo sobre una superficie, con la mano en semiflexión dorsal y en pronación.

2. Desinfección de la zona cutánea a infiltrar con povidona yodada.

3. Vía de acceso. Se localiza el pulso de la arteria radial y la apófisis estiloides del radio y la tabaquera anatómica (fig. 4 a) y sujetándolo con nuestra mano izquierda infiltramos como sigue (véase más adelante) (fig. 4b).

4. Bloqueo del radial. Debido a que a nivel de la muñeca el radial ya se ha dividido en múltiples ramas periféricas, para obtener un adecuado bloqueo es necesaria la infiltración subcutánea con 5-7 ml de anestésico local a nivel de la tabaquera anatómica a lo largo del tendón del extensor largo del pulgar (fig. 5).

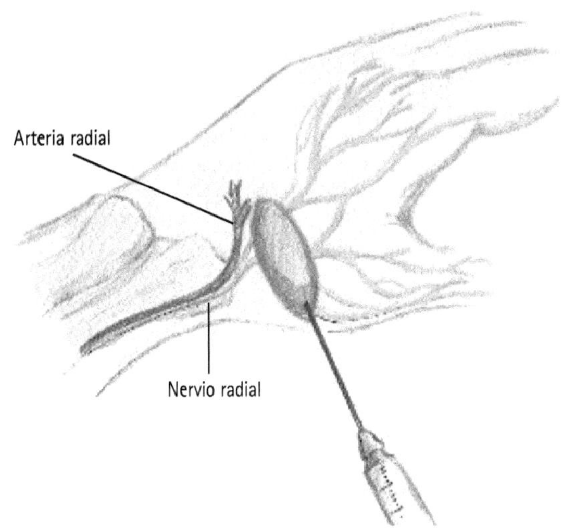

Figura 5. El anestésico se distribuye en abanico en toda la zona (vèase el texto).

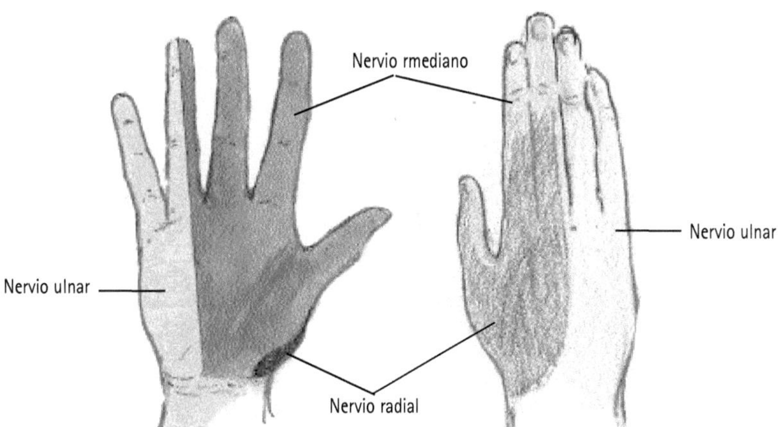

Figura 6. Área de la mano que queda anestesiada con el bloqueo radial junto con las correspondientes a los bloqueos mediano y cubital.

En la figura 6 se muestra la zona anestesiada en la mano con este bloqueo radial, junto con los correspondientes a los bloqueos mediano y cubital.

Complicaciones

La principal es la lesión potencial del nervio por compresión, probablemente debido a los compartimentos estanco de la fascia a través de los cuales discurren los nervios.

Contraindicaciones

• Alergia a anestésicos locales

• Infección del lugar de punción

• Lesión nerviosa previa (implicaciones legales)

Comentario final

La infiltración del carpo para bloquear los nervios mediano, cubital o radial exige una técnica depurada y precisión en el conocimiento de la anatomía. Por otra parte, sus indicaciones casi nunca son del ámbito de la medicina de familia.

Anestesia locorregional (IV): tobillo y pie

B. Esteve, M. Beltrán, P. Farias

Los bloqueos nerviosos de la extremidad inferior son poco utilizados debido, en parte, al uso de la anestesia raquídea y la epidural. Además, los nervios que inervan la extremidad inferior no están agrupados anatómicamente en lugares donde puedan bloquearse fácilmente.

Su uso en atención primaria es excepcional ya que la patología en la cual es preciso su bloqueo (fracturas, heridas importantes o cuerpos extraños) son siempre susceptibles de atención hospitalaria.

Es imprescindible conocer la anatomía de la inervación (fig. 1).

Si se realiza un corte transversal al tobillo, el nervio tibial anterior se encuentra entre los tendones del músculo tibial anterior y el del extensor del primer dedo. Estos tendones son fácilmente palpables con la dorsiflexión del pie y una extensión del primer dedo.

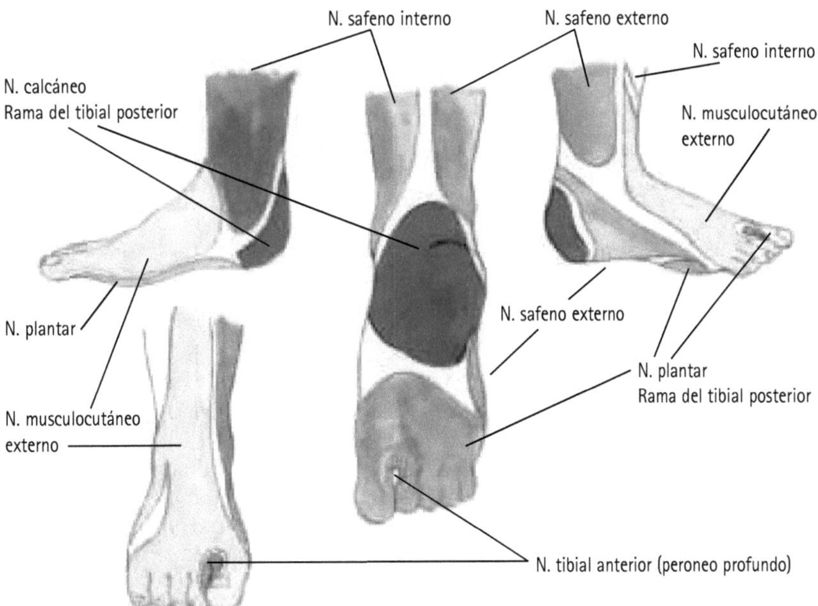

Figura 1. Bloqueo del tobillo. Importancia del conocimiento de los diferentes nervios que intervienen (consultas atlas de anatomía).

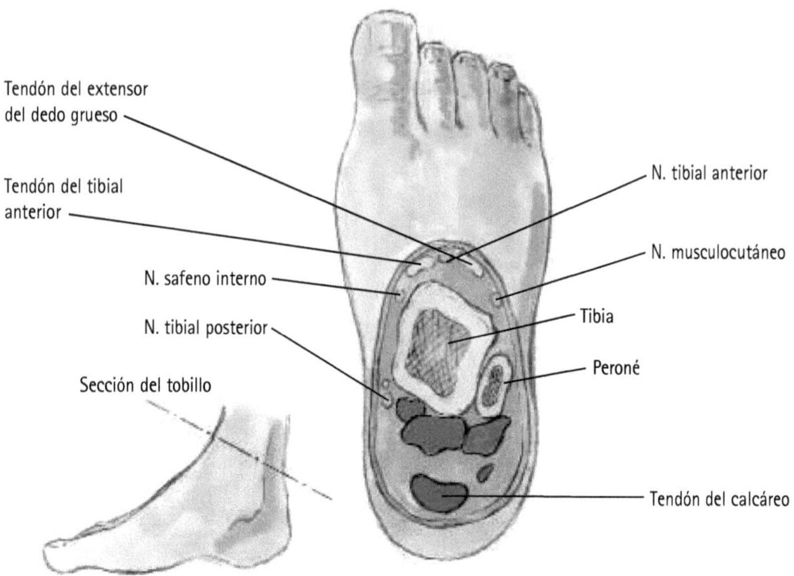

Figura 2. Bloqueo del tobillo. Localización de los nervios a bloquear.

El nervio tibial posterior se encuentra detrás del maléolo interno y por fuera de la arteria, que habitualmente se palpa.

Indicaciones

Este bloqueo es utilizado con frecuencia para procedimientos quirúrgicos del pie, especialmente para aquellos que no precisan presiones altas del torniquete.

Material

Se precisa una aguja de calibre 21G de 4 cm de longitud. El resto del material es similar al descrito en los capítulos previos.

Procedimiento

1. Es útil tener al paciente en posición de prono porque así es más fácil el bloqueo del nervio tibial posterior y del safeno externo.

Posteriormente el paciente adopta la posición de supino para el bloqueo de los nervios safeno interno, tibial anterior y músculo cutáneo externo (fig. 2).

2. Antes de la punción, hay que proceder a la desinfección amplia de toda la zona que se va a infiltrar.

Bloqueo del nervio tibial posterior

Con el paciente en posición, se apoya el pie sobre una almohada. Se introduce la aguja hacia el borde superior del maléolo interno por el borde interno del tendón de Aquiles. La aguja se introduce próximamente a la arteria tibial posterior (fig. 3) y, si se obtienen parestesias se inyecta, previa aspiración y comprobación de no hallarse intravascularmente, 3-5 ml de anestésico local. Si no se obtienen parestesias, se llega al maléolo inyectando 5-7 ml de solución anestésica.

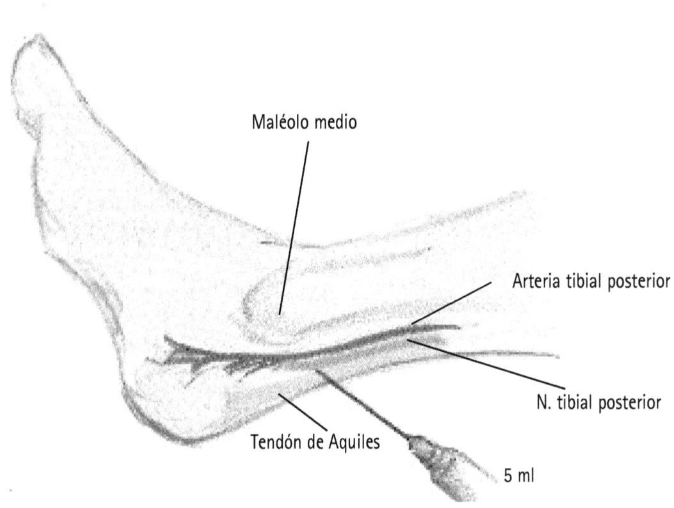

Figura 3. Infiltración del nervio tibial posterior en cara interna del tobillo. Localización de la aguja (véase el texto).

Bloqueo del nervio safeno externo (sural)

Se bloquea igual que el nervio tibial posterior. Con el paciente en posición de prono y entrando por el borde externo del tendón de Aquiles hacia el maléolo externo e inyectando, si no se encuentran parestesias, 5-7 ml de anestésico local (fig. 4).

Bloqueo de los nervios tibial anterior, musculocutáneo externo y safeno interno

Se sitúa al paciente en posición de supino. Se palpa la arteria tibial anterior al nivel del maléolo tibial, y se introduce la aguja posteriormente y por fuera de este punto. Otra técnica consiste en introducir la aguja entre los tendones de los músculos tibial anterior y extensor del primer dedo del pie. Se inyectan aproximadamente 5 ml de solución anestésica. Posteriormente, para el bloqueo del nervio safeno interno, se infiltra sin sacar la aguja, subcutáneamente en dirección al maléolo interno, 5 ml de anestésico y, para el bloqueo del músculo cutáneo externo, se infiltran subcutáneamente en dirección al maléolo externo otros 5 ml de solución anestésica.

Fármacos

En general, no es necesario el bloqueo motor; por tanto, concentraciones bajas de anestésico suelen ser suficientes. La lidocaína al 1%, la mepivacaína al 1% o la bupivacaína al 0,25%-0,5%, son adecuadas. Si se realiza una infiltración circunferencial, es aconsejable no utilizar vasoconstrictor.

Contraindicaciones

- Alergia a anestésicos locales.
- Falta de consentimiento por parte del paciente.
- Infección en el punto de punción.
- Isquemia previa del pie.

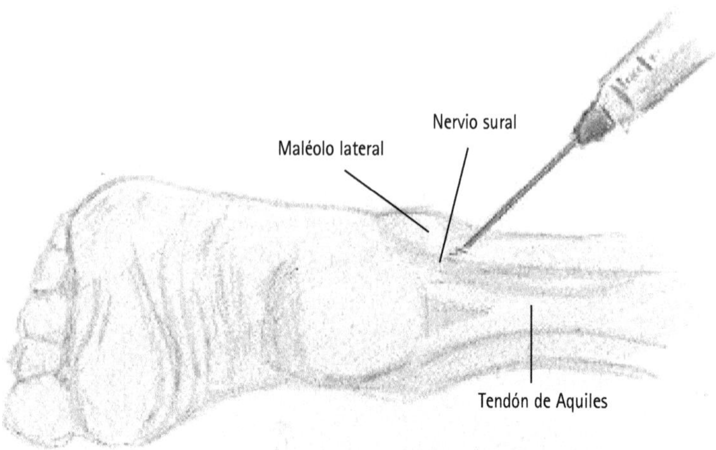

Figura 4. Infiltración del nervio sural en cara lateral del tobillo. Localización de la aguja (ver texto).

Comentario final

La infiltración de los nervios del tobillo para el bloqueo del pie exige el conocimiento anatómico preciso de las estructuras y el adiestramiento y monitorización adecuados. Asimismo, las indicaciones clínicas para las cuales se precisa suelen requerir tratamiento hospitalario.

Bibliografía recomendada para la sección 7

- Achar S, Kundu S. Principles of office anesthesia: part I. Infiltrative anesthesia. *Am Fam Physician* 2002 Jul 1;66(1):91-4.
- Arribas Blanco JM, et al. Uso de anestésicos tópicos. *FMC* 2003; 10(3): 189-99.
- Arribas JM, editor. Cirugía menor y procedimientos en medicina de familia. Madrid: Jarpyo Editores, 2000.
- Bruce Scott D. Técnicas de anestesia regional, 2ª ed. Madrid: Panamericana 1995.
- Ferrera PC, Chandler R. Anesthesia in the emergency setting: Hand and foot injuries. *Am Fam Physician* 1994;50:569-573.
- Ferrera PC, Chandler R. Anesthesia in the emergency setting: Part I. Hand and foot injuries. *Am Fam Physician* 1994;50:569-73.
- Gauthier-Lafaye, P. Anestesia locorregional. París: Editorial Masson 1986.
- Hawkins JM, Moore PA. Local anesthesia: advances in agents and techniques. *Dent Clin North Am* 2002 Oct;46(4):719-32.
- Hawkins JM, Moore PA. Local anesthesia: advances in agents and techniques. *Dent Clin North Am* 2002 Oct;46(4):719-32, ix.
- Holmes HS. Choosing a local anesthetic. Dermatol Clin 1994 Oct;12(4):817-23.
- Koay J, Orengo I Application of local anesthetics in dermatologic surgery. *Dermatol Surg* 2002 Feb;28(2):143-8. Review.
- Kretzschmar JL, Peters JE. Nerve bloks for regional anestesia of the face. *Am Fam Physician* 1997;55:1701-4.
- Krunic AL, Wang LC, Soltani K, Weitzul S, Taylor RS . Digital anesthesia with epinephrine: an old myth revisited. *J Am Acad Dermatol* 2004 Nov;51(5):755-9.
- Kundu S, Achar S. Principles of office anesthesia: part II. Topical anesthesia. *Am Fam Physician* 2002 Jul 1;66(1):99-102.
- Lener EV, Bucalo BD, Kist DA, Moy RL. Topical anesthetic agents in dermatologic surgery. A review. *Dermatol Surg* 1997 Aug;23(8):673-83.
- Lugo-Janer G, Padial M, Sanchez JL. Less painful alternatives for local anesthesia. *J Dermatol Surg Oncol* 1993 Mar;19(3):237-40.
- Pfenninger John L, Grant C Fowler (2003) Procedures for Primary Care Physicians 2ND Edition. Mosby Year Book, Inc.St Louis, Missouri.
- Randle HW. Reducing the pain of local anesthesia. *Cutis* 1994 Apr;53(4):167-70.
- Salam GA Regional anesthesia for office procedures: part I. Head and neck surgeries. *Am Fam Physician* 2004 Feb 1;69(3):585-90. Review.
- Salam GA Regional anesthesia for office procedures: Part II. Extremity and inguinal area surgeries. *Am Fam Physician* 2004 Feb 15;69(4):896-900.
- Taddio A, Stevens B, Craigk et al. Efficacy and safety of lidocaine-pilocaine cream for pain during circumcision. *N Engl Med* 1997;336:1197-201.
- Tetzlaff JE . The pharmacology of local anesthetics. *Anesthesiol Clin North America* 2000 Jun;18(2):217-33.
- Tetzlaff JE. The pharmacology of local anesthetics. *Anesthesiol Clin North America* 2000 Jun;18(2):217-33.
- Waters JH, Leivers D, Maher D et al. Patient and surgeon satisfaction with extremity blockade for surgery in remote locations. *Anaesth Analg* 1997;84:773-776.

Páginas Web:

- American Acaddemy of Family Physician: www.aafp.org
- Grupo de Trabajo de Cirugía Menor en Medican de Familia: www.cirugiamenor.com
- Limbs & Things Ltd: www.medicalplastic.com
- The National Procedures Institute: www.npinstitute.com
- Videorevista de Cirugía Menor: www.videorevista.com

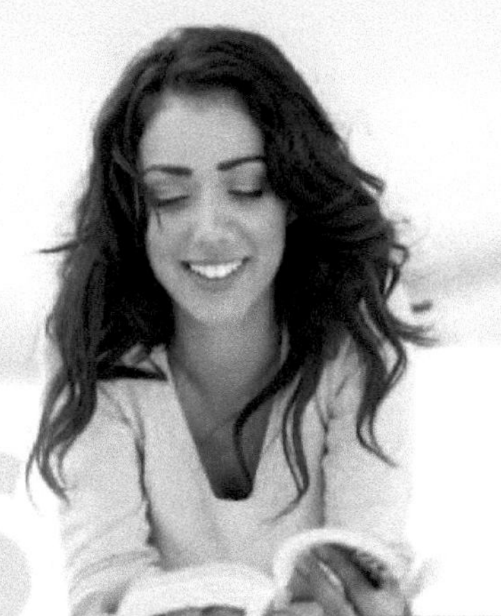

Buy your books fast and straightforward online - at one of world's fastest growing online book stores! Environmentally sound due to Print-on-Demand technologies.

Buy your books online at
www.morebooks.shop

¡Compre sus libros rápido y directo en internet, en una de las librerías en línea con mayor crecimiento en el mundo! Producción que protege el medio ambiente a través de las tecnologías de impresión bajo demanda.

Compre sus libros online en
www.morebooks.shop

KS OmniScriptum Publishing
Brivibas gatve 197
LV-1039 Riga, Latvia
Telefax: +371 686 204 55

info@omniscriptum.com
www.omniscriptum.com

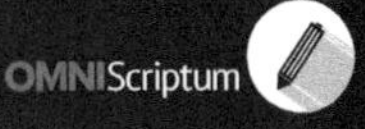

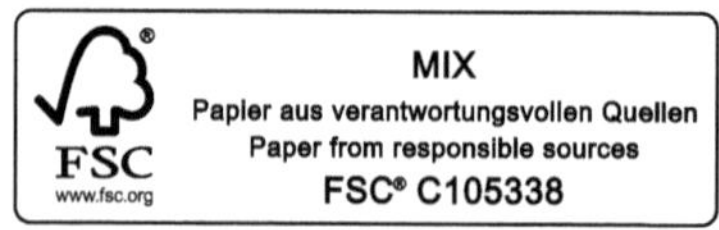

Printed by Books on Demand GmbH, Norderstedt / Germany